Christian Dreher

Betätigungsorientierung in der psychiatrischen Ergotherapie

Psychiatrie Verlag

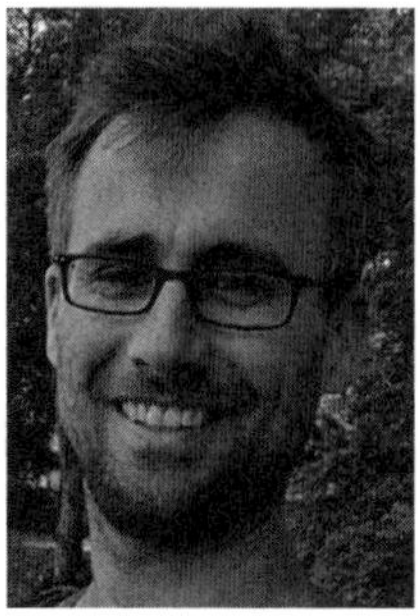

Christian Dreher ist Ergotherapeut und leitet eine Schule für Ergotherapie. Davor förderte er Menschen mit psychischen Erkrankungen in einer Werkstatt für Menschen mit Behinderungen.

Christian Dreher

Betätigungsorientierung in der psychiatrischen Ergotherapie

Personenzentrierung, Werteorientierung und Teilhabe am Alltag

Psychiatrie Verlag

Christian Dreher
Betätigungsorientierung in der psychiatrischen Ergotherapie
Personenzentrierung, Werteorientierung und Teilhabe am Alltag

1. Auflage 2024
ISBN: 978-3-96605-254-2
ISBN E-Book (PDF): 978-3-96605-266-5

Bibliografische Information der Deutschen Nationalbibliothek
Die Deutsche Nationalbibliothek verzeichnet diese Publikation in der Deutschen Nationalbibliografie; detaillierte bibliografische Daten sind im Internet über http://dnb.d-nb.de abrufbar

Lektorat: Uwe Britten, Eisenach
Umschlagkonzeption: Michael Schmitz, Arnbruck, www.grafikschmitz.de, unter Verwendung eines Fotos von thshao/shutterstock.com
Typografiekonzept & Satz: Alexander Klar, Gülstorf
Druck und Bindung: Plump Druck & Medien GmbH, Rheinbreitbach

Downloadmaterialien

Informations- und Arbeitsblätter

- Erstkontakt – Ressourcenorientiertes Kennenlernen
- Betätigungsorientierung
- Psychische Flexibilität
- Beobachtendes Selbst
- Werte
- Mitgefühl (Compassion)
- Quiz Mitgefühl (Compassion)
- Compassio – das mitfühlende Wesen
- Emotion mitfühlend begegnen
- Bio-psycho-soziales Modell
- Betätigungsbereiche
- Aktivitätentagebuch
- Aktivitätenliste
- Betätigungen priorisieren
- Betätigungen planen
- Barrieren – Was tun?
- Betätigung analysieren
- Ziel formulieren
- Ziel skalieren
- Erinnerungskarte »Selbstmitgefühl«
- Erinnerungskarte »Keine Lust«
- Karteikarte »Ich führe die Betätigung aus, weil …«

Das Downloadmaterial finden Sie unter
http://www.psychiatrie-verlag.de/qr/Betaetigungsorientierung_Download

Vorwort

Dieses Buch richtet sich an dich, wenn du Menschen darin unterstützt, ihren Alltag aktiv und selbstbestimmt zu leben. Betätigungsorientierung kann mit verschiedenen beruflichen Hintergründen genutzt werden. Beispielsweise Ergotherapie, Pflege, Coaching, Peerarbeit, Soziale Arbeit, Sozialpädagogik.

Für den Text habe ich die Wir-Form gewählt, weil ich uns unabhängig unserer beruflichen Vorbildung und Vorerfahrung als Team sehe. Sicherlich gibt es Tätigkeiten, die aus gutem Grund bestimmten Berufsgruppen vorbehalten sind. In der täglichen Arbeit gibt es jedoch immer wieder Überschneidungen, insbesondere wenn es um die Alltagsgestaltung geht. Was ich in verschiedenen Teams lernen durfte: Nicht alles, was ich in der Ausbildung oder im Studium gelernt habe, wenden nur Angehörige meines Berufes an. Außerdem beschreibe ich in diesem Buch Methoden und Sichtweisen, die für uns alle nutzbar sind, unabhängig davon, ob wir gerade in einer psychischen Krise sind oder resilienter werden wollen. »Denn psychische Erkrankungen sind nicht etwas völlig Fremdes, zu dem psychisch gesunde Menschen keinerlei Zugang hätten. Viele Symptome psychischer Erkrankungen sind nur extreme Ausprägungen von Erlebens- und Verhaltensweisen, die jeder Mensch aus seinem Leben kennt« (Hammer & Plößl 2023, S. 11). Die Formulierung »Wir« steht also nicht nur für unser Teamverständnis als Fachkräfte, sondern auch für das, was wir mit allen Menschen teilen: Wir denken, fühlen, handeln – und manchmal entstehen daraus Probleme.*

An geeigneten Stellen gebe ich (wie hier) Ressourcen zur Vertiefung an. Dazu ein Hinweis: Die englischsprachigen Publikationen habe ich in der Regel im Original gelesen, auch wenn ich die Übersetzung als Ressource angebe. Über die Qualität der Übersetzung kann ich deshalb keine Aussage treffen.

Mein beruflicher Hintergrund ist die Ergotherapie. Ich erlebe hier sehr viele Menschen, die sich stark mit diesem wunderbaren und wichtigen Beruf identifizieren. Wenn ich jetzt in diesem Buch die Betätigungsorientierung – eine Herangehensweise aus der Ergotherapie – auch anderen Berufsgruppen vorstelle und ans Herz lege, bedeutet das nicht, dass ich unser Berufsprofil aufweichen möchte. Wir sind

---

* **Zur Vertiefung**

Hammer, M. & Plössl, I. (2023): Irre verständlich. Menschen mit psychischer Erkrankung wirksam unterstützen. 4. Aufl. Köln: Psychiatrie Verlag.

selbst ein junger Beruf, der sich sein Fachwissen aus verschiedensten Disziplinen oder Bezugswissenschaften zusammenstellt.

Fachkräftemangel und ökonomischer Druck fordern von uns allen mehr Flexibilität und Einsatz. Ich möchte mit diesem Buch Herangehensweisen und Methoden vorstellen, die sich in der Praxis bewährt und auch einer wissenschaftlichen Überprüfung standgehalten haben. Ich bemühe mich sehr, den aktuellen Stand von Wissenschaft und Praxis aufzubereiten und wiederzugeben. Im Text werde ich regelmäßig Studien bzw. Forschungsergebnisse unter der Überschrift »Aus der Forschung« vorstellen, die ich für das jeweilige Thema besonders passend finde. Ich versuche hier die Ergebnisse möglichst sachlich zu berichten. Du sollst dadurch die Möglichkeit erhalten, deine eigenen Schlüsse zu ziehen. Im Literaturverzeichnis findest du auch jeweils einen Link zu der entsprechenden Studie. Ich empfehle dir, den Volltext selbst zu lesen und damit die Information aus erster Hand zu erhalten. Manche Studienberichte sind für Privatpersonen nur kostenpflichtig abrufbar. Vielleicht kannst du aber den Text über die Bibliothek deiner Einrichtung oder die wissenschaftliche Bibliothek einer Universität auch kostenfrei beziehen. Die Kaufoption, die dir auf der verlinkten Internetseite angeboten wird, ist meistens die teuerste.

Meine eigenen praktischen Erfahrungen verwende ich dazu, die Methoden etwas lebhafter darzustellen. Es werden immer wieder Beispiele von Personen kommen, die betätigungsorientiert unterstützt werden. Diese Namen, Personen und Situationen sind frei erfunden, natürlich geprägt von meiner praktischen Erfahrung. Ich werde aber nie eine von mir unterstützte Person oder deren Lebenssituation im Detail beschreiben. Ich verzichte bei meinen Beispielen möglichst auf Diagnosen. Bei Betätigungsorientierung geht es nicht darum, die Erkrankung zu heilen, sondern die Person darin zu unterstützen, das zu tun, was ihr wichtig ist. Diagnosen können dazu verleiten, Menschen pauschal Eigenschaften und Verhaltensweisen zuzuschreiben, die im Einzelfall überhaupt nicht zutreffen. Andererseits werden wir in der Arbeit mit erkrankten Menschen nicht auf Diagnosen verzichten können. Wir können aber daran arbeiten, erst den Menschen und dann die Diagnose zu sehen.

Auf geschlechtsspezifische Formulierungen versuche ich zu verzichten. Es kann sein, dass einige Passagen daher etwas ungewohnt klingen, wenn beispielsweise aus Ergotherapeutinnen Ergotherapierende werden. Mir ist es wichtig, dass sich von diesem Text alle Menschen angesprochen fühlen. Ich glaube nicht daran, dass das Geschlecht an sich einen Einfluss auf die Qualität unserer Arbeit hat. Deshalb brauchen wir an dieser Stelle auch keine entsprechende Zuordnung. Unsere Sprache ist allerdings auf Geschlechterbinarität ausgelegt. Wir sind dadurch gezwungen, Menschen mit ihrem Geschlecht anzusprechen (Herr, Frau).

Warum? Und was ist mit den Menschen, die nicht in diese Kategorien passen? Ich bitte dich daher an dieser Stelle um Offenheit für meine Formulierungsversuche in einer geschlechtsneutralen Sprache.
An manchen Stellen verweise ich auf das Begleitmaterial in Form von Informations- und Arbeitsblättern, die du für die betätigungsorientierte Arbeit nutzen kannst (siehe Download-Angebot des Verlags). Auch beispielhaft ausgefüllte Arbeitsblätter finden sich im Downloadmaterial. Es ist nicht notwendig, alle Materialien in der hier gewählten Reihenfolge zu nutzen. Die Dokumente sind deshalb nicht nummeriert. Sie tragen einen Namen, der den Inhalt wiedergibt.

Betätigungsorientierung – Was ist das?

Was ist eine »Betätigung«?

Der Weltverband für Ergotherapie definiert »Betätigung« als Aktivitäten des täglichen Lebens, die wir als Person, in Familien oder anderen Gemeinschaften tun, um Zeit zu verbringen und dem Leben Bedeutung und Sinn zu geben. Es sind Aktivitäten, die notwendig und/oder gewollt sind bzw. von uns erwartet werden (World Federation of Occupational Therapists [WFOT] o. J.).

Bedeutungsvoll und *sinnstiftend* sehe ich hier als die zentrale Eigenschaft von Betätigung. Eine Aktivität wird dann zur Betätigung, wenn sie für uns ganz persönlich bedeutungsvoll bzw. sinnvoll ist.

Betätigungen sind für uns (persönlich) bedeutsame Alltagsaktivitäten.

Die noch relativ junge wissenschaftliche Disziplin der Occupational Science, in der Forschende mit verschiedenen Hintergründen (Psychologie, Pädagogik, Anthropologie, Soziologie, Ergotherapie etc.) Wissen zur Funktion und Bedeutung von Betätigung für den Menschen generieren, sieht Betätigung als »wesentlichen Aspekt des menschlichen Seins, Tuns, Werdens und Dazugehörens« (Kranz 2017). Das ist nachvollziehbar, denn nur durch Aktivität können wir mit und in unserer Umwelt interagieren. Und agieren wir in Übereinstimmung mit dem, was für uns bedeutungsvoll ist (Werte), wird die Aktivität zur Betätigung. Vielleicht haben wir das Wort bislang anders genutzt. In diesem Buch und in der betätigungsorientierten Arbeit verstehen wir Betätigung immer als bedeutungsvolle Alltagsaktivität.

Mit Betätigungsorientierung oder -zentrierung ist die Perspektive gemeint, mit der wir unsere unterstützende Arbeit angehen (Romein u. a. 2020). Richten wir unsere Arbeit nach den konkreten Betätigungsanliegen der jeweiligen Person aus, arbeiten wir betätigungszentriert. Die Betätigung bildet dann das Zentrum unserer Arbeit. Wir wollen die Person dabei unterstützen, diese ganz bestimmte, für sie bedeutungsvolle Aktivität (wieder) ausführen zu können.

Betätigungsanliegen sind sehr individuell. Sie sind von der jeweiligen Lebenssituation, der Person, der sozialen Umwelt, dem Gesundheitszustand etc. abhängig. Die folgenden Beispiele sollen das Spektrum umreißen.

Mit ihrer Freundin Lisa trifft sich ***Hannah*** *regelmäßig im Café. Sie kennen das gesamte Serviceteam und auch viele andere Menschen, die dort regelmäßig ihre*

Zeit verbringen. Als Lisa zum Studieren wegzieht, geht Hannah nicht mehr ins Café. Sie kann sich gar nicht erklären, warum. Sie kennt so viele Menschen dort, aber trotzdem will sie nicht allein hingehen. Da gibt es eine Angst. Sie kann nicht genau sagen, wovor. Die Angst spürt sie jedoch deutlich. Sie vermisst die Cafébesuche und auch die Menschen dort.

***Thomas** verbringt während einer Krise lange Zeit in einer Klinik. Sein Zeitvertrag an der Universität ist mittlerweile ausgelaufen. Dort hatte er als wissenschaftlicher Mitarbeiter (Rechtswissenschaften) gearbeitet. Zum beruflichen Wiedereinstieg entscheidet er sich für eine Rehabilitationseinrichtung in seiner Heimatstadt. Ihm ist es sehr wichtig, baldmöglichst wieder selbstbestimmt leben zu können. Mit Anlaufschwierigkeiten hat er gerechnet. Probleme mit der Pünktlichkeit begleiten ihn schon sein ganzes Leben. Medikamentenbedingt ist Thomas jetzt außerdem oft erschöpft. Morgens schafft er es fast nie, pünktlich am Arbeitsplatz zu sein. Und die Reha-Einrichtung akzeptiert nicht einmal die »akademische Viertelstunde«.*

***Leyla** ist sehr stolz, dass sie nach ihrer Ausbildung in eine eigene Wohnung ziehen kann. Sie hat sich gut organisiert und kann den Alltag mit Beruf, Wohnung, Freizeit gut bewältigen. Irgendwann allerdings wird Leyla der Alltag zu viel. Wenn sie nach der Arbeit nach Hause kommt, ist sie so müde, dass sie sich einfach nur noch ausruhen will. Auch das Wochenende verbringt sie eher passiv: im Bett oder auf der Couch. An ihrem Arbeitsplatz »funktioniert« sie noch einigermaßen. Die Hausarbeit schafft sie aber nicht mehr. Das schmutzige Geschirr erscheint ihr wie eine unlösbare Aufgabe. Genau wie der volle Wäschekorb und der verschmutzte Fußboden.*

***Hinnerk** erlebt immer wieder Einschlafschwierigkeiten. Die Augen fallen ihm bereits beim Fernsehen zu. Schaltet er das Gerät aber aus, ist er sofort wieder hellwach. Die gesamte Entspannung ist verschwunden. Irgendwann beginnen dann die Gedanken, dass er jetzt doch schlafen müsse: »Sonst werde ich den kommenden Arbeitstag nicht durchstehen.« Das Ergebnis ist noch mehr Anspannung. Hinnerk liegt stundenlang wach. Am nächsten Tag schleppt er sich auf die Arbeit und erlebt sich als übermüdet und überfordert.*

*Lesen ist **Lins** große Leidenschaft. Seit der Krise ist seine Konzentrationsfähigkeit aber nicht mehr dieselbe. Und die Medikamente verstärken die Schwierigkeiten noch. Lesen bedeutet für Lin nun eine sehr große Anstrengung.*

***Jasmin** hat sich in den letzten Monaten immer mehr zurückgezogen. Nach der Arbeit in der Klinik ist es ihr einfach zu viel, sich noch mit der Familie oder im Freundeskreis zu treffen. Als Pflegefachkraft macht sie oft Überstunden, was Verabredungen ebenfalls schwieriger macht. Sie erlebt sich zunehmend erschöpft und überfordert. Irgendwann beginnt sie auch, ihre Freizeitaktivitäten nach und nach einzustellen: zunächst das Laufen, dann das Häkeln. Das Freitagsgebet hat sie auch seit drei Wochen nicht mehr besucht, obwohl ihr die Religion sehr wichtig ist.*

Aus den Beispielen wird deutlich, dass Betätigungen nicht immer mit Freude oder Spaß verbunden sind. Es geht nicht darum, ob die Person die Aktivität gerne macht (Romein u. a. 2020). Ausschlaggebend ist, ob die Aktivität Bedeutung für den Alltag der Person hat. Pünktlichkeit (Thomas), Hausarbeit (Leyla) oder Einschlafen (Hinnerk) verbinden wir in der Regel nicht mit »Spaß«. Für den Alltag der drei sind diese Betätigungen aber durchaus bedeutsam.

Zur Veranschaulichung des Begriffs »Betätigung« kann das Informationsblatt »Betätigungsorientierung« genutzt werden. Einige Elemente, insbesondere das zugehörige »Quiz«, werden im Kapitel »Therapeutische Verfahren und Methoden« näher erläutert.

Personenzentrierung

Betätigung ist für die unterstützte Person bedeutungsvoll.

Betätigungsorientierung – wie wir sie verstehen – bedeutet auch immer personenzentriertes Arbeiten. Wir unterstützen die Person in den für sie bedeutsamen Alltagsaktivitäten. Man könnte auch sagen, eine Aktivität wird erst zur Betätigung, wenn sie für die Person bedeutungsvoll ist.
Dieses Prinzip lässt sich mit der Bootsmetapher verdeutlichen (siehe Romein 2021): Therapie und Behandlung sind noch heute häufig eher auf die anbietende Person zentriert. Fachkräfte bieten ein bestimmtes Unterstützungsangebot, beispielsweise ein Konzentrationstraining, zu dem sie eine Fortbildung besucht haben, das sie all jenen Menschen anbieten, die Konzentrationsprobleme angeben. Die Person steigt in das Boot der Fachkraft. Sie nutzt das vorgefertigte Angebot, das auch alle anderen Menschen nutzen, die sich an diese Fachkraft wenden.
Beim personenzentrierten Ansatz steigen wir Fachkräfte in das Boot der zu unterstützenden Person. Wir lassen uns auf die individuelle Lebenswelt der Person ein. Wir haben das Steuer des Bootes nicht in der Hand. Es ist ja nicht unser Boot. Wir fungieren eher als beratende und unterstützende Person und gehen gemeinsam auf Entdeckungsreise. So betreten wir nacheinander alle Boote derjenigen Personen, die sich an uns wenden.

Thomas erhält wegen seiner Probleme mit der Pünktlichkeit eine zusätzliche Förderung bei Maya (Ergotherapeutin). Maya bezeichnet Thomas als »Klienten«. In der Klinik sagten alle »Patient« zu ihm. Sie erklärt das so: Das Wort »Patient« schreibt eine bestimmte Rolle zu: passives Erdulden der Behandlung. Da Thomas als Jurist umfangreiche Lateinkenntnisse hat, kann er das Wort »pati« mit »erdulden, leiden« übersetzen. Maya erklärt weiter, dass Thomas als Klient eine aktivere Rolle in der Behandlung einnimmt. Sie sieht es so, dass sie Thomas auf seinem Weg begleitet und unterstützt, statt diesen Weg vorzugeben. Auch wenn sie vielleicht ausbildungsbedingt mehr Fachwissen hat, kann nur Thomas wissen, was für seinen ganz persönlichen Alltag relevant und bedeutsam ist.

Betätigungsorientierung ist vor allen Dingen eine Einstellungssache. Wollen wir die Person darin unterstützen, was *sie* erreichen will, und handeln entsprechend? Oder haben *wir* konkrete Vorstellungen davon, was ihr bestimmt helfen wird, und agieren dementsprechend?

Der Kontext

Der Kontext, in dem Betätigung stattfindet, kann große Auswirkungen auf den Prozess und das Ergebnis unserer Betätigungen haben. Bei der betätigungsorientierten Arbeit berücksichtigen wir den Kontext, in dem sich die unterstützte Person bewegt (Brown 2018; Romein u. a. 2020). Tun wir das nicht, lassen wir wichtige Einflussfaktoren für Betätigung außen vor.

Lin lebt seit seiner Krise in einer Wohneinrichtung. Der Gemeinschaftsraum ist sehr belebt. Früher machte es Lin gar nichts aus, im Wohnzimmer zu lesen, während die Mitbewohnenden fernsahen oder sich unterhielten. Die Umgebungsgeräusche blendete Lin einfach aus, und er versank im Lesestoff. »Klappt das jetzt nicht mehr? Liegt es daran, dass ich mich nicht mehr richtig konzentrieren kann?« In der Einrichtung liest sonst niemand zur Freizeitgestaltung. Lin erhält von seinen Mitbewohnenden wenig Unterstützung und Verständnis für sein Betätigungsanliegen. Podcasts, Videos und Hörbücher sind die üblicheren Medien der anderen.

In diesem Beispiel wird der soziale Kontext beschrieben, in dem Betätigung stattfindet. Aber auch die Beschaffenheit der Umwelt selbst kann einen großen Einfluss auf Betätigung haben.

In seiner neuen Wohnung hat Hinnerk den Fernseher direkt ans Bett gestellt. Ob er im Bett oder auf der Couch fernsieht, ist doch sicher egal. Nachdem seine Einschlafschwierigkeiten regelmäßig auftreten, informiert er sich zunächst selbst über das Thema. In einer Selbsthilfeleitlinie (Ärztliches Zentrum für Qualität in der Medizin 2018) liest er, dass es hilfreich sein kann, das Bett ausschließlich zum Schlafen und für sexuelle Aktivitäten zu nutzen. Er hat sein Bett jedoch zur Couch umfunktioniert und verbringt auch im wachen Zustand viel Zeit dort. Er möchte jetzt den Fernseher im Wohnzimmer aufstellen.

Auch der zeitliche Kontext kann Auswirkungen auf Betätigung haben.

Seit Thomas die nach seiner Krise verordneten Medikamente nimmt, braucht er viel mehr Schlaf als früher. Das Aufstehen fällt ihm besonders schwer. Ihm fehlt einfach die Energie, um aus dem Bett aufzustehen und den Tag zu beginnen. Arbeitsbeginn in seiner Abteilung ist 8 Uhr 30. Nach dem Aufstehen muss er sich waschen, frühstücken, Medikamente einnehmen, zur Haltestelle laufen und mit dem Bus zur Einrichtung fahren. Dafür benötigt er insgesamt rund zweieinhalb Stunden. In seinem letzten Praktikum war Thomas für die Mittagsschicht in einem Café eingeplant. Die Fahrzeit war ungefähr gleich. Dort begann Thomas seine Arbeit erst um 13 Uhr. Auch hier schaffte er es nicht, immer pünktlich zu sein, jedoch wesentlich öfter als in seiner jetzigen Abteilung. In der Fertigung gibt es jedoch nur eine Schicht.

In einer Betätigung ist der soziale, physische und zeitliche Kontext relevant.

Bedeutungsvolles Handeln und die persönlichen Werte

Betätigungsorientierung hat nicht zum Ziel, die unterstützten Personen rund um die Uhr »aktiv« zu halten. Es geht nicht um Aktivität um jeden Preis. Das Wort »bedeutungsvoll« sagt es bereits aus: Es geht um Aktivitäten, die für uns Menschen Bedeutung haben bzw. mit Sinn verbunden werden. Was für eine Person sinnvoll ist, kann nur sie für sich entscheiden, denn Sinnhaftigkeit ist sehr individuell. Für Menschen, die sich in der Fridays-for-Future-Bewegung organisieren, ist mit Klimaschutz ein sehr bedeutsames und sinnhaftes Thema. Dort können wir sehen, wie sich Sinnhaftigkeit direkt auf die Aktivitätsebene auswirkt. Diese Menschen organisieren sich in ihrer Freizeit in Orts- und Arbeitsgruppen, erstellen Informationsmaterial, arbeiten mit Forschenden zusammen und vertreten ihre Ansätze gegenüber der Politik (Fridays for Future, o. J.). Sehen wir dann in der Stadt einen großen Pick-up-Truck mit dem Aufkleber »Fuck you Greta« neben dem Auspuff, wird deutlich, dass Sinnhaftigkeit eine sehr individuelle und persönliche Sache ist. Sie ist stark davon abhängig, was wir als wertvoll oder erstrebenswert betrachten.
Betätigung ist dann sinnvoll, wenn wir sie mit einem unserer Werte in Verbindung bringen können. Es geht hier vor allem um die Frage nach dem *Warum*, nach dem Zweck der Betätigung.

Thomas möchte nach seiner Krise so schnell wie möglich wieder selbstbestimmt leben können. Für ihn ist finanzielle Unabhängigkeit ein wesentlicher Teil seiner Vorstellung von Selbstbestimmung. Die erfolgreiche Teilnahme an der

Reha-Maßnahme sieht er als Schritt auf dem Weg zu finanzieller Selbstständigkeit. Die Betätigung »Den Weg zur Arbeit so gestalten, dass ich pünktlich bin« ist für ihn sinnvoll, weil die erfolgreiche Teilnahme davon abhängig ist.

Die Orientierung unserer Betätigungen an Werten ist elementar. Sie bietet uns nicht nur die Chance, neue Aktivitäten zu finden, die unseren Werten eher entsprechen als das, was wir bislang getan haben. Sie verleiht auch Betätigungen Sinn, die wir bislang noch nicht mit unseren Werten in Verbindung gebracht haben.

Leyla lernt auf der Arbeit Tamara kennen. Die beiden verstehen sich sofort gut. Aus ersten Treffen werden Dates und die beiden verlieben sich ineinander. Seit vier Wochen sind sie ein Paar. Bis jetzt haben sich die beiden immer bei Tamara getroffen. Leyla befürchtet allerdings, dass Tamara die »Unordnung« in ihrer Wohnung so abschreckt, dass sie bereits im Flur umdreht und dann ganz aus ihrem Leben verschwindet. Sie fühlt sich selbst nicht wohl in ihrer Wohnung und denkt, dass es Tamara genauso ergehen wird. Die Aussicht auf ein Leben mit Tamara, vielleicht sogar irgendwann in einer gemeinsamen Wohnung, hat den Betätigungen Aufräumen, Putzen, Spülen einen weiteren Sinn gegeben, den sie vorher nicht gesehen hatte. Die Partnerschaft ist ihr wichtig. Leyla nutzt diesen Anstoß, um sich Unterstützung zu suchen.

Werteorientierung ist ein sehr sinnstiftendes Element, das uns in der betätigungsorientierten Arbeit unterstützen kann. Steven Hayes und sein Team drücken es im Grundlagenwerk zur Akzeptanz- und Commitment-Therapie mit diesem Sprichwort aus: »Vision ohne Handlung ist ein Tagtraum; Handlung ohne Vision ist ein Albtraum« (Hayes u. a. 2016, S. 92).
Unser Alltag besteht nicht nur aus sinnhaften und hilfreichen Aktivitäten. Wir erleben es immer wieder, dass wir auch Dinge tun, die nicht gut für uns sind. Wir haben vielleicht die Erfahrung gemacht, dass regelmäßige körperliche Betätigung gut für unsere Stimmung und unser Energielevel ist. Trotzdem ziehen wir nach einem langen Arbeitstag Couch und Fernsehserie dem Waldspaziergang vor. Betätigungsorientierung lädt uns ein, den aktuellen Status unserer Aktivitäten zu erheben (Romein 2021). Wir verschaffen uns einen Überblick darüber, wie wir unsere Zeit verbringen. Das kann als Grundlage dafür dienen, den hilfreichen Aktivitäten mehr Platz einzuräumen. Damit ist nicht gemeint, den Tag so vollzupacken, dass wir das produktive Maximum aus unserer Zeit herausholen. Betätigungen wie der Waldspaziergang, das Gesellschaftsspiel in der Wohngruppe oder die Entspannungsübung vor dem Schlafengehen haben hier den gleichen Rang. Im besten Fall konzentrieren wir Helfenden uns auf den gesamten Alltag der Person und nicht nur auf Teilbereiche wie die Arbeitszeit oder die Zeit in der Wohneinrichtung.

Hinnerk verbringt die Zeit vor dem Schlafengehen meistens mit Fernsehen. Sein Genre: Horror, Thriller, Krimi. Früher schlief er auch nach spannenden Filmen und Serien sofort ein, doch inzwischen hat er Einschlafschwierigkeiten. »Daran kann es also nicht liegen. Oder doch?« Das Gespräch über seinen Betätigungsstatus regt ihn an, mit seinem Fernsehkonsum vor dem Schlafengehen zu experimentieren. Er beginnt den Fernsehabend etwas früher, um noch Zeit und Energie für eine Entspannungsübung als Einschlafritual zu haben. Außerdem bringt er jetzt ein wenig Abwechslung in sein Fernsehprogramm. Er möchte herausfinden, ob es vielleicht am Genre liegt, dass er so schlecht einschlafen kann. Er erlebt zwar keine »Wunderheilung« seiner Einschlafschwierigkeiten, aber er hat angefangen, aktiv an seinem Betätigungsproblem zu arbeiten. Er erlebt sich jetzt weniger hilflos, auch weil er mit Unterstützung die kleinen Erfolge wahrnehmen kann.

Werteorientierung kann Aktivitäten Bedeutung (zurück-) geben und sie damit zu Betätigungen machen.

Alltagsorientierung

Funktionsorientierung: Durch das Training von Körperfunktionen verbessern sich automatisch Aktivitäts- und Teilhabeprobleme.

Eine Betätigungsorientierung beeinflusst neben dem Ziel auch die Herangehensweise der Unterstützung. Ein Vergleich mit der Funktionsorientierung kann das verdeutlichen (siehe Kohlhuber u. a. 2020; Romein 2021): Die Ursache unserer Probleme bei Alltagsaktivitäten wird in dieser Sichtweise einzig auf Einschränkungen in den Funktionen unseres Organismus gesehen. Die Idee ist also: Verbessern wir die Körperfunktionen der Person, gibt es irgendwann auch keine Aktivitäts- und Teilhabeprobleme mehr.

Lin beschreibt den Behandelnden in Klinik, Rehabilitationseinrichtung und Ambulanz immer wieder Konzentrationsprobleme, die er vor allen Dingen beim Lesen bemerkt. Die Antwort darauf ist in allen Einrichtungen eine kognitive Trainingsgruppe, in der verschiedene Aufmerksamkeitsfunktionen wie Daueraufmerksamkeit, selektive Aufmerksamkeit, Aufmerksamkeitsfokussierung mit Arbeitsblättern, Computertrainingsprogrammen oder Übungen »trainiert« werden. Die Arbeitsblätter kann Lin irgendwann viel schneller und mit weniger Fehlern bearbeiten. Die Probleme beim Lesen bestehen jedoch weiterhin.

Betätigungsorientierung: Arbeiten wir direkt oder möglichst nah an der Betätigung, trainieren wir alle dafür notwendigen Funktionen automatisch.

Sicher spielen Körperfunktionen bei der Ausführung von Alltagsaktivitäten eine Rolle. Es ist nur die Frage, wie wir diese so trainieren können, dass sie uns bei der jeweiligen Aufgabe auch wirklich zur Verfügung stehen. Ein Mensch mit gutem Gleichgewichtssinn kann nicht automatisch seiltanzen. Um diese Aktivität ausführen zu können, ist das Zusammenspiel einer Vielzahl von Körperfunktionen notwendig, zum Beispiel Körperwahrnehmung, willentliche Muskelsteuerung, unwillkürliche Muskelarbeit, Automatisierung von Bewegungsabläufen. Das gleiche Prinzip gilt auch für mentale Funktionen. Für unsere komplexen Alltagsaktivitäten reicht nie eine einzelne Körperfunktion aus. Es geht um das Zusammenspiel. Und die für die Aktivität benötigten Körperfunktionen und deren Interaktion trainieren wir am besten, indem wir möglichst nah an der Betätigung arbeiten, die gerade unserer Unterstützung bedarf.

Von »Betätigungsorientierung« hat Lin noch nie etwas gehört und reagiert anfangs eher skeptisch. »Soll ich jetzt einfach so lange lesen, bis es wieder funktioniert? Ist das die Lösung? Natürlich, so trainiere ich alle Funktionen, die ich für das Lesen brauche. Aber das versuche ich doch schon selbst. Wozu brauche ich dann überhaupt Unterstützung?«
In Lins Wohneinrichtung arbeitet eine neue pädagogische Kraft (Helene) mit dem betätigungsorientierten Ansatz. Sie analysiert mit Lin die Betätigung »Lesen« sehr sorgfältig. Sie schaut sich Lins Leseplatz an, die Lichtverhältnisse, die Sitzhaltung, will wissen, zu welcher Tageszeit es besonders gut bzw. schlecht funktioniert. Sie experimentieren mit verschiedenen Schriftgrößen, Übungsdauern, Leseorten, Lesezeiten etc. Mit dieser Unterstützung schafft es Lin, seine Lieblingsbetätigung wieder mehr in den Alltag zu integrieren. Durch die intensive und nur auf die Betätigung ausgerichtete Unterstützung kann Lin auch eigene Grenzen besser einschätzen und akzeptieren. Die vielen Stunden Kognitivtraining haben Spaß gemacht. Für die Betätigung Lesen bringt ihm die kurze, gezielte und betätigungsorientierte Intervention aber wesentlich mehr.

Bezüglich der Wirksamkeit von Therapieverfahren und Trainings stellt sich immer wieder die Frage: Kommt das, was wir hier therapieren oder trainieren, auch im Alltag an? Therapiekonzepte werden deshalb hinsichtlich Generalisierung und Transfer erlernter Fähigkeiten, Strategien etc. untersucht (siehe Bjørkedal u. a. 2021). Mit der Generalisierung ist gemeint, dass die Teilnehmenden auch ähnliche Aufgaben lösen können, die nicht direkt in der Therapie bearbeitet wurden. Der Transfer bedeutet, dass die erlernten Strategien auch im Alltag und nicht nur in der Therapiesituation angewandt werden. Deshalb wird bei Trainings kognitiver Fähigkeiten für Menschen mit Schizophrenie die Notwendigkeit spezifischer Techniken zur Förderung des Transfers in den Alltag hervorgehoben (Bowie u. a. 2020). Betätigungsorientiert arbeiten wir direkt im Alltag der Person. Funktionsorientierte Trainingsprogramme können unterstützend eingesetzt werden. Wir konzentrieren uns aber immer auf eine bestimmte Betätigung, und unser Ziel ist erst erreicht, wenn die Person diese Betätigung für sich zufriedenstellend ausüben kann.

Betätigungsorientierung findet direkt im Alltag statt.

Die unterstützende Rolle überdenken

Als ich selbst zum ersten Mal von Betätigungsorientierung las, erlebte ich schiere Überforderung. Ich dachte, ich müsste in der Lage sein, jede einzelne Alltagsaktivität in allen Details zu analysieren und sofort zu wissen, womit sich einzelne Probleme beheben lassen. Ich lernte aber, dass häufig bereits die gemeinsame intensive Beschäftigung mit und die Reflexion der Betätigung den Ausschlag zur Verbesserung geben. Arbeitsblätter können diesen Prozess noch vereinfachen und standardisieren, sodass ich nicht bei jeder Person von vorn anfangen muss. Sicherlich schafft Erfahrung zudem Sicherheit und Routine, aber Betätigungen sind so individuell wie die Menschen, die sie ausführen. Das heißt, wir können gar nicht alles vorher wissen, was in der jeweiligen Situation notwendig ist. Ein Teil unserer betätigungsorientierten Arbeit besteht immer aus Experimentieren und Ausprobieren. Wenn wir uns das vor Augen führen, können wir uns auch ohne Weiteres an Betätigungen heranwagen, die wir selbst nicht ausführen können.

Maya lernt Betätigungsorientierung in einer Reha-Einrichtung kennen. In ihrer Ausbildung war diese Herangehensweise leider nur am Rande Thema. Theoretisch klingt das alles nachvollziehbar. Dann kommt ihr erster praktischer Einsatz in der Abteilung »Industrielle Fertigung«. Die Person hat die Aufgabe, einen Karton aus einem vorgestanzten Pappbogen herzustellen. Mayas' Unterstützung wird angefordert, weil die Kartons der Person teilweise nicht dem Qualitätsstandard entsprechen und die Fachkräfte der Abteilung nicht mehr weiterwissen. In den Schulungen und Einzelunterweisungen ist die Qualität tadellos.

Maya weiß selbst nicht, wie diese Kartons gefaltet werden. Leider hat auch keine Fachkraft Zeit für eine Einweisung. Maya lässt sich daraufhin die Aufgabe von der Person erklären, die sie unterstützen soll. Das ist erst ein wenig ungewohnt, weil sie eigentlich den Anspruch hat, dass sie »mehr« wissen müsse als die Person, die sie unterstützt. Diesen Anspruch über Bord zu werfen und ins Boot der Person einzusteigen, ist die beste Strategie, die sie hier wählen kann (siehe die Bootsmetapher). Sie entdeckt sofort, dass die Technik oder das Verständnis der Qualitätsvorgaben nicht das Problem sind. Daran haben die Fachkräfte aus der Abteilung gearbeitet. Maya analysiert gemeinsam mit der Person die Aktivität. Sie entdecken nun, wann und unter welchen Umständen die meisten Fehler entstehen, und können durch gemeinsam geplante Maßnahmen die Fehlerzahl erheblich verringern.

Wir geben Verantwortung ab. Wir erfragen, statt zu wissen. Wir begleiten, statt zu lehren.

Betätigung und Wohlbefinden

Betätigungsorientierung ist eine Herangehensweise, die unabhängig von Diagnosen angewendet werden kann. Wir alle wollen unseren Alltag in für uns bedeutungsvoller Weise gestalten unabhängig davon, ob in unserer Behandlungsakte Multiple Sklerose, koronare Herzkrankheit, soziale Angststörung oder motorische Entwicklungsstörung steht. Die erfolgreiche Bewältigung von alltäglichen Aktivitäten geht aber über die Aktivität selbst hinaus. Erleben wir uns beispielsweise als hilfebedürftig nach dem Motto »Alleine hätte ich das nicht geschafft«, dann kann das dazu führen, dass wir uns als weniger wertvoll erleben (Potreck-Rose & Jacob 2016). Außerdem kann der Aufbau bedeutungsvoller Aktivitäten depressive Symptome wirksam reduzieren.

Aus der Forschung

In einer systematischen Übersichtsarbeit erforschten Eleonora Uphoff und ihr Forschungsteam (2020) die Effektivität der Intervention »Behavioural Activation Therapy« (Verhaltensaktivierung) bei Menschen mit Depressionen. Die Teilnehmenden an dieser Intervention wurden dabei unterstützt, für sie bedeutungsvolle Aktivitäten zu entwickeln oder wiederaufzunehmen. Die Forschenden wollten herausfinden, wie sich diese Form der Unterstützung auf die depressive Symptomatik auswirkt und ob die Teilnehmenden diese Intervention akzeptieren.
Mit einer systematischen Literaturrecherche versuchten die Forschenden alle verfügbaren Studien zu finden, die diese Art der Unterstützung mit anderen Verfahren zur Behandlung von Depressionen verglichen.
Insgesamt fanden sie 53 Studien mit insgesamt 5.495 Teilnehmenden aus 14 Staaten, die zwischen 4 und 16 Wochen bei der Entwicklung oder Wiederaufnahme bedeutungsvoller Aktivitäten unterstützt wurden. Die Therapieeinheiten dauerten in der Regel bis zu einer Stunde und fanden ein- oder zweimal pro Woche sowie in den meisten Studien im Einzelsetting statt. Verglichen wurde die »Verhaltensaktivierung« mit anderen psychologischen Therapien (etwa Kognitive Verhaltenstherapie, psychodynamische Therapie) und anderen nichttherapeutischen Vergleichsgruppen (Warteliste für Therapie, Placebogruppen etc.).
Die Forschenden bewerteten die Studien hinsichtlich Qualität und Verlässlichkeit, um das Risiko für verzerrte oder falsche Ergebnisse abschätzen zu können. Sie schlossen, dass Verhaltensaktivierung eine effektive und akzeptierte Behandlung bei Depressionen darstellen kann. Sie vergrößert die Auswahl an Behandlungsmöglichkeiten. Die meisten Studienberichte befassten sich mit kurzfristigen Effekten. Über Langzeiteffekte konnten sie daher keine Aussage treffen.

Auch wenn sich die hier vorgestellte Studie mit den Effekten auf depressive Symptome beschäftigt, ist Betätigung ein wesentlicher Faktor bei allen psychischen Erkrankungen. Ich kenne keine psychische Erkrankung, die sich im Bett »auskurieren« lässt. Rückzug und Passivität sind gleichzeitig Symptome und aufrechterhaltende Faktoren vieler psychischer Erkrankungen. Natürlich gibt es auch Aktivitäten, die psychische Erkrankungen begünstigen. Es geht bei der Betätigungsorientierung nicht um Aktivität um jeden Preis, sondern darum, bedeutungsvolle Betätigungen zu finden, die für die Genesung förderlich sind, um damit das eigene Leben in einer für sich selbst bedeutsamen Art und Weise zu gestalten.

Betätigung beeinflusst Lebensqualität.

Hannah besucht aufgrund ihrer Ängste ihr Lieblingscafé nicht mehr. Aus ihrer Gedankenwelt ist das Café gleichwohl nicht verschwunden. Sie wäre oft lieber dort als zu Hause auf der Couch. Immer wieder grübelt sie, wie sie ihre Ängste loswerden kann. Irgendwann gerät sie an einen Punkt, an dem sie sich selbst und ihr Vermeidungsverhalten verurteilt: »Andere sind doch auch nicht so vorsichtig und riskieren mal etwas!« Sie geht in diesen Situationen nicht besonders freundlich mit sich um. Sie empfindet Ärger über sich selbst und eine tiefe Traurigkeit, weil sie ihr Leben nicht so lebt, wie sie eigentlich möchte.

Zielsetzungen

Der Aktivitätsstatus zeigt uns, mit welchen Aktivitäten eine Person ihren Tag verbringt, und lädt zur Reflexion ein, ob sie daran etwas ändern möchte. Für sie bedeutsame Aktivitäten – also *Betätigungen* – behält sie bei. Haben notwendige Aktivitäten ihre sinnstiftende Qualität verloren, arbeiten wir den Zweck dieser Aktivität heraus, um sie wieder zu einer Betätigung zu machen. Findet die Person in ihrem Aktivitätsstatus zu wenig hilfreiche Betätigungen, hat sie sich zurückgezogen und möchte wieder aktiver sein, dann nutzen wir die betätigungsorientierte Unterstützung, um Aktivitäten (wieder) zu entdecken, die für sie bedeutsam sind. Sie nimmt neue Betätigungen auf. Nicht hilfreiche Aktivitäten und solche, die ihre Sinnhaftigkeit für sie verloren haben, kann sie mit diesen Betätigungen ersetzen. Das ultimative Ziel der betätigungsorientierten Arbeit ist, den Alltag in einer für die Person bedeutungsvollen Weise zu gestalten. Dieser Fokus auf die Betätigung selbst ist für viele Menschen neu. Sind wir der Meinung, dass unsere Fähigkeiten für eine bestimmte Betätigung nicht ausreichen, kommen wir vielleicht nie ins Tun. Wir kommen gedanklich zu dem Schluss, dass wir etwas nicht können, und

treffen daraufhin die Entscheidung, es nicht einmal zu versuchen. Vielleicht, weil wir in dieser Aktivität oder einer ähnlichen bereits einmal gescheitert sind oder uns überhaupt sehr wenig zutrauen. Betätigungsorientierte Arbeit kehrt diese Denkweise um. Wir müssen nicht erst die Fähigkeiten erlernen, um tätig sein. Wir erlernen die für diese Betätigung notwendigen Fähigkeiten beim Tätigsein.
Manche Menschen unterstützen wir nur kurzzeitig. Bestehen keine aktuellen Betätigungsanliegen mehr oder kann die Person die Methoden ohne unsere Unterstützung nutzen, ist unser Teil getan. Andere Menschen hingegen brauchen über einen längeren Zeitraum betätigungsorientierte Unterstützung, sollte es ihnen nicht gelingt, die Methoden selbst anzuwenden und auf andere Betätigungsanliegen zu übertragen.

ABBILDUNG 1: Ziele der betätigungsorientierten Arbeit

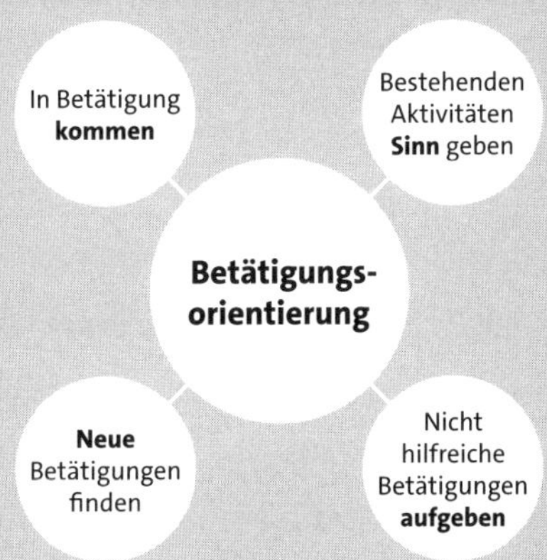
In Betätigung **kommen**
Bestehenden Aktivitäten **Sinn** geben
Betätigungsorientierung
Neue Betätigungen finden
Nicht hilfreiche Betätigungen **aufgeben**

Empfehlungen aus Wissenschaft und Praxis

Der US-amerikanische Ergotherapieverband (American Occupational Therapy Association, AOTA) hat eine Leitlinie zur Behandlung von Menschen mit schweren psychischen Erkrankungen herausgegeben (Brown 2018). Grundlage sind systematische Evidenzreviews – also themenbezogene Zusammenfassungen wissenschaftlicher Literatur. Folgende Empfehlungen werden für die betätigungsorientierte Arbeit gegeben (zusammengefasst):

- Wissen und Fertigkeiten können auch mit schweren psychischen Erkrankungen erlernt werden.
- Training von Wissen und Fertigkeiten sollten individuell alltagsrelevant und über einen längeren Zeitraum (eher Monate als Tage oder Wochen) angeboten werden.

- Personenzentrierung führt zu besseren Ergebnissen.
- Wünsche der unterstützten Person werden bei der Planung berücksichtigt.
- Maßnahmen der Unterstützung sollten sich eng am beabsichtigten Ziel orientieren, da eine Generalisierung der erlernten Fähigkeiten und Fertigkeiten selten stattfindet.
- Maßnahmen sollten in der realen Umgebung, also im Alltag der unterstützten Person stattfinden. Vortraining und Ausbildung in »geschützten« Settings sind weniger effektiv.
- Die Anpassung des Kontextes kann die Handlungsfähigkeit verbessern.

Diese Empfehlungen unterstreichen die Relevanz von Alltagsorientierung und Personenzentrierung in der Arbeit mit schwer psychisch erkrankten Menschen. Betätigungsorientierung kann hier also einen nachweislich wirksamen Ansatz zur Unterstützung bieten.

Evidenzbasierte Praxis

Da im vorliegenden Buch immer wieder von Forschungsergebnissen die Rede sein wird, möchte ich ein paar Vorbemerkungen zu deren Nutzung in der Praxis machen: Die evidenzbasierte Praxis zeigt einen Weg, um das eigene Handeln zu überprüfen und auch Strukturen, Vorgehensweisen und Methoden am eigenen Arbeitsplatz infrage zu stellen. Wir verlassen uns nicht allein auf individuelle Erfahrungen oder »was schon immer so gemacht wurde«. Stattdessen nutzen wir Methoden und Verfahren, die wissenschaftlich überprüft wurden.

Es geht in der evidenzbasierten Praxis aber nicht nur um Forschungsergebnisse. Versuchen wir unser Handeln allein an wissenschaftlichen Erkenntnissen zu orientieren, kommen wir schnell an Grenzen. Vielleicht gibt es (noch) keine Studien zu der Situation (Person, Setting, Möglichkeiten der Einrichtung etc.), der wir in der Praxis begegnen, oder die Studien liefern keine verlässlichen Ergebnisse. Das sollte zwar nicht dazu führen, dass wir wissenschaftliche Erkenntnisse komplett infrage stellen, es geht eher darum, einen Weg zu finden, wie wir die vorhandenen wissenschaftlichen Erkenntnisse in unserer Arbeit anwenden können. Denn selbst wissenschaftliche Erkenntnisse von geringer Qualität sind besser als keine. Hier ist unsere Expertise gefragt. Sie hilft uns, zu entscheiden, wie wir wissenschaftliche Erkenntnisse in die Praxis übertragen können und damit der Individualität der Beteiligten Rechnung tragen. Deshalb bedeutet evidenzbasierte Praxis »die Integration der besten Forschungsevidenz mit unserer klinischen Expertise und den einzigartigen Werten und Umständen unserer Behandelten« (Aveyard & Sharp 2017; Straus u. a. 2018).

Die beste Forschungsevidenz bedeutet, dass wir zunächst nach qualitativ besonders hochwertigen Formaten suchen sollten. Wir orientieren unsere individuelle Entscheidung in der Praxis dann an unseren Erkenntnissen, indem wir unsere Expertise und die Individualität der behandelten Person einbeziehen. Alle Formate für Forschungsergebnisse hier vorzustellen, würde den Rahmen dieses Buches sprengen. Ich möchte aber drei Formate erwähnen, die ich für besonders praxisrelevant halte.

Primärforschung

Bei Interventionsstudien werden in der Primärforschung Menschen wissenschaftlich begleitet, die an einer Intervention bzw. Behandlung teilnehmen. Unterschiedliche Formate liefern hier mehr oder weniger verlässliche Ergebnisse. Die Spitze der Evidenzhierarchie nehmen sogenannte randomisierte kontrollierte Studien (RCT) ein (Howick u. a. 2011). Dort werden Teilnehmende zufällig in zwei oder mehr Gruppen aufgeteilt (Randomisierung). Es sollte sichergestellt sein, dass die Gruppen ausreichend groß und in ihrer Zusammensetzung möglichst gleich sind, damit nicht beispielsweise eine besonders starke mit einer schwachen Gruppe verglichen wird. Eine Gruppe erhält nun die zu erforschende Intervention, die andere Gruppe dient als Vergleichsgruppe (Kontrollgruppe) und erhält entweder keine oder eine Placebobehandlung.

Weil die Gruppen in allen anderen Eigenschaften gleich sind und sich lediglich durch die erhaltene Intervention unterscheiden, können Veränderungen (im Wohlbefinden, in der Symptomatik etc.) nach dieser Phase allein der Intervention zugeschrieben werden. Umgekehrt: Bei Primärstudien, die nicht mit solchen (randomisierten) Vergleichsgruppen arbeiten, kann nicht ausgeschlossen werden, dass die Veränderungen auf andere Faktoren zurückzuführen sind. Randomisierte kontrollierte Studien sind teilweise aus sachlichen oder ethischen Gründen nicht möglich, dann bleibt den Forschenden nichts anderes übrig, als ihre Hypothese mit einem Design geringerer Qualität zu überprüfen. Diese Studiendesigns liefern aus Sicht der Forschungsmethodik weniger verlässliche Ergebnisse. Sie sind aber in diesem Moment die beste verfügbare Evidenz.*

Gut durchgeführte Primärstudien bilden die Grundlage für wissenschaftliche Evidenz. Gibt es zu einem Thema mehr als eine Studie, können wir uns nicht auf die Ergebnisse einer einzelnen Studie verlassen. Die Suche und die Auswertung der Primärstudien zu einem bestimmten Thema sind eine sehr aufwendige Aufgabe, für die uns in der Praxis häufig weder die zeitlichen noch die infrastrukturellen Ressourcen zur Verfügung stehen. Sogenannte Evidenzsynthesen liefern eine Zusammenfassung von Studienergebnissen zu einem bestimmten Thema. Sie werden in der Regel ebenfalls von Forschenden erstellt und deshalb als Sekundärforschung bezeichnet.

---

* **Zur Vertiefung**

Aveyard, H. & Sharp, P. (2017): A Beginner's Guide to Evidence-Based Practice in Health and Social Care. 3. Aufl. London: Open University Press.

Cochrane Deutschland: *https://www.cochrane.de/cochrane-glossar*

YouTube-Kanal Cochrane Austria: *https://www.youtube.com/@cochraneaustria8744*

Systematische Übersichtsarbeiten

Systematische Übersichtsarbeiten (»systematic reviews«) sind der sogenannte Goldstandard für Evidenzsynthesen. Zielsetzung ist es, eine Fragestellung mit aller zur Verfügung stehenden Evidenz zu beantworten (Higgins u. a. 2022). Kennzeichen dieser Form der Zusammenfassung von Studienergebnissen ist, dass die aufgenommenen Studien systematisch und mit wissenschaftlichen Methoden ausgewählt, bewertet, ausgewertet und zusammengefasst werden. Das soll sicherstellen, dass die Zusammenfassung nicht nur Studien mit Ergebnissen berücksichtigt, die den auswertenden Personen »gefallen«.
Manche systematischen Übersichtsarbeiten enthalten sogenannte Metaanalysen. Dort werden nicht bloß Endergebnisse und Schlussfolgerungen der Forschenden ausgewertet und übernommen. Vielmehr geht es darum, »die Ergebnisse mehrerer Studien, die die gleiche Frage bearbeiten, quantitativ zu einem Gesamtergebnis zusammenzufassen und dadurch die Aussagekraft (Genauigkeit der Effektschätzer) gegenüber den Einzelstudien zu erhöhen« (https://www.cochrane.de). Es werden also die Daten der Einzelstudien zusammengefasst und erneut analysiert.
Auch bei systematischen Übersichtsarbeiten gibt es starke Qualitätsunterschiede. Besonders verlässlich sind Arbeiten der Cochrane bzw. der Campbell Collaboration (Aveyard & Sharp 2017). Die Ergebnisse ihrer Übersichtsarbeiten veröffentlichen die beiden Kollaborationen auch in allgemeinverständlicher Sprache auf ihren Internetseiten.*

Leitlinien

Behandlungsleitlinien sind erkrankungsspezifische Empfehlungen. Erstellt werden diese Empfehlungen von einer Leitliniengruppe, die in der Regel aus erfahrenen Anwendenden (medizinische, pflegende oder therapeutische Berufe), Betroffenen und Angehörigen besteht. Ziel ist in dieser Arbeit der Konsens – also eine übereinstimmende Empfehlung aller Interessenvertretenden. Die Koordination übernimmt in der Regel eine wissenschaftliche medizinische Fachgesellschaft.
Leitlinien kommen nach einem bestimmten Verfahren zustande, das die Arbeitsgemeinschaft der wissenschaftlichen medizinischen Fachgesellschaften (AWMF)

---

* **Zur Vertiefung**
https://www.campbellcollaboration.org/better-evidence.html
https://www.cochrane.org/de/evidence

auf ihrer Internetseite in einem Regelwerk vorstellt. Die Stufe (S1–S3) gibt Auskunft darüber, wie die Leitlinie zustande gekommen ist und damit auch wie vertrauenswürdig die Empfehlungen sind. Bei einer S3-Leitlinie stimmt ein repräsentatives Gremium die Empfehlungen ab und formuliert ihre Empfehlungen aufgrund von Forschungsergebnissen, die systematisch gesucht und ausgewertet wurden. Diese Empfehlungen sind besonders verlässlich.

Leitlinien sind eine sehr empfehlenswerte Informationsquelle für uns. Sie sind kostenlos auf der Seite der AWMF abrufbar und werden regelmäßig aktualisiert. Die maximale Gültigkeitsdauer beträgt fünf Jahre. Dort finden sich aktuelle und verlässliche Informationen über Erkrankungen und Behandlungsmöglichkeiten. Die Dokumente sind in der Regel sehr groß. Sind wir jedoch mit der Systematik vertraut, können wir uns beim Lesen auf jene Teile und Empfehlungen beschränken, die für unsere Arbeit relevant sind. Auch wenn wir je nach Berufsgruppe nicht direkt »behandeln«, bieten diese Leitlinien wichtige Informationen für unsere tägliche Arbeit und erlauben den Blick über den Tellerrand, was andere Berufsgruppen tun (sollten).

Häufig gibt es neben den Langfassungen für Fachkräfte auch Informationsmaterial für andere Zielgruppen: Betroffene, Angehörige etc. Diese sind allgemeinverständlich formuliert und fassen die auf wissenschaftlicher Basis ermittelten Empfehlungen zusammen. Leitlinien werden zum großen Teil diagnosespezifisch verfasst:

Deutsche Gesellschaft für Psychiatrie und Psychotherapie, Psychosomatik und Nervenheilkunde (DGPPN) (Hg.) (2019 a): S3-Leitlinie Schizophrenie – Langfassung (1.0). Arbeitsgemeinschaft der wissenschaftlichen medizinischen Fachgesellschaften. *https://register.awmf.org/de/leitlinien/detail/038-009*

In Leitlinien werden bestimmte Methoden und Verfahren empfohlen, die sich als wirksam erwiesen haben. Evidenzbasierte Leitlinien (S2e bzw. S3) basieren auf systematisch ausgewerteten Forschungsergebnissen.

Teilweise behandeln Leitlinien aber auch Gruppen von Diagnosen und gesundheitlichen Phänomenen, wobei der Fokus auf speziellen Behandlungsformen liegt.

Deutsche Gesellschaft für Psychiatrie und Psychotherapie, Psychosomatik und Nervenheilkunde (DGPPN) (Hg.) (2019 b): S3-Leitlinie Psychosoziale Therapien bei schweren psychischen Erkrankungen. Arbeitsgemeinschaft der wissenschaftlichen medizinischen Fachgesellschaften. *https://register.awmf.org/de/leitlinien/detail/038-020*.

Es werden aber auch Leitlinien für konkrete Problemstellungen wie Schlafstörungen formuliert (über den angegebenen Link ist auch eine Betroffeneninformation abrufbar):

DEUTSCHE GESELLSCHAFT FÜR SCHLAFFORSCHUNG UND SCHLAFMEDIZIN E.V. (DGSM) (2017): S3-Leitlinie Nicht erholsamer Schlaf/Schlafstörungen – Insomnie bei Erwachsenen. Arbeitsgemeinschaft der wissenschaftlichen medizinischen Fachgesellschaften. *https://register.awmf.org/de/leitlinien/detail/063-003* *

In der betätigungsorientierten Arbeit ...

... liefert die evidenzbasierte Praxis Ideen für Modelle, Strukturen, Verfahren und Methoden, die einer wissenschaftlichen Überprüfung standhalten. Ihr Einsatz erfolgt unter Berücksichtigung unserer Erfahrung als Fachkraft und der individuellen Situation der Person. Ein paar relevante evidenzbasierte Verfahren und Methoden stelle ich in dem gleichnamigen Kapitel vor. Leitlinien und Evidenzsynthesen bieten eine fundierte Informationsgrundlage zu verschiedenen Fragestellungen. Evidenzbasiertes Informationsmaterial für verschiedene Zielgruppen (Fachkräfte, Betroffene, Angehörige etc.) ist ggf. verfügbar.

---

* **Zur Vertiefung**

LEITLINIEN DES BRITISCHEN NATIONAL INSTITUTE FOR HEALTH AND CARE EXCELLENCE (NICE): *https://www.nice.org.uk/guidance*

LEITLINIENREGISTER DER AWMF: *https://register.awmf.org/de/start*

REGELWERK DER ARBEITSGEMEINSCHAFT DER WISSENSCHAFTLICHEN MEDIZINISCHEN FACHGESELLSCHAFTEN (AWMF) für Leitlinien: *https://www.awmf.org/regelwerk/*

Verständnis von Krankheit und Gesundheit

Salutogenese

Aaron Antonovsky gilt als der Vater der Salutogenese (Goddemeier 2019). Er wollte mit seiner Forschung und Arbeit herausfinden, was wichtige Faktoren für Gesundheit sind, also wie Gesundheit entstehen kann (lat. salus = Gesundheit, gr. genesis = Entstehung). Er sah Gesundheit nicht als einen absoluten Zustand an. Vielmehr bewegen wir uns nach seinem Verständnis ein Leben lang zwischen den beiden Polen »Gesundheit« und »Krankheit« mal mehr zur einen, mal mehr zur anderen Seite. Wir sind also nie hundertprozentig gesund oder krank. Egal, wie nah wir dem Pol »Krankheit« in bestimmten Phasen unseres Lebens auch kommen, wir haben immer noch gesunde Anteile, die wir als Ressourcen nutzen können, um uns der Gesundheit anzunähern.

Das Schlüsselkonzept für diese Annäherung (also die Salutogenese) ist nach Antonovskys Ansatz das Kohärenzempfinden (»sense of coherence«): »Er meint damit die tiefe Überzeugung und Zuversicht von Menschen, dass ihr Leben im Prinzip verstehbar, sinnvoll und zu bewältigen ist« (siehe Faltermaier 2020).

Zentral ist tatsächlich das (subjektive) Empfinden von Kohärenz. Es geht um Zuversicht, um ein inneres Erleben. Geht uns diese Zuversicht verloren, bewegen wir uns vom Pol »Gesundheit« weg. Antonovsky und die heutige Resilienzforschung (siehe Gilan u. a. 2018) gehen davon aus, dass wir mit den Herausforderungen und Schwierigkeiten in unserem Leben dann besser umgehen, wenn wir diese Zuversicht haben, unser Leben also als kohärent empfinden. So lässt sich auch erklären, warum vergleichbare äußere Bedingungen unterschiedliche Auswirkungen auf die Gesundheit der Menschen haben, die ihnen ausgesetzt sind. Antonovsky stützt sich auf das Stressmodell von Lazarus, nach dem ein äußerer Reiz erst durch seine Verarbeitung beim Individuum zum Stressor wird (Bruland & Schulz 2010). Das Kohärenzempfinden besteht aus den Elementen Verstehbarkeit, Bewältigbarkeit, Sinnhaftigkeit.

Verstehbarkeit: Verstehbarkeit (»sense of comprehensibility«) bedeutet, dass wir unser Leben als mehr oder weniger klar und strukturiert erleben. Wir können das einordnen, was in unserem Leben passiert. Eine psychische Krise kann hierbei jedoch einen stark beeinträchtigenden Einfluss haben, insbesondere wenn die

Krise die erste dieser Art ist. Wir verstehen nicht, was hier passiert (ist). Es ist alles neu und wir hätten nicht erwartet, dass so etwas möglich ist.

Thomas war vor seiner Krise Mitarbeiter des rechtswissenschaftlichen Instituts seiner Universität. Studium und Promotion hat er mit Bestnoten abgeschlossen. Er hätte es nicht für möglich gehalten, dass sich seine Lebensziele durch eine psychische Krise so verschieben können. An die Fortsetzung seiner Habilitationsschrift ist gerade nicht zu denken. Er arbeitet jetzt daran, wieder ein selbstständiges und selbstbestimmtes Leben führen zu können. Thomas: »Ich verstehe die Welt nicht mehr. Das hätte ich nie für möglich gehalten. Was kann denn noch alles passieren, mit dem ich nicht rechne?«

Bewältigbarkeit: Bewältigbarkeit (»sense of manageability«) meint, dass wir zuversichtlich sind, die Herausforderungen des Lebens im Großen und Ganzen bewältigen zu können. Wir sehen Probleme und Belastungen als überwindbare Herausforderungen. Wenn wir keine Chance sehen, Schwierigkeiten und Probleme zu bewältigen, werden wir diese mit hoher Wahrscheinlichkeit auch nicht angehen. Warum sollen wir handeln, wenn wir (in unserer gedanklichen Vorausschau) ohnehin scheitern werden? Bei diesem Element geht es um »die Überzeugung, dass schwierige Situationen lösbar sind. Es geht um den Glauben, die Mittel zu besitzen, Anforderungen bewältigen zu können. Dies wirkt einem Gefühl der Hilflosigkeit entgegen« (Bruland & Schulz 2010, S. 289). Auch hier geht es also um Zuversicht.

Für Thomas ist die Krise ein sehr starker Einschnitt. In der Schule und im Studium hat er sich stets als kompetent erlebt. Er hatte verschiedene Schwierigkeiten bewältigt und daraus die Zuversicht gewonnen, dass er auch zukünftig mit Herausforderungen wird umgehen können. Jetzt schafft er es manchmal nicht einmal, den Wocheneinkauf zu planen oder eine Viertelstunde am Stück zu lesen. Die Krise stellt seine Zuversicht in Bezug auf die Bewältigbarkeit alltäglicher Herausforderungen stark auf die Probe. Ihm helfen kleine »Erfolgserlebnisse« im Alltag, beispielsweise den Abwasch selbst zu erledigen oder sein Zimmer zu saugen. Er erlebt sich dann wieder als alltagskompetent und hat in diesen Momenten die Zuversicht, auch zukünftig ähnliche Herausforderungen bewältigen zu können.

Diese Zuversicht ist aber noch fragil. Sie ist noch kein stabiles Muster geworden. Es kann vorkommen, dass er Dinge gar nicht angeht, die er eigentlich bewältigen könnte. Letztlich verstärkt er dadurch sein Erleben von Hilflosigkeit. In der Rehabilitation erarbeitet er Wissen über seine Erkrankung und über angepasste Unterstützungsmöglichkeiten für seinen Alltag. In einem Krisenplan fasst er Frühwarnzeichen für einen Rückfall zusammen, um möglichst rechtzeitig reagieren zu können. Das gibt ihm die Zuversicht, einen Rückfall aus eigenen Kräften verhindern zu können.

Sinnhaftigkeit: Unter Sinnhaftigkeit (»sense of meaningfulness«) wird verstanden, dass wir das Leben als einem Sinn folgend begreifen. Die Herausforderungen des Lebens sind es auch wert, dafür Energie einzusetzen. Für Antonovsky war dieses das wichtigste Element. »Dem Leben wird mit positiven Erwartungen entgegengetreten und es wird als emotional sinnvoll angesehen. Die Anforderungen werden wahrgenommen, dass sie es wert sind, sich mit ihnen zu beschäftigen« (Bruland & Schulz 2010, S. 289). Betätigungen sind, wie oben schon ausgeführt, für die Person bedeutungsvolle Alltagsaktivitäten. In der betätigungsorientierten Arbeit geht es also um Aktivitäten, die die Person mit Sinnhaftigkeit, Bedeutung bzw. ihren eigenen Werten verbindet. Wir unterstützen die Person darin, in ihrem Alltag das zu tun, was für sie bedeutsam ist.

Thomas möchte nach seiner Krise wieder selbstständig leben. Dazu gehört für ihn eine eigene Wohnung, in der er seinen Alltag möglichst selbstbestimmt gestalten kann. Er weiß, dass ihm auf diesem Weg Barrieren und Schwierigkeiten begegnen und dass es viel bequemer wäre, in einer betreuten Wohneinrichtung zu leben. Thomas ist aber bereit, diese Schwierigkeiten anzugehen, weil eine eigene Wohnung für ihn bedeutungsvoll ist.

Aus der Forschung

Die Forschung zeigt, dass auch das Kohärenzempfinden nicht ausschließlich »von innen« kommt. Es entsteht in Interaktion zwischen Person und Umwelt. Dirk Bruland und Michael Schulz (2010) haben sich mit verschiedenen Studien zum Kohärenzempfinden bei Pflegekräften beschäftigt. Sie berichten, dass das »Kohärenzempfinden unabhängig von Alter, Belastungsstressoren und wahrgenommenen Stressoren einen Puffer darstellt«. Sie beschreiben Arbeitsbedingungen, unter denen Mitarbeitende ein gut ausgeprägtes Kohärenzempfinden hatten: transparente Führung, Kommunikation untereinander, Einbezug der Mitarbeitenden in die Arbeitsorganisation, verantwortlicher Tätigkeitsbereich mit Spielraum, erlebte Fairness, Vertrauen, Versprechungen bzw. Verpflichtungen werden eingehalten. Die Autoren kommen zu dem Schluss: »Die Forschungslage macht deutlich, dass das beste Kohärenzempfinden relativ wenig ausrichten kann, wenn die Arbeitsprozesse zu sehr verdichtet sind. Es gibt also immer zwei Seiten: die ›interne‹ Situation des Pflegemitarbeiters und die externe Situation der Arbeitsprozesse« (Bruland & Schulz 2010, S. 292). Das Kohärenzempfinden kann bis ins hohe Lebensalter bestehen und sich wandeln (Faltermaier 2020).

Info: Resilienz

Wichtig bei eintretenden Krisen ist die sogenannte Resilienz. Resilienz wird als Ressource für die Anpassung an stressvolle Lebensumstände verstanden, für den Ressourcenansatz werden Aaron Antonovskys Arbeiten als Grundlage angesehen. Wir könnten es auch so ausdrücken: Resilienz unterstützt uns dabei, (wieder) näher an den Pol »Gesundheit« heranzukommen. Sie ist nach heutigem Forschungsstand »ein dynamischer und lebenslanger Prozess [...], der im Wechselspiel zwischen einer Person und ihrer Umwelt stattfindet« (Gilan u. a. 2018, S. 165). Verhaltenstherapeutische Ansätze haben einen festen Platz in der Resilienzförderung, zumindest in Konzepten, deren Wirksamkeit wissenschaftlich untersucht wurde (Linz u. a. 2020).

Resilienz ist die (psychische) Anpassungsfähigkeit an herausfordernde Lebensumstände.

Recovery

Recovery bedeutet: Zufriedenheit und Lebensqualität trotz gesundheitlicher Einschränkungen.

Auch das Recoverymodell befasst sich mit Erkrankung und Genesung. Hier wird jedoch eher der Prozess der Genesung in den Fokus gerückt und die Rollen der in diesem Prozess agierenden Personen werden (neu) definiert. Es geht dabei nicht in erster Linie darum, Symptome zu reduzieren. Vielmehr gilt es herauszufinden, wie jemand auch *mit* Symptomen Zufriedenheit und Lebensqualität erreichen kann. Recovery hat mittlerweile einen festen Platz in der psychosozialen Arbeit eingenommen. Insbesondere bei Menschen mit schweren psychischen Erkrankungen werden Methoden als geeignet angesehen, die auf diesem Modell beruhen (Brown 2018). Auch im deutschsprachigen Raum richten immer mehr psychiatrische Einrichtungen ihre Arbeit nach Recovery aus (Knuf 2020 a).

An dieser Stelle beschränke ich mich auf bestimmte Aspekte des Recoverymodells, die für die betätigungsorientierte Arbeit besonders relevant sind. Insbesondere möchte ich die Themen anreißen, die unsere Rolle als unterstützende Person in diesem Modell betreffen. Gleichzeitig empfehle ich die nähere Beschäftigung mit diesem wichtigen Konzept.*

---

* **Zur Vertiefung**

Amering, M. & Schmolke, M. (2012): Recovery: Das Ende der Unheilbarkeit. Bonn: Psychiatrie-Verlag.

Knuf, A. (2020 a). Recovery und Empowerment. Köln: Psychiatrie Verlag.

Zuaboni, G.; Burr, C.; Winter, A. & Schulz, M. (Hg.) (2019): Recovery und psychische Gesundheit: Grundlagen und Praxisprojekte. Köln: Psychiatrie Verlag.

Personenzentrierung

Recovery ist konkret auf die jeweilige Person ausgerichtet, die den Genesungsprozess erlebt. Das wird bereits durch die Ursprünge des Modells deutlich, denn die ersten, diesen Ansatz vertretenden Menschen waren nicht etwa »Profis« der gesundheitlichen Versorgung. Es waren von einer psychischen Erkrankung betroffene Menschen selbst, die von diesen psychiatrisch Tätigen als »austherapiert« und »chronisch psychisch krank« bezeichnet wurden (Knuf 2020 a, S. 13).
Gesundheit wird in der biomedizinischen Sichtweise als Abwesenheit von Krankheit definiert (Hurrelmann & Franzkowiak 2022). Eine Symptomfreiheit wäre also Voraussetzung dafür, dass eine Person wieder als »gesund« bezeichnet werden kann. Das Recoverymodell stellt diese Sicht infrage. Dort wird Genesung ganz im Sinn Antonovskys nicht als Symptomfreiheit verstanden, sondern als »ein Weg zu einem freudvolleren und zufriedeneren Leben« (Knuf 2020 a, S. 13). Auf diesem Weg kann es Begriffe wie »austherapiert« oder »unheilbar« nicht geben, denn Zufriedenheit, Wohlbefinden, Erfüllung, Teilhabe etc. können wir auch mit Symptomen erleben bzw. unterstützen.
Richten wir unsere Arbeit nach dem Recoverymodell aus, wird Personenzentrierung zu einem Grundpfeiler. Wenn wir die Person auf ihrem Weg zu Zufriedenheit, Erfüllung und Teilhabe begleiten wollen, reichen uns nicht die Informationen über die aktuelle Symptomatik (etwa wie oft sie in der letzten Woche traurig war). Wir möchten wissen, was sie ganz persönlich mit Zufriedenheit, Erfüllung und Teilhabe verbindet. Dann können wir sie darin unterstützen, diesen Elementen mehr Raum zu geben und sie im Alltag zu realisieren.

Jasmin erlebt sich permanent erschöpft und ausgelaugt. Sie traut sich nicht zu, den langen und stressigen Arbeitstag als Pflegefachkraft durchzustehen. Ihre Hausärztin schreibt sie zunächst eine Woche arbeitsunfähig und empfiehlt ihr, eine psychiatrische Praxis aufzusuchen. Dort erhält sie einen Fragebogen, auf dem sie Fragen in Bezug auf die vergangenen zwei Wochen beantworten soll. Es gibt Antwortmöglichkeiten zu verschiedenen Themen wie »Ich bin oft traurig«, »Ich bin ständig traurig«, »Ich kann Dinge nicht mehr so genießen wie früher« oder »Dinge, die mir früher Freude gemacht haben, kann ich kaum mehr genießen«. Aus den Antworten wird dann ein Punktwert errechnet. Eine höhere Punktzahl bedeutet stärkere Depression. Jasmin kennt jetzt die Symptome einer Depression. Sie schließt daraus: »Solange ich diese Symptome habe, bin ich krank.« Sie erhält ein Rezept für ein Antidepressivum und hofft, dass sie dadurch wieder gesund wird. Erst dann könne sie wieder zum Freitagsgebet gehen und ihren Hobbys wieder mehr Raum geben.

Der beschriebene Weg – also der Recoveryprozess – verläuft nicht linear (Brown 2018; Knuf 2020 a). Es reicht nicht, die Ausrichtung bzw. die grundsätzliche Zielsetzung der Unterstützung zu verändern und dann geht es nur noch vorwärts in Richtung Genesung. Rückschläge und Stillstand sind genauso möglich wie plötzliche positive Veränderungen. Wir sollten uns also bewusst sein, dass wir auf diesem Weg nicht nur Erfolge feiern werden und dass wir den Weg nicht in dem Sinn planen können. Jeder Genesungsweg ist individuel, und egal, wie viele Menschen wir schon begleitet haben: Kein Recoveryprozess gleicht dem anderen.

In der Personenzentrierung ist das Zentrum unserer Arbeit die Person mit ihren persönlichen Werten, Vorstellungen und Erfahrungen.

Selbstbestimmung

Ein weiteres zentrales Element von Recovery ist die Selbstbestimmung. Es geht darum, wieder selbst die Entscheidungen für das eigene Leben zu treffen. In diesem Zusammenhang wird häufig der Begriff »Empowerment« genutzt, der so viel wie »Ermächtigung« bedeutet. Betroffene übernehmen wieder »die Macht« über ihr Leben. Sie treffen informierte Entscheidungen und übernehmen Verantwortung für ihr Handeln.

Für Thomas ist die Zeit in der Klinik eine große Umstellung. Hat er früher sehr selbstbestimmt gelebt und gearbeitet, ist nun sein Tag komplett durchgeplant. Er hat wenig bis keinen Einfluss darauf, welche Termine er wahrnimmt. Und teilweise erschließt sich ihm der Sinn der einzelnen Angebote auch nicht.

Wir unterstützen die Person in diesem selbstbestimmten Prozess, und zwar unabhängig davon, was wir von der jeweiligen Entscheidung halten. Es gibt natürlich rechtliche und ethische Grenzen für unsere Unterstützung. So werden wir der Person nicht dabei helfen, ihre Technik der Selbstverletzung zu perfektionieren, oder das Setzen einer Heroininjektion mit ihr trainieren. Auch bei Betätigungen, die rechtlich unbedenklich sind, aber *unseren* Wertvorstellungen entgegenstehen, können wir uns gegen eine Unterstützung entscheiden. Wir haben sozusagen ein Vetorecht. Wir können und dürfen »Nein« sagen. Wir respektieren dann die Entscheidung der Person, einen bestimmten Weg zu gehen, gleichzeitig bitten wir um Respekt für unsere Entscheidung, dass wir diesen Weg nicht mitgehen möchten. Das muss nicht zwangsläufig das Ende unserer betätigungsorientierten Unterstützung bedeuten. Vielleicht gibt es andere für die Person bedeutungsvolle Betätigungen, die wir unterstützen können.

Selbstbestimmung bedeutet aber, dass wir unsere Präferenzen beim Finden dieser Betätigungen möglichst außen vor lassen. Unsere Rolle im personenzentrierten Arbeiten ist nicht die der allwissenden Fachperson, die aufgrund ihrer Ausbildung und Berufserfahrung schon vorher wissen muss, was das Beste für die Person ist.

Die Person bestimmt selbst, was sie wie erreichen möchte. Wir beraten und unterstützen sie dabei und respektieren ihre Entscheidungen.

Vielmehr sehen wir, dass die Person selbst am geeignetsten ist, Entscheidungen über den eigenen Alltag zu treffen, den niemand so gut kennen kann wie sie selbst. Wir können in jedem Teil des betätigungsorientierten Prozesses unterstützen, wir treffen aber keine Entscheidungen für die Person oder versuchen, die Person in eine bestimmte Richtung zu lenken. Das kann für uns ein Umdenken bedeuten, wenn wir schon länger im Gesundheitsbereich oder in eher konservativ-hierarchischen Einrichtungen arbeiten.

Jasmin hat schon mehrere Wochen nicht mehr am Freitagsgebet teilgenommen. Für Frauen ist das in ihrer Gemeinde auch keine »Pflicht«. Es wird nur empfohlen. Wäre sie ein Mann, hätte sich die Gemeinde schon längst nach ihr erkundigt. Für Männer ist die Teilnahme verpflichtend. Es sei denn, man ist gesundheitlich nicht dazu in der Lage.
Einige Teammitglieder in Jasmins Pflegeteam bewerten die Unterschiede, die in ihrer Gemeinde zwischen Männern und Frauen gemacht werden, als rückständig, veraltet, tradiert. Jasmin erlebt das anders. Es ist einfach Tradition für sie. Sie erlebt sich nicht benachteiligt oder als Mensch zweiter Klasse. Sie erwartet von ihrem Umfeld, dass ihre Art zu leben respektiert wird. Sie respektiert jeden Menschen, der anders leben möchte als sie, und kann gut nachvollziehen, dass sich Menschen dafür einsetzen, alte Geschlechterrollen aufzulösen. Dennoch fühlt sie sich in ihrer Gemeinde wohl und möchte weiter dort am Gemeinschaftsleben teilhaben.

Das Recht zur Selbstbestimmung ist kein »Trend«, der sich überleben wird. Es wird seit Gründung der Bundesrepublik in Artikel 2 des Grundgesetzes allen Menschen garantiert, die hier leben. Leider wurde dieses Grundrecht insbesondere in psychiatrischen Einrichtungen viel zu lange nicht gelebt. Seit 2013 konkretisiert das Bürgerliche Gesetzbuch in den §§ 630a ff. dieses Recht. Auch wenn dort wörtlich von einer »medizinischen Behandlung« gesprochen wird, gelten die Regelungen für alle Situationen, in denen ein Behandlungsvertrag zustande kommt, und damit beispielsweise auch für die Ergo- und Psychotherapie (Beauftragter der Bundesregierung für die Belange der Patientinnen und Patienten u. a. 2022).
In Bezug auf Selbstbestimmung wird das Zusammenwirken im Behandlungsprozess vorgeschrieben. Entscheidungen zur Behandlung sollten also möglichst gemeinsam von Fachkräften und Behandelten getroffen werden (Shared Decision Making). Außerdem ist die informierte Einwilligung (»informed consent«) Voraussetzung für die Behandlung. Es reicht also nicht aus, dass die Person in die Behandlung einwilligt. Diese Einwilligung ist nur wirksam, wenn die Person über »sämtliche für die Behandlung wesentlichen Umstände« aufgeklärt (informiert) wurde, »insbesondere die Diagnose, die voraussichtliche gesundheitliche Entwicklung, die Therapie und die zu und nach der Therapie zu ergreifenden Maßnahmen« (§ 630c BGB).

Exkurs: Informierte Einwilligung

Die informierte Einwilligung soll die Autonomie einer behandelten Person gewährleisten. »Um autonom entscheiden zu können, muss – so steht es heute in jedem Lehrbuch der Medizinethik – der Patient in die Lage versetzt werden, für sich eine vernünftige Entscheidung zu treffen« (Jütte 2018, S. 1324). Voraussetzung ist eine Aufklärung vor jeder therapeutischen Maßnahme und die Einbeziehung der »Wünsche, Ziele und Wertvorstellungen« der behandelten Person.

Selbstbestimmung ist – wie beschrieben – ein Recht. Jede Person kann selbst entscheiden, wie ihr Alltag aussehen soll und welche bedeutungsvollen Betätigungen darin einen Platz verdienen. Selbstbestimmung ist aber keine Pflicht. Viele Menschen sind es bereits ein Leben lang gewohnt, dass andere Menschen für sie entscheiden – beispielsweise durch Betreuende, ärztliche oder therapeutische Fachpersonen, Angehörige etc. Wollen sie daran nichts ändern, ist auch das von ihrem Recht auf Selbstbestimmung abgedeckt. Wir können hier nicht erwarten, dass die Person die Richtung für die betätigungsorientierte Unterstützung komplett vorgibt. Haben wir das Prinzip von Selbstbestimmung aber verinnerlicht, können wir auch hier Entscheidungsfreiheit ermöglichen. Wir bieten Alternativen an, zwischen denen sich die Person entscheiden kann. Wir achten darauf, dass unser Anteil an diesen Entscheidungen so klein wie möglich bleibt und die Grenze zur Fremdbestimmung nicht überschreitet.
Die Bedürfnisse der Person bilden das Zentrum für unsere Arbeit. Wir versetzen uns in die Lage der Person und entwickeln aus dieser Position Handlungsvorschläge und Entscheidungsmöglichkeiten. Wir bringen uns nur so weit ein wie nötig und überlassen so viele Entscheidungen wie möglich der unterstützten Person. Wir sind wachsam, ab welchem Punkt die Person wieder selbst bestimmen kann, und nehmen uns dann wieder zurück (siehe Knuf 2020 a).

Selbstbestimmung ist ein Grundrecht. Fremdbestimmung verletzt dieses Grundrecht.

Lin erlebt sich in der Klinik häufig überfordert. Es sind ganz alltägliche Entscheidungen, die er einfach nicht treffen kann – manchmal auch nicht will. Die Krise war ein heftiger Einschnitt. Sein Leben ist komplett auf den Kopf gestellt. Es ist alles anders als früher. Wie soll Lin da Entscheidungen treffen? Woher wissen, was gut ist? Was »gesund macht«? Das sollen doch die Profis entscheiden. Die Fachkräfte scheinen Lins Überforderung zu bemerken. Auch wenn Lin manchmal auf Fragen wie »Was wollen Sie heute machen?« nur gereizt antwortet: »Das weiß ich doch nicht.« Die Fachkräfte bleiben geduldig und unterstützen mit Auswahlmöglichkeiten: Spiele- oder Kochgruppe, Entspannungstraining oder Sportangebot. Solche kleinen Entscheidungen kann Lin leichter treffen.

ABBILDUNG 2: Selbstbestimmung und Fremdbestimmung

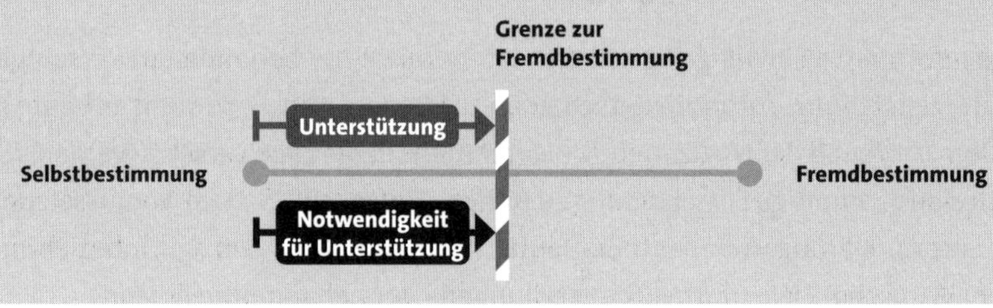

Sobald eine Person Unterstützung annimmt, gibt sie ein Stück Selbstbestimmung auf. Das ist erst einmal auch gar nicht problematisch. Wir Menschen sind soziale Wesen und gegenseitige Unterstützung ist ein Kernelement der sozialen Gemeinschaft. Es ist doch wunderbar, dass wir uns auf die Aufgaben konzentrieren können, die uns liegen, und dass Unterstützung durch andere auch Herausforderungen für uns enthalten. Die Forschung legt aber nahe, dass Selbstbestimmung dennoch ein wichtiger Faktor für das persönliche Wohlbefinden ist.

Aus der Forschung

»Zahlreiche Untersuchungen zeigen, dass sich Menschen der westlichen Welt dann aktiver verhalten, Krisen und Krankheiten besser bewältigen und sich wohler fühlen, wenn sie über zentrale Bereiche ihres Lebens selbst entscheiden können« (Knuf 2020 a, S. 42).
Das »Empfangen von Hilfe« kann dann dazu führen, dass sich die Person als weniger wertvoll erlebt, wenn die Hilfeleistungen:

- umfangreich sind,
- sich über einen längeren Zeitraum erstrecken,
- keine Gegenleistung erfolgen kann,
- in einer wettbewerbsorientierten Umgebung gewährt wird,
- von einer Person kommt, die einen höheren Status einnimmt.

Das heißt, »wenn also insgesamt der Hilfeempfänger das Gefühl bekommen muss, es alleine nicht zu schaffen« (Potreck-Rose & Jacob 2016, S. 31 f.). Das kann wiederum weitere psychische Probleme wie »Depressionen, Ängste oder Essstörungen« zur Folge haben (ebd., S. 11).

Diese Erkenntnisse halten dazu an, unsere Unterstützung auf das absolut Notwendige zu beschränken. Wir sind wachsam und behalten die genannte Grenze zur Fremdbestimmung im Auge.

Leon arbeitet in einer Klinik für Psychiatrie. Der Stationsalltag ist komplett durchgeplant. Er möchte wenigstens innerhalb dieser Struktur kleine Möglichkeiten für eigene Entscheidungen schaffen. Zu seinen Aufgaben zählt die Organisation der Spielegruppe im Gemeinschaftsbereich. Er bietet verschiedene Spiele an, für die sich die Teilnehmenden entscheiden können. An einem Tisch bereitet er kein Spiel vor, sondern lässt die Kleingruppe über das Spiel entscheiden. In der Abschlussrunde mit allen Teilnehmenden fragt er nach Wünschen für den nächsten Termin.
Im Alltag passiert es manchmal, dass er Personen, die Entscheidungsschwierigkeiten haben oder die zu spät kommen, einfach einer Gruppe zuteilt. Er fragt sich, ob er diesen mehr Raum für eigene Entscheidungen hätte lassen sollen. Seine Stationsleiterin erzählt ihm, dass auch sie beim Thema »Selbstbestimmung« manchmal Schwierigkeiten habe. Auch sie fragt sich, ob sie vielleicht zu direktiv auftritt, insbesondere wenn gerade viel los ist. »Und diese Zweifel zeigen mir, dass mir Selbstbestimmung nicht egal ist. Dass ich sie nicht komplett dem stressigen Alltag, den Sachzwängen in der Einrichtung oder meiner Bequemlichkeit unterordne. Dann erkenne ich, dass ich noch auf dem richtigen Weg bin. Mich beruhigt das. Ich werde nicht immer perfekt sein, aber ich gebe mir Mühe. Und mehr können weder ich noch andere erwarten.«

Es wird vorkommen, dass wir diese Grenze ungewollt überschreiten. Dass wir also mehr Unterstützung geben als notwendig und Entscheidungen für die Person treffen, zu denen sie selbst in der Lage gewesen wäre. Das ist eher eine Gelegenheit zu lernen als ein Grund für Selbstzweifel oder -kritik. Wir sensibilisieren uns dadurch für das Thema. Wir werden nie an einem Punkt sein, an dem wir diesbezüglich keine Fehler mehr machen. Dafür sind wir Menschen, sind die Situationen und die Umwelt, in der wir interagieren, zu individuell. Wir können Selbstbestimmung als Wert betrachten, der unsere Handlungen gegenüber jeder Person, in jeder Situation und in jedem Moment leitet. Es geht gar nicht darum, in jeder Situation »richtig« gehandelt zu haben. Wir können es uns aber vornehmen und die Tatsache akzeptieren, dass wir es rückblickend nicht immer geschafft haben (werden).

Die Achtung des Rechtes auf Selbstbestimmung kann für Fachkräfte herausfordernd sein. Wir bemühen uns und betrachten diese Arbeit als lebenslangen Lernprozess.

Eine Möglichkeit zur Förderung von Selbstbestimmung ist die sogenannte partizipative Entscheidungsfindung.

Aus der Forschung

Wilson Trusty und Team (2019) haben in einer Übersichtsarbeit die praktische Bedeutung von partizipativer Entscheidungsfindung (»shared decision making«, SDM) in der Behandlung psychiatrischer Erkrankungen aufgrund wissenschaftlicher Literatur herausgearbeitet.
SDM wird als Bestandteil der gesamten Interaktion zwischen Fachkraft und behandelter Person angesehen und findet insbesondere statt in der:

- Identifikation und Erklärung der Problemstellung,
- Darstellung von Behandlungsoptionen mit Risiken, Vorteilen und wissenschaftlicher Wirksamkeitsnachweise,
- Klärung der Werte, Präferenzen und Ressourcen der behandelten Person sowie
- in der Entscheidungsfindung selbst.

SDM verbessert nach aktueller Forschungslage Zufriedenheit, Hoffnung und Beziehung, wenn die Präferenzen der Person in Bezug auf Behandlungsform und -methoden und die Charakteristika der behandelnden Person berücksichtigt werden.
Eine therapeutische Allianz, die Konsens zwischen Fachkraft und behandelter Person in Bezug auf Ziele und Aufgaben beinhaltet, sei der stärkste Prädiktor für Veränderung. Das ergebe sich aus über Jahrzehnte konstanten Forschungsergebnissen.
Konkret fördere SDM das Engagement der behandelten Person, die Auswahl evidenzbasierter Behandlungsmethoden und positive Ergebnisse der Behandlung.
Barrieren für SDM stellen dar:

- die lange Geschichte patriarchaler Entscheidungsfindung,
- fehlendes Vertrauen von Fachkräften in die Fähigkeiten der behandelten Person,
- Erwartungen und Einschätzungen der behandelten Personen dahingehend, dass
  - die Entscheidung für sie getroffen wird,
  - ihre Meinung nicht wichtig ist,
  - die Fachkraft ihnen nicht zuhören oder
  - aus Scham oder Selbststigmatisierung,
- wenig konkrete und angewandte Forschung zu SDM, obwohl eindeutige Hinweise zur Wichtigkeit vorliegen.

Die Forschenden empfehlen:

1. Jeder Person SDM anzubieten und dabei:
   - aufzuzeigen, dass die Person wählen kann (»choice talk«),
   - Optionen zur Verfügung zu stellen (»option talk«),
   - Entscheidungen gemeinsam zu treffen (»decision talk«).

SDM respektiere aber auch die Entscheidung der behandelten Person, nicht mitentscheiden zu wollen. Druck zu machen würde die Ziele von SDM unterlaufen.
Für Menschen, die nicht mitentscheiden wollen oder können, sollten immer wieder Möglichkeiten kleiner Entscheidungen geschaffen werden (Frequenz der Termine, Familieneinbezug, Ziele etc.)

2. Die Herangehensweise wird an die Person *und* den Kontext angepasst. Es wird also die Entscheidungsfähigkeit der Person berücksichtigt und was die Einrichtung leisten kann, in der die Behandlung stattfindet.
3. Die Person wird immer wieder um Feedback gebeten, wie sie ihre Einbeziehung in die Entscheidungsfindung erlebt, um ggf. die Herangehensweise anzupassen.

Ressourcenorientierung

Krankheit und Gesundheit sind keine absoluten Zustände, sondern eher ein Kontinuum. Vielleicht erschreckt uns die Erkenntnis, dass wir immer zumindest ein bisschen »krank« sind. Wir haben alle schon Situationen erlebt, in denen uns einfach nur elend zumute war. Unsere Aufmerksamkeit war dann vermutlich voll und ganz auf ein bestimmtes Problem gerichtet: Liebeskummer, ein Trauerfall, Magen-Darm-Probleme, die Angst vor der Prüfung etc. Was die Welt sonst noch zu bieten hat, war in dieser Situation komplett ausgeblendet.
Es ist nicht weiter verwunderlich, dass wir uns in solchen Situationen der »Problemfokussierung« wahrscheinlich nicht besonders lebendig, zufrieden oder tatkräftig erleben. Vielleicht denken wir sogar, dass wir diese Situation nicht selbst bewältigen können, und resignieren. Wir sehen unsere Ressourcen nicht, wenn unsere Aufmerksamkeit vor allen Dingen Probleme und Defizite beleuchtet und alles andere ausblendet. Wäre es nicht viel sinnvoller, auf Ressourcen zu schauen, mit denen wir diese Probleme bewältigen können? Das ist mit »Ressourcenorientierung« gemeint.

Wir unterstützen die Person dabei, ihre Ressourcen zu erkennen, wieder in den Fokus zu nehmen und zu nutzen.

Andreas Knuf (2020 a, S. 40) schreibt: »Eine ressourcenorientierte Arbeit zeigt sich auf drei Ebenen: Die *Haltung* der Fachpersonen ist ressourcenorientiert. Sie setzen *Methoden* ein, um den Klienten dabei zu helfen, ihre Ressourcen wahrzunehmen und zu nutzen. Und sie schaffen in ihren Institutionen eine *Atmosphäre*, in der Wachstum der Betroffenen möglich wird.«
Es ist kein einfacher Weg, eine ressourcenorientierte Arbeit zu etablieren und sie zu leben. Oft genug suggerieren uns Regelungen und Vorgaben der Einrichtung oder der kostentragenden Stelle, dass es vor allem um Defizite ginge.

In einer Teamsitzung wird Leon vom Oberarzt für seine Art zu dokumentieren kritisiert. Er soll sich auf die Defizite der Personen beschränken, zu denen er Einträge vornimmt. Bei einer Kontrolle der Dokumentation durch die kostentragende Stelle könnten Behandlungskosten zurückgefordert werden, wenn die Person als »zu gesund« für eine stationäre Behandlung erscheine. Das könne lediglich durch eine defizitorientierte Dokumentation verhindert werden.
Leon sucht nach dieser »Ansage« immer mehr nach Defiziten. Etwas muss er ja schließlich dokumentieren. Irgendwann fällt ihm gar nicht mehr auf, dass er seine Aufmerksamkeit rein darauf konzentriert, was die jeweilige Person nicht oder nicht mehr kann. Ressourcen nimmt er gar nicht mehr wahr.

Solche Vorgaben können im beruflichen Alltag dazu führen, dass wir die Ressourcenorientierung aus den Augen verlieren. Es ist dann notwendig, dass wir geeignete »Gegenmaßnahmen« ergreifen.

Leon arbeitet jetzt bereits ein Jahr in der Klinik. Er wird zu einer Informationsveranstaltung eingeladen, in der das Safewards-Modell vorgestellt wird. In der nächsten Teamsitzung soll er von den Inhalten berichten.
Leon: »Also, ›Safewards‹ bedeutet übersetzt so viel wie »sichere Stationen«. Ein Forschungsteam aus verschiedenen Ländern – die meisten kamen aus London – haben Studien ausgewertet, die sich mit Konflikten und Eindämmungsmaßnahmen auf psychiatrischen Akutstationen befasst haben. Sie haben verschiedene Faktoren – wie das Stationsteam oder Patientencharakteristika – herausgearbeitet, die für die Entstehung von Konflikten ursächlich sein könnten. Das Ziel war, Konflikte gar nicht erst entstehen zu lassen, Zwangsmaßnahmen zu reduzieren und wirksame Eindämmungsmaßnahmen zu finden. Für uns sind wahrscheinlich die Interventionen am interessantesten. Das sind jene Maßnahmen, die wir ergreifen und etablieren können, um die Ursachen für Konflikte zu beseitigen.
Ich finde das Modell wirklich spannend und bin froh, dass sich die Klinikleitung entschieden hat, dies bei uns einzuführen. In der Entwicklung steckt sicherlich sehr viel Arbeit, trotzdem ist das Konzept kostenlos. Wenn es euch interessiert, auf https://safewards.net könnt ihr alles Wichtige darüber nachlesen. Ich habe selbst mal ein wenig bei den Interventionen gestöbert … Ich dachte vor der Veranstaltung, bei Safewards gehe es um Deeskalationstechniken. Aber das Modell setzt viel früher an. Bei Deeskalationen ist die Situation ja schon eskaliert. Safewards ist also eher präventiv.
Ja, das ist echt spannend. Nach meinem kurzen Einblick würde ich es so zusammenfassen: Konflikte können wir verhindern, indem wir unsere Patientinnen und Patienten wie Menschen behandeln. Bei den meisten Interventionen geht es meiner Meinung nach genau darum. Wir sollen diesen alleinigen Fokus auf

Diagnosen und Defizite aufgeben und uns immer wieder klarmachen, dass wir es hier mit Menschen zu tun haben. Zum Beispiel ist eine Intervention, dass bei der Übergabe über jede besprochene Person etwas Positives berichtet wird, was die Person also während der Schicht Positives getan hat oder welche positive Eigenschaft dabei deutlich wurde. Es muss nicht viel sein, vielleicht, dass sie einer anderen Person die Tür aufgehalten hat oder so. Ihr wisst ja, wie unsere Übergaben momentan oft ablaufen. Wir konzentrieren uns doch eigentlich nur auf das, was nicht gelaufen ist. Ich glaube, die wenigen Sekunden, um etwas Positives zu berichten, lohnen sich wirklich.«

Auch wenn das Safewards-Modell in erster Linie auf die Anwendung auf geschlossenen akutpsychiatrischen Stationen ausgerichtet ist (Bowers 2014; Bowers u. a. 2014), gehen die Forschenden davon aus, dass verschiedene Interventionen und Grundlagen auch in forensischen Abteilungen, Rehabilitations- und Jugendstationen und mit Anpassungen auch in der Kinder- und Gerontopsychiatrie angewendet werden können. Insbesondere jene Interventionen, die unseren Blick wieder für die Ressourcen der von uns unterstützten Personen weiten, können wir mit diesem Fokus nutzen, und zwar unabhängig von der Einrichtung, in der wir arbeiten.*

Ressourcenorientierte Fragen

Knuf (2020 a, S. 33) empfiehlt den Einsatz ressourcenorientierter Fragen, um »den Blick des Klienten zu weiten für seine Fähigkeiten, für positive Ausnahmen und für Gelingendes in seinem Leben«. Defizitorientierung und die Fokussierung auf das Problem führen dazu, dass wir unsere Möglichkeiten aus dem Blick verlieren. Und diese Möglichkeiten brauchen wir, um mit unseren Problemen zu arbeiten. Hier eine kleine (unvollständige) Auswahl von Fragen, die sich in der betätigungsorientierten Arbeit als hilfreich erweisen können:

»Wenn Sie an Situationen denken, in denen das Problem *nicht* vorkommt, …

… wo ist dann der Unterschied zu Situationen zu finden, in denen das Problem besteht?

… was müsste geschehen, damit diese Ausnahmen häufiger werden?

… was tragen Sie jetzt schon dazu bei, dass die Ausnahmen häufiger werden?

---

* **Zur Vertiefung**

Löhr, M.; Schulz, M. & Nienaber, A. (2023): Safewards: Sicherheit durch Beziehung und Milieu. Köln: Psychiatrie Verlag.

Deutschsprachige Website von Safewards: *https://safewards.net/de/*

… woran merken Sie, dass das Problem gerade nicht besteht?
… woran merkt Ihre Umgebung, dass das Problem gerade nicht besteht?« (Knuf 2020 a, S. 35–36).

Wir können auch so fragen: Stellen Sie sich vor, ein Wunder geschieht und das Problem ist komplett verschwunden?

- Woran merken Sie das?
- Was ist jetzt anders?
- Was tun Sie jetzt?

Exkurs: Wunderfrage

Die »Wunderfrage« ist eine von Steve de Shazer und Insoo Kim Berg entwickelte Technik aus der lösungsorientierten Psychotherapie. Sie soll konstruktives Nachdenken und die Identifikation von Lösungsmöglichkeiten aus Perspektive der unterstützten Person fördern (Cheung 2022).
In der betätigungsorientierten Arbeit kann sie beispielsweise deutlich machen, welche Betätigungen wir wegen des Problems nicht (mehr) ausführen. In den meisten Fällen ist es nicht das Problem selbst (etwa die Symptomatik), das die Betätigung unmöglich macht. Vielmehr ist es unser Denken, das uns suggeriert, dass wir die Betätigung nicht mehr ausführen können oder wir nicht mehr das erleben werden, was wir früher dabei erlebt haben. Die Wunderfrage kann so ein erster Schritt sein, die Betätigung trotz des Problems (wieder) auszuführen, also nicht darauf zu warten, dass das Problem verschwindet, sondern mit dem Problem und trotz des Problems das zu tun, was für uns bedeutsam ist.

Ressourcen kennen

Wir können nur ressourcenorientiert unterstützen, wenn wir die Ressourcen der jeweiligen Person auch kennen. Deshalb ist es sehr wichtig, das Kennenlernen bereits ressourcenorientiert zu gestalten. Und dieser (ressourcenorientierte) Kennenlernprozess wird nie beendet sein. Wir gehen also nie davon aus, die Person »verstanden« zu haben, denn das Bild, das wir uns von der Person machen, wird immer wieder neue Facetten und Schattierungen hinzugewinnen. Diagnosen, die wir in Akten oder Verordnungen lesen, können sehr leicht dazu führen, dass wir die Person in eine »Schublade« stecken. Wir haben uns Wissen über die Diagnose angeeignet, kennen Symptome, typische Verhaltensweisen und aufrechterhaltende

Faktoren und schließen daraus, die Person zu kennen. Wir betrachten die Person nur noch vor dem Hintergrund der Diagnose und versuchen ihr Verhalten in dieses Schema einzuordnen. Wir verlieren dadurch unsere Offenheit und lernen die Person selbst nicht kennen.

Maya übernimmt in ihrer Einrichtung für berufliche Rehabilitation und Teilhabe eine neue Klientin, die schon viele Jahre in der Küche arbeitet. In der elektronischen Akte findet sie kaum Informationen. Überwiegend Schriftverkehr mit der kostentragenden Stelle und zwei Diagnosen: F20.3 Undifferenzierte Schizophrenie sowie F71 Mittelgradige Intelligenzminderung. Maya weiß aus ihrer Ausbildung, dass die Diagnose »Mittelgradige Intelligenzminderung« bei einem Intelligenzquotienten von 35 bis 49 vergeben wird. Das entspricht einem »Intelligenzalter« von sechs bis unter neun Jahren. Maya hat nun schon relativ konkrete Vorstellungen, wie das Gespräch ablaufen könnte. Sie ist gleichzeitig überrascht darüber, dass die Klientin allein lebt und sich komplett selbst versorgt. Sie hat einen Realschulabschluss erworben und eine dreijährige Berufsausbildung im Bereich Hauswirtschaft abgeschlossen. Das passt so gar nicht zu dem Bild, das sie sich aufgrund der Diagnose gemacht hat.

Wir können von anderen Menschen nur wissen, was sie uns preisgeben. Auch dicke Akten und lange Behandlungshistorien sind nicht mehr als eine Ansammlung von Momentaufnahmen, die durch Interpretation der dokumentierenden Personen gefärbt, vielleicht sogar verfälscht sind. Außerdem finden wir dort nur Informationen zu Situationen, in denen dokumentiert wird.

Leon liest sich die Historie von Herbert Moll durch, der gestern auf die Akutstation aufgenommen wurde. Die Akte ist lang. Seit 15 Jahren hat Herbert Moll im Abstand von ein bis zwei Jahren Klinikaufenthalte erlebt. In der Dokumentation erkennt er schnell ein Muster: Anfangs ist Herbert Moll gegenüber allen Menschen auf der Station sehr misstrauisch. Er äußert Befürchtungen, dass ihn seine Zimmernachbarn bestehlen könnten und ihm wichtige Informationen zum Klinikalltag absichtlich vorenthalten. Nachts zeigt er sich häufig verbal aggressiv. Er äußert seinen Unmut lautstark, dass er hier von allen – Bediensteten und Behandelten – schlecht und benachteiligend behandelt werde. Im Verlauf der Behandlung wird Herbert Moll meist ruhiger und kann dann irgendwann entlassen werden.

Leon wird Herbert Moll als Bezugskraft zugeteilt. Er führt also regelmäßig Gespräche mit ihm. Auch Angehörige sind manchmal bei den Gesprächen dabei. Leon ist neugierig, wie sich Herbert Molls Leben außerhalb der Klinik gestaltet. In der Klinik gilt er in Teambesprechungen häufig als »problematisch«, weil er durch sein Misstrauen immer wieder aneckt und mit seinen lautstarken Ausbrüchen auch schon einmal die ganze Station wach halten kann. Leon ist überrascht, wie anders Herbert Molls Leben außerhalb dieser Krisenzeiten ist. Das erfährt er aber vornehmlich in den Gesprächen, nicht aus der Akte: Er lebt mit seiner Partnerin zusammen. Die Beziehung beschreiben beide als vertrauensvoll und harmonisch. Herbert Moll arbeitet in einem Café in der Küche. Er wird dort sehr für seine zuverlässige Arbeit geschätzt. Weil er dort schon sehr lange arbeitet, richten sich die Fragen seines Teams in erster Linie an ihn. Er pflegt einen offenen Umgang mit seiner Anfälligkeit für psychische Krisen. Leon ist froh über die Möglichkeit, auch diese Seiten von Herbert Moll kennenzulernen, und hält sich auch in Teamsitzungen nicht zurück, davon zu berichten.

Wir kennen die Ressourcen der Person und erinnern sie an deren Einsatz, wenn sie keinen Zugang dazu findet.

Beim ressourcenorientierten Kennenlernen könnten beispielsweise diese Themen besprochen werden: Werte, Interessen, Hobbys, Erfolge und Leistungen, die mit Stolz verbunden werden, Aktivitäten, Zeiten im Leben, in denen sich die Person besonders lebendig erlebt hat, Träume und Wünsche für die Zukunft (Knuf 2020 a, S. 37).

Zur Strukturierung des ressourcenorientierten Kennenlernens kann Arbeitsblatt »Erstkontakt« genutzt werden.

Peer-Support

Peer-Support bedeutet, dass Menschen in oder nach Krisensituationen von anderen Menschen soziale Unterstützung erfahren, die Ähnliches erlebt haben (Brown 2018). Es existieren mittlerweile Qualifizierungsprogramme wie EX-IN (= experienced involvement, *https://ex-in.de/*), in denen sich Menschen mit Krisenerfahrung für die Arbeit in psychiatrischen Einrichtungen oder in der Beratung qualifizieren können. Auch in Bereichen wie Öffentlichkeitsarbeit bzw. Antistigmatisierungsarbeit, Forschung oder in der Aus-, Fort- und Weiterbildung können die Stimme und die Erfahrungen von Betroffenen Informationen aus erster Hand liefern (siehe auch dazu Knuf 2020 a).

Aus der Forschung

In der aktuellen S3-Behandlungsleitlinie »Psychosoziale Therapien bei schweren psychischen Erkrankungen« wird beschrieben, dass Peer-Arbeit »positive Auswirkungen auf den Genesungsprozess im Sinne von Recovery und auf damit verbundene Aspekte wie Hoffnung, Selbstwirksamkeitserleben, Empowerment und Lebensqualität« haben kann (DGPPN 2019 b, S. 87).

Es wird empfohlen: »Menschen mit schweren psychischen Erkrankungen sollte Peer-Support* [auch: »Genesungsbegleiter« oder »Experte aus Erfahrung«] unter Berücksichtigung ihrer Wünsche und Bedarfe zur Stärkung des Recovery-Prozesses und zur Förderung der Beteiligung an der Behandlung angeboten werden« (DGPPN 2019 b, S. 90).
Die S3-Leitlinie »Psychosoziale Therapien bei schweren psychischen Erkrankungen« empfiehlt das Angebot von Peer-Support mit Empfehlungsstärke B (= »Sollte-Empfehlung: Ein Teil der Patienten sollte diese Intervention erhalten, nachdem Vor- und Nachteile und andere Alternativen gemeinsam erörtert wurden.«). Über diese Empfehlung wurde in der Leitliniengruppe ein Konsens erzielt.

Das *Cambridge Dictionary* (o. J.) definiert »Peer« als eine Person, die im selben Alter ist oder die gleiche soziale Position oder gleiche Fähigkeiten hat wie andere Personen in einer Gruppe. In Bezug auf Peer-Arbeit ist noch viel Forschungsarbeit zu leisten (Chien u. a. 2019), insbesondere um die Wirksamkeit und Wirkmechanismen dieser Arbeit herauszufinden. Gehen wir aber davon aus, dass der Grundgedanke von Peer-Arbeit – also die gegenseitige Unterstützung »auf Augenhöhe« – für die positiven Effekte ursächlich ist, können wir diese Erkenntnis für unsere Arbeit nutzen, auch wenn wir selbst keine entsprechende Krisenerfahrung haben.

Wir begegnen der Person »auf Augenhöhe« – geteilte Menschlichkeit.

Kims dritte praktische Station ihres Ergotherapiestudiums ist eine Klinik für forensische Psychiatrie. In der Hochschule wurde sie von der betreuenden Lehrkraft auf diese Praktikumsstelle besonders vorbereitet. Da dort Menschen behandelt werden, die schwere Straftaten (insbesondere Tötungs- und Sexualdelikte) begangen haben, spielt die professionelle Distanz eine besondere Rolle. Kim verfremdet ihre Social-Media-Accounts und prüft, ob im Internet irgendwelche Kontaktinformationen zu ihrer Person zu finden sind. Sie solle auch im Umgang mit den Personen möglichst nichts von sich preisgeben. Kim leuchtet das ein. Schließlich geht es hier um ihre persönliche Sicherheit.
Zum Praktikum zählt auch das Studium der Akten. Kim weiß deshalb sehr viel über die Personen, mit denen sie tagtäglich arbeitet: Herkunft, Familienverhältnisse, Diagnosen, Delikte etc. Die Akten in der Forensik sind sehr ausführlich. Sie findet es »irgendwie schräg«, dass sie praktisch alles über die Menschen weiß, die zur Ergotherapie kommen, diese aber absolut nichts über sie erfahren dürfen. Sie spricht dieses Thema bei ihrer Praxisanleiterin an. Diese nutzt die Gelegenheit, um Kim das Safewards-Konzept vorzustellen, das im letzten Jahr in der Einrichtung eingeführt wurde.

In der Intervention »Gegenseitiges Kennenlernen« entdeckt Kim genau das, was sie gesucht hat. Dort erstellen alle in der Klinik beschäftigten Fachkräfte einen Kennenlernbogen, der den behandelten Personen in einem Ordner jederzeit zur Verfügung steht. Auf diesem Bogen sind Informationen wie Name, Berufsbezeichnung, Berufsjahre, Interessen, Lieblingsbücher, -filme, -serien oder -musik abgedruckt. Jede Fachkraft entscheidet selbst, was sie von sich preisgeben möchte. So können die behandelten Personen ihre Fachkräfte auch etwas kennenlernen, ohne empfindliche Informationen auszutauschen.
*Kim nimmt sich gleich den Ordner und blättert die »Steckbriefe« durch. Ihr fällt sofort auf, dass die laminierten Blätter schon sehr abgegriffen sind. Die Anleiterin erzählt, dass der Ordner sehr beliebt sei und ihr Steckbrief bereits der »Icebreaker« für viele Gespräche mit Menschen war, die sie vorher als eher still und zurückgezogen erlebt habe. Vor allem der gemeinsame Lieblingsroman bot eine Gesprächsgrundlage jenseits des Behandlungssettings. Kim ist begeistert von dieser Intervention. Sie erstellt gleich einen eigenen Steckbrief. Den nimmt sie auch mit in ihr nächstes Praktikum in einer Praxis für Ergotherapie. Sie ist sich sicher, dass diese Form des Kennenlernens die Beziehung zu den behandelten Personen nur verbessern kann.** *

Akzeptanz

Recovery zielt darauf ab, auch *mit* den Einschränkungen, die eine (psychische) Krise und ihre Folgen mit sich bringen, ein freudvolles, zufriedenes und würdevolles Leben zu leben. Akzeptanz ist deshalb dabei ein wesentlicher Faktor für den Recoveryprozess. Wenn wir beispielsweise nicht akzeptieren wollen, dass unser Leben anders verlaufen ist, als wir es uns vorgestellt hatten, sind Frustration und/oder Trauer die logische Konsequenz.
Das Thema der Akzeptanz wird uns noch in anderen Kapiteln begegnen, denn in einigen gut erforschten therapeutischen Ansätzen, insbesondere aus der »dritten Welle« der Verhaltenstherapie, wird Akzeptanz als zentraler Faktor für Genesung angesehen (Hayes u. a. 2016; Segal u. a. 2018). Patricia Deegan beschreibt die Rolle von Akzeptanz im Recoveryprozess so: »Tatsächlich ist Recovery gekennzeichnet durch eine immer tiefer werdende Akzeptanz unserer Defizite. Aber statt daran zu verzweifeln, finden wir heraus, dass unsere persönlichen Defizite den Boden darstellen, aus dem unsere persönlichen Möglichkeiten sprießen. Das ist

---

* **Zur Vertiefung**
https://safewards.net/de/interventionen/gegenseitiges-kennenlernen

das Recoveryparadoxon: Akzeptieren wir, was wir nicht tun oder sein können, beginnen wir zu entdecken, wer wir sein und was wir tun können« (Deegan 1987, o. S., eigene Übersetzung).

Akzeptanz bedeutet nicht, dass wir eine positive Einstellung zu unseren Defiziten entwickeln müssen. Wir versuchen also nicht, uns die Situation »schönzureden«. Es geht bei Akzeptanz nicht um gut oder schlecht, angenehm oder unangenehm, richtig oder falsch. Vielmehr akzeptieren wir, was da ist. Akzeptanz erreichen wir eher durch Loslassen. Wir lassen unseren Widerstand los. Wir lassen die Situation so, wie sie nun mal ist.

Akzeptanz: Es ist, wie es ist.

Thomas hat eine vielsprechende Karriere in den Rechtswissenschaften vor sich. Studium und Promotion schließt er mit Bestnoten ab. Das Jobangebot der Universität nimmt er gerne an. Neben seinen dortigen Forschungs- und Lehraufgaben arbeitet er an seiner Habilitationsschrift. Sein Karriereziel: die Berufung zum Professor. Dann kommt die Krise.

Als er sich nach einigen Wochen Klinikaufenthalt wieder etwas stabiler erlebt, dreht sich sein Leben nicht mehr um Vorlesungen, Seminare und die eigene Habilitationsprüfung. Es geht jetzt zunächst darum, wieder selbstständig leben zu können. Mit den jetzigen Einschränkungen (auch aufgrund der Medikation) ist derzeit an eine Fortsetzung seiner wissenschaftlichen Arbeit gar nicht zu denken. Sein Zeitvertrag an der Universität ist mittlerweile ausgelaufen und auf eine Verlängerung macht er sich in seiner momentanen Verfassung keine Hoffnungen.

In einem Gruppenangebot der Klinik wird das Thema »Akzeptanz« behandelt. Thomas schreibt nach dem Workshop Folgendes in sein Tagebuch: »Akzeptanz bedeutet nicht, dass ich meine Träume aufgebe. Ich nehme mein Leben so an, wie es momentan ist. Ich akzeptiere, dass sich meine Ziele verschoben haben. Die Reha war nicht eingeplant. Auf der einen Seite sehe ich die Notwendigkeit, auf der anderen Seite will ich es nicht wahrhaben. Aber mein Widerstand dagegen lähmt mich nur. Dieser Kampf gegen die Wirklichkeit kostet so viel Energie. Diese Energie brauche ich jetzt für andere Dinge. Ich will herausfinden, was geht. Auch wenn ich Schwierigkeiten begegnen werde, möchte ich diese akzeptieren. Ich will meine Kraft nicht am Kampf mit der Realität verschwenden. Ich will sie nutzen, um die Herausforderungen meines Lebens zu bewältigen.«

Hoffnung und Zuversicht

Die Motivationsforschung zeigt, dass wir unsere Ziele dann am ehesten erreichen, wenn wir zuversichtlich sind, dass wir sie erreichen können (siehe Oettingen 2017). Unser Körper stellt dann mehr Energie bereit, wir planen und handeln zielführend.

Patricia Deegan ist eine frühe Aktivistin in der Recoverybewegung. Als Teenager erlebte sie ihre erste psychotische Episode. Ihr wurde gesagt, dass Schizophrenie nicht heilbar sei, dass sie ihr Leben lang Antipsychotika nehmen müsse und ihre Träume besser aufgeben solle (Deegan & Associates o. J.).

In ihrer Veröffentlichung *Recovery, Rehabilitation and the Conspiracy of Hope* (Deegan 1987) zeichnet sie das Bild einer Seerose, die erst dann aus einem Samenkorn entstehen und wachsen kann, wenn die richtigen Bedingungen dafür vorhanden sind. Sie nutzt dieses Bild als Zeichen der Hoffnung. Vielleicht gelingt uns das Wachsen in bestimmten Phasen unseres Lebens nicht. Das Potenzial dafür ruht aber in uns. In Deegans Metapher bringt der Frühling mit Wärme und Licht die Bedingungen, die der Samen braucht, um keimen zu können. Sie beschreibt, dass Wachstum nicht sofort »ans Licht« und nach oben führt. Zuerst muss der Keimling ein Wurzelwerk ausbilden, das ihn verankert und mit Nährstoffen versorgt. Das spielt sich noch in der Dunkelheit, unter der Oberfläche ab. Auf uns Menschen übertragen, brauchen wir die Bedingungen für Wachstum in unserer Umgebung. Das betrifft unsere Lebensumstände, unser soziales Umfeld, den Zugang zu Unterstützung etc. Das allein reicht jedoch nicht aus. Auch wir können und müssen aktiv Bedingungen schaffen, die unser Wachstum begünstigen (die Wurzeln). Auch wenn wir noch in der Dunkelheit unterwegs sind – also mit Rückschlägen und Enttäuschungen konfrontiert sein werden –, bildet diese Zeit die Grundlage für nachhaltiges Wachstum.

Menschen in einer psychischen Krise werden auch heute noch für ihre Situation verantwortlich gemacht. Sie seien zu träge, faul oder träfen ständig die falschen Entscheidungen. Diese Schuldzuweisungen kommen nicht ausschließlich aus dem Umfeld, sondern auch von den Betroffenen selbst. Patricia Deegan drückt es sinngemäß so aus: Würden Sie das Samenkorn dafür verantwortlich machen, dass es nicht in der Wüste keimt? Auch wir können in der unterstützenden Arbeit mit Hoffnung und Zuversicht arbeiten. »Betroffene betonen, wie hilfreich für sie Menschen waren, die an sie geglaubt haben, die die Hoffnung nicht verloren haben und ihnen damit eine Art ›stellvertretende Hoffnung‹ vermitteln konnten. Fachpersonen sollten sich darüber im Klaren sein, dass ihre Hoffnung etwas zählt« (Knuf 2020 a, S. 20).

Unsere Hoffnung oder unsere Hoffnungslosigkeit beeinflusst die andere Person.

Wir bemühen uns, die Hoffnung der von uns unterstützten Personen nicht »im Keim zu ersticken«. »Hoffnung ist ansteckend und ebenso Hoffnungslosigkeit«, schreibt Andreas Knuf (ebd., S. 23). Wir können nicht wissen, wie sich das Leben der Person zukünftig entwickelt. Patricia Deegan beispielsweise ist mittlerweile promovierte Psychologin und Unternehmerin. Sie unterstützt Menschen auf ihrem Recoveryweg und bildet »Personal Medicine Coaches« aus. Ihr recoveryorientierter Ansatz hat viele Preise gewonnen.

Menschen, die Krisen überwunden haben, können Hoffnung verbreiten.

*Eine bestimmte Safewards-Intervention erlebt Leon immer wieder als sehr hilfreich: die Entlassnachrichten. Dort werden Personen am Entlassungstag gebeten, den Verlauf ihrer Behandlung (positive Erlebnisse, Erfahrungen etc.) auf eine Postkarte zu schreiben. Außerdem soll auf die Karte ein hilfreicher und positiver Rat für Personen aufgeschrieben werden, die die Behandlung gerade erst beginnen. Die Karte wird mit dem Vornamen unterschrieben. Es entsteht dadurch eine Sammlung von hoffnungsvollen Botschaften von Menschen, die eine Krise mit Unterstützung überwunden haben. Die Karten werden auf Leons Station an den Zweigen eines »Baums der Hoffnung« angebracht, der eine ganze Wand im Gemeinschaftsraum einnimmt.**

Hoffnung kann auch vermitteln, dass die Arbeit der Recoverybewegung Früchte zu tragen scheint. Die Weltgesundheitsorganisation beschreibt psychische Gesundheit mittlerweile als »Zustand psychischen Wohlbefindens, der Menschen in die Lage versetzt, die Herausforderungen des Lebens zu bewältigen, ihre Fähigkeiten zu erkennen, gut zu lernen, gut zu arbeiten und etwas zu ihrer Gemeinschaft beizutragen. […] Psychische Gesundheit ist mehr als die Abwesenheit psychischer Störungen. Sie besteht als komplexes Kontinuum, das von jeder Person verschieden erlebt wird, mit variierenden Graden von Schwierigkeiten und Leid und potenziell sehr unterschiedlichen sozialen und klinischen Auswirkungen« (Weltgesundheitsorganisation 2022, eigene Übersetzung).

Internationale Klassifikation der Funktionsfähigkeit, Behinderung und Gesundheit (ICF)

Die Internationale Klassifikation der Funktionsfähigkeit, Behinderung und Gesundheit (ICF) der Weltgesundheitsorganisation (WHO) sowie insbesondere das Modell der Funktionsfähigkeit und Behinderung (Deutsches Institut für Medizinische Dokumentation und Information 2005, S. 23) sind wichtige Grundlagen für die betätigungsorientierte Arbeit. Sie weiten unseren Fokus von der rein biomedizinischen Sicht auf ein bio-psycho-soziales Verständnis von Gesundheit und Genesung. Sind wir früher davon ausgegangen, dass Gesundheit nur zu erreichen ist, wenn wir das biologisch-medizinische Problem beseitigen, bietet das Modell der ICF mehr Möglichkeiten für einen ganzheitlichen Genesungsprozess.

---

* **Zur Vertiefung**
https://safewards.net/de/interventionen/entlassnachricht

Die Wechselbeziehung aus biologischen, psychologischen und sozialen Faktoren beeinflusst Funktionsfähigkeit und Genesung.

Sie bezieht Einflussgrößen ein, die bis dahin vernachlässigt wurden. Aus der einseitigen Beziehung zwischen Gesundheitsproblem und Funktionsfähigkeit (= Gesundheitsproblem beeinflusst Funktionsfähigkeit, aber nicht umgekehrt) wird eine Wechselbeziehung aus verschiedenen Faktoren, die sogar über das Individuum hinausgehen, indem wir jetzt auch die Lebenssituation – also den Kontext, in dem die Person lebt und handelt – berücksichtigen.

Biomedizinische Perspektive

In der biomedizinischen Sicht wird von einer einfachen Ursache-Wirkungs-Beziehung ausgegangen (Holst, 2022). Die Ursache bewirkt, dass Körperfunktionen oder -strukturen geschädigt werden. Beseitigen wir die Ursache und stellen die geschädigten Körperfunktionen und -strukturen wieder her, läuft die Maschine wieder – wir sind gesund. Problematisch ist diese Sicht aber beispielsweise bei chronischen Gesundheitsproblemen, wenn die Körperfunktionen bzw. -strukturen nicht mehr in den »Normalzustand« gebracht werden können. Dann fallen schnell Begriffe wie »austherapiert« oder »unheilbar krank«, denn als gesund gelten wir ja nur, wenn die Maschine (in diesem Fall das einzelne Zahnrad) wieder läuft.

Viele psychische Erkrankungen ziehen Veränderungen im Verhalten nach sich: Wir Menschen ziehen uns zurück, vermeiden soziale Kontakte, sind weniger aktiv, vermeiden angstauslösende Situationen etc. Diese Verhaltensweisen sind aber nicht »nur« ein Symptom der Erkrankung, sie erhalten sie auch aufrecht. Oft ist es hier nicht damit getan, das Problem auf Funktionsebene zu lösen. Wenn wir beispielsweise ein Medikament einnehmen, das unsere Botenstoffe (Neurotransmitter, Hormone) bzw. die Signalübertragung beeinflussen, ändern wir dadurch nicht notwendigerweise auch unser Verhalten.

Bio-psycho-soziales Modell

Die ICF bezieht den Alltag und die Lebenswelt einer Person ein.

In der bio-psycho-sozialen Sicht geht es nicht allein um die Wiederherstellung von Körperfunktionen und die Beseitigung des Gesundheitsproblems. Das der ICF zugrunde liegende Modell erlaubt einen umfassenderen Blick auf die Erkrankung, indem es insbesondere die *Auswirkungen* auf den Alltag der Person beleuchtet (Medizinischer Dienst des Spitzenverbandes Bund der Krankenkassen [MDS] 2021).

Jasmin nimmt seit einigen Wochen Medikamente wegen ihrer depressiven Stimmung ein. Sie erlebt sich tatsächlich etwas »stabiler«. Auch ihre Familie freut sich, dass Jasmin nicht mehr jede Einladung zum Essen ausschlägt und sich öfter sehen lässt. Jasmin kann sogar wieder Freude über die Einladungen empfinden.

Allerdings ist ihr Alltag noch nicht derselbe wie vor der Krise, obwohl die Medikamente auf der Funktionsebene eine bestimmte Wirkung gezeigt haben. Die letzte Laufrunde im Park liegt schon wieder drei Wochen zurück. Mit der Handarbeit kommt sie auch nicht so richtig voran. Es macht einfach nicht mehr so viel Spaß wie früher. Und das Freitagsgebet schiebt sie auch immer wieder auf.

Die ICF erweitert den »Blick auf vorhandene Ressourcen und die im Einzelfall relevanten Förderfaktoren und Barrieren« (Bundesarbeitsgemeinschaft für Rehabilitation [BAR] 2020). Es werden beispielsweise Faktoren aus der sozialen und gegenständlichen Umwelt einbezogen.

Die ICF erlaubt Ressourcenorientierung, indem neben Barrieren auch Förderfaktoren berücksichtigt werden.

Neben dem Freitagsgebet vermisst Jasmin auch die Gespräche danach mit den anderen Teilnehmenden. Auf dem Heimweg von der Arbeit trifft sie zufällig Sarah, die sie aus der Gemeinde kennt. Kurz entschlossen gehen beide zusammen einen Tee trinken. Jasmin spricht irgendwann auch das Freitagsgebet an und dass sie gerne wieder teilnehmen würde. Sie sei aber unsicher, ob sie das schon wieder schaffe. Sie mache sich auch Sorgen, was die anderen wohl über sie denken würden, weil sie so lange nicht dabei war. Sarah hat sich auch schon gefragt, warum Jasmin in den letzten Wochen nicht teilgenommen hat. Nach dem Gespräch tauschen Jasmin und Sarah ihre Mobilnummern aus und verabreden sich, gemeinsam zum nächsten Freitagsgebet zu gehen.
Jasmin erlebt weiterhin Zeiten, in denen es sich einfach »falsch anfühlt«, rauszugehen, andere Menschen zu treffen oder aktiv zu sein. Sie möchte sich dann einfach nur ins Bett legen und wünscht sich, dass der Tag schnell vorbeigeht. Sie weiß sehr wohl, dass das die falsche Strategie ist und dass es ihr viel besser ginge, wenn sie sich überwindet, trotzdem aktiv zu sein. Ihre Verabredung mit Sarah (soziales Umfeld) unterstützt sie dabei, auch in diesen Zeiten zum Freitagsgebet zu gehen. Auch wenn es beim Gebet oder dem Tee danach nicht ausschließlich schöne Momente gab, hätte sie doch viel verpasst, wenn sie nicht dabei gewesen wäre. Neben der Verabredung nutzt sie eine Karte (physische Umwelt), die sie daran erinnert, dass Handeln ohne Motivation schwierig, aber möglich ist.

ABBILDUNG 3: **Erinnerungskarte** (auch im Begleitmaterial enthalten)

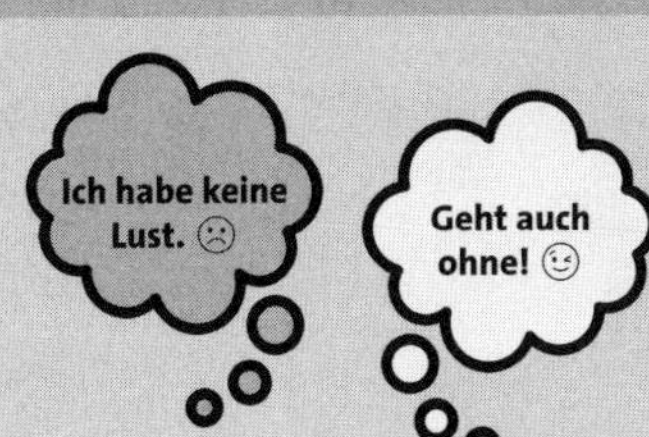

Die ICF befasst sich eher mit der funktionalen Gesundheit als mit der medizinischen. Mit funktionaler Gesundheit ist gemeint, dass wir auch mit oder trotz einer Erkrankung:

- all das tun oder tun können, was von einem »gesunden Menschen« erwartet werden kann, und/oder
- uns in der Weise und dem Umfang entfalten können, wie es von einem »gesunden Menschen« erwartet werden kann (BAR 2020).

Die Formulierung »gesunder Mensch« kann hier etwas irritierend wirken. Sie will nicht die dichotome Unterscheidung zwischen gesund und krank festigen. Der gesunde »Durchschnittsmensch« ist vielmehr die Bezugsgröße, an der sich Funktionsfähigkeit orientiert. Die ICF ist ein Instrument der gesundheitlichen Versorgung, das unter »Gesundheit« mehr versteht als die Abwesenheit von Krankheit. Funktionsfähig ist ein Mensch, wenn seine Leistungen dem Durchschnitt entsprechen. Es geht nicht um Exzellenz oder Perfektion. Funktionale Gesundheit wird in der ICF zudem als dynamischer Prozess dargestellt, der von den Wechselwirkungen der einzelnen Komponenten beeinflusst wird (BAR 2020). Die Abbildung 4 verdeutlicht diese Wechselwirkungen auf.
Zur metaphorischen Veranschaulichung lässt sich funktionale Gesundheit auch als Maschine darstellen. Die Zahnräder symbolisieren die einzelnen Komponenten der ICF. Funktionale Gesundheit liegt vor, wenn sich die Zahnräder bewegen können. Umgekehrt liegt Behinderung in der bio-psycho-sozialen Sicht dann vor, wenn es »irgendwo hakt«, wenn also in irgendeinem Bereich eine so starke Barriere auftaucht, dass letztlich das gesamte System blockiert wird.

ABBILDUNG 4: Modell der Funktionsfähigkeit und Behinderung

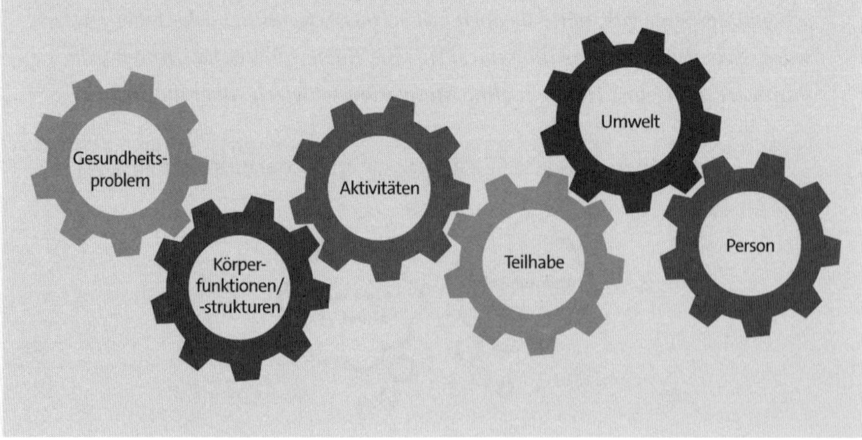

Jasmin schreibt ihren Rückzug aus dem sozialen Umfeld und den Freizeitaktivitäten dem Gesundheitsproblem »depressive Episode« zu. Die Erkrankung führte dazu, dass sie weniger Freude, Interesse und Energie verspürt, sich mit anderen zu treffen oder ihren Hobbys nachzugehen. Das wiederum blockiert vieles. Das hat Auswirkungen auf ihre Aktivitäten (Sport, Handarbeit) und die Teilhabe (Religionsgemeinschaft).

Aus der bio-psycho-sozialen Perspektive haben wir viel mehr Faktoren zu berücksichtigen, die unsere (funktionale) Gesundheit beeinflussen, als aus der rein biomedizinischen Perspektive. Dadurch bieten sich mehr Chancen, Einfluss auf unsere funktionale Gesundheit zu nehmen. Kommt die Maschine aufgrund einer Barriere in einer Komponente ins Stocken, können wir sie vielleicht durch ein anderes Zahnrad wieder in Gang bringen.

Im bio-psycho-sozialen Verständnis bestehen mehr Einflussmöglichkeiten auf die (funktionelle) Gesundheit. Einschränkungen in einer Komponente können durch andere Komponenten ausgeglichen werden.

Jasmin glaubt nicht, dass sie ohne die Verabredungen mit Sarah so schnell und regelmäßig wieder am Freitagsgebet teilgenommen hätte. Von sich aus wäre sie einfach nicht hingegangen. Es »fühlte« sich nicht richtig an. Und mit ihrer Stimmung würde sie den anderen nur den Nachmittag verderben. Der regelmäßige Impuls »von außen« – aus dem sozialen Umfeld – hilft ihr, dennoch hinzugehen und damit am Gemeindeleben teilzuhaben.

Komponenten des bio-psycho-sozialen Modells

In der ICF werden verschiedene Komponenten definiert (DIMDI 2005, S. 16): Der Ausgangspunkt ist das *Gesundheitsproblem*. Damit ist die Diagnose bzw. die Erkrankung gemeint, deren Auswirkungen wir betrachten wollen. »Ob ein Gesundheitsproblem im Einzelfall bezüglich einer bestimmten Fragestellung Funktionsfähigkeit oder Behinderung mit sich bringt, lässt sich nur in Kenntnis der Interaktionen mit den umwelt- und personenbezogenen Faktoren beantworten« (MDS 2021, S. 9).

Nach der psychiatrischen Diagnostik erhält Jasmin die Diagnose F32.1 Mittelgradige depressive Episode.

Die Komponente *Körperfunktionen* beinhaltet alle Funktionen, zu denen ein (gesunder) Organismus in der Lage ist. Es sind also nicht nur Bewegungen oder die Funktion der inneren Organe gemeint, sondern auch die psychologischen Funktionen wie Denken, Motivation, Merkfähigkeit etc.

Körperfunktionen umfassen alle körperlichen und mentalen Funktionen des menschlichen Organismus.

Jasmin fehlt die Motivation, nach der Arbeit noch laufen zu gehen. Ihr Denken ist stark negativ verzerrt. Sie erlebt ihre Situation als hoffnungslos, weil sie sich nicht vorstellen kann, dass sie irgendwann wieder Freude bei der Arbeit und bei Freizeitaktivitäten empfinden wird.

Aktivitäten: Handlungen ausführen.

Teilhabe: in eine Lebenssituation einbezogen sein.

Als *Körperstrukturen* werden die anatomischen Bestandteile des Körpers (Organe, Gliedmaßen etc.) bezeichnet. Mit *Aktivitäten* ist die Durchführung einer Aufgabe oder Handlung durch einen Menschen gemeint. *Teilhabe* bedeutet das Einbezogensein in eine Lebenssituation. Wie sich Schwierigkeiten bei der Durchführung von Aktivitäten auf die Teilhabe auswirken, kann »in der Regel nur in Kenntnis der Fragestellung und individuellen Lebensumstände« der Person bestimmt werden (MDS 2021, S. 12). »Teilhabe ist eine individuelle Erfahrung. Wie der einzelne Mensch seine jeweiligen Lebensumstände und ihren Wandel im Lebensverlauf erfährt und erlebt, prägt die Bewertung dessen, was für ihn Teilhabe ausmacht« (BAR 2022, S. 7). Aktivitäten und Teilhabe finden sich deshalb auch im selben Kapitel der ICF.

Jasmin ist die Mitgliedschaft in ihrer Religionsgemeinschaft sehr wichtig. Sie fühlt sich der Gemeinde verbunden und möchte auch an den regelmäßigen Veranstaltungen teilnehmen.
Zeitweise konnte Jasmin aufgrund ihrer Erkrankung nicht zur Arbeit gehen. Ihr Arbeitsplatz – und damit die Teilhabe am Arbeitsleben – ist noch nicht gefährdet, allerdings weiß sie auch, dass Depressionen an dritter Stelle der das Leben durch Behinderung beeinträchtigenden Volkskrankheiten stehen (Bundesärztekammer u. a. 2022).
Die Aktivitäten Handarbeit und Jogging fallen ihr derzeit schwer. Körperlich könnte sie die Aktivitäten zwar ausführen, ihr fehlt jedoch die Motivation, die Aktivitäten auch aufzunehmen.

Die *Kontextfaktoren* differenziert die ICF in Umweltfaktoren und personenbezogene Faktoren. Sie können als Förderfaktor oder Barriere zur Teilhabe wirken. Mit *Umweltfaktoren* ist einerseits die materielle Umwelt (die natürliche und vom Menschen geschaffene) gemeint, zur Umwelt zählen aber »auch andere Menschen in verschiedenen Beziehungen und Rollen, Einstellungen und Werte, Sozialsysteme und Dienste sowie Handlungsgrundsätze, Regeln und Gesetze« (MDS 2021, S. 14). Die ICF unterscheidet zwischen Leistungsfähigkeit (= was kann eine Person unter besten Bedingungen erreichen) und Leistung (= was kann die Person in ihrem aktuellen Umfeld und Alltag erreichen) (DIMDI 2005, S. 147). Sie unterstreicht damit die große Bedeutung der Kontextfaktoren.

Das Gemeindezentrum liegt in einem anderen Stadtteil als Jasmins Wohnung. Wenn sie zum Freitagsgebet möchte, ist das mit einer längeren Fahrt und zwei Umstiegen in andere Buslinien verbunden. In Verbindung mit der fehlenden Motivation wirkt diese Situation als Barriere. Jasmin denkt, dass sie eher hinfahren würde, wenn es eine direkte Verbindung gäbe. Die lange Fahrt und die

Ungewissheit, ob sie den Anschlussbus erreicht, empfindet sie bereits als großes Hindernis. Die Vereinbarung mit Sarah hilft ihr, die notwendige Motivation aufzubringen und die lange Busfahrt auf sich zu nehmen. Die Verabredung wirkt als Förderfaktor für die Teilhabe.

»*Personenbezogene Kontextfaktoren* sind der spezielle Hintergrund des Lebens und der Lebensführung eines Menschen« (MDS 2021, S. 14). Es geht hier um individuelle Besonderheiten der Person, die aber nicht Teil des Gesundheitsproblems oder -zustands sind. Die ICF beinhaltet zu dieser Komponente keine Items. Es werden eher beispielhaft Faktoren wie Geschlecht, ethnische Zugehörigkeit oder Alter aufgezählt, die für die Beurteilung der funktionalen Gesundheit als Barriere oder Förderfaktor eine Rolle spielen könnten. Allerdings hat mittlerweile die Deutsche Gesellschaft für Sozialmedizin und Prävention (DGSMP) eine Systematik für die personenbezogenen Faktoren entwickelt, die zur Unterstützung dienen kann (Grotkamp u. a. 2020).

Jasmin arbeitet als Pflegefachkraft in einer psychiatrischen Tagesklinik. Bislang hat sie eher Menschen darin unterstützt, mit depressiven Episoden umzugehen. Lange wollte sie nicht wahrhaben, dass sie jetzt selbst von einer psychischen Erkrankung betroffen ist. Hätte sie sich schon vorher Hilfe gesucht, wenn es um eine körperliche Erkrankung gegangen wäre? Wie kann sie jetzt auf ihre Station zurückkehren? Wie könnte sie andere Menschen unterstützen, wenn sie ihre eigene Erkrankung schon nicht bewältigen kann? Jasmins Einstellung zur Erkrankung – also die Vorstellung, dass sie als Fachkraft damit zurechtkommen müsste – wirkt als Barriere für ihre funktionelle Gesundheit.

Betätigungen sind komplexer als die Items der ICF. Die Ausführung einer bestimmten Betätigung verdeutlicht das Wechselspiel der einzelnen Komponenten.

Wer sich bereits mit der ICF befasst hat, kennt sicherlich auch die Klassifikation, die diese Sicht funktionaler Gesundheit durch Items wie »b126 Funktionen von Temperament und Persönlichkeit« oder »d163 Denken« konkretisiert. Für die betätigungsorientierte Arbeit brauchen wir diese Codes nur mittelbar. Schauen wir uns die Items genauer an, werden wir feststellen, dass diese für die betätigungsorientierte Arbeit noch zu abstrakt sind. Dort geht es um ganz konkrete Betätigungen.

Jasmin möchte wieder öfter am Freitagsgebet teilnehmen. Für die Ausführung dieser Betätigung …

… sind verschiedene *Aktivitäten* relevant (wie d4702: Ein öffentliches, motorisiertes Verkehrsmittel benutzen, oder d9300: Organisierte Religion),

… die sich in Jasmins konkretem *Lebensumfeld* abspielen (wie e325: Bekannte, Seinesgleichen [Peers], Kollegen, Nachbarn und andere Gemeindemitglieder, oder e5400: Dienste des Transportwesens) und

… mit denen Jasmin aufgrund von Einschränkungen auf der Ebene der *Körperfunktionen* (wie b1265: Optimismus, oder b1301: Motivation)
… in Wechselwirkung mit ihren *personenbezogenen Faktoren* (wie i410: Weltanschauung, oder i416: Einstellung zu Gesundheit, Krankheit und Behinderung) Schwierigkeiten erlebt.

In der betätigungsorientierten Arbeit …

… verstehen wir die ICF bzw. das bio-psycho-soziale Modell als Grundlage, denn alle in diesem Modell beschriebenen Komponenten haben Auswirkungen auf Betätigung und sollten deshalb in unsere Arbeit einbezogen werden. Sie können Barrieren darstellen, die Betätigung verhindern, oder Förderfaktoren bzw. Ressourcen, die Betätigung ermöglichen.
Außerdem erkennen wir vor dem Hintergrund des bio-psycho-sozialen Modells vielfältige Möglichkeiten, Betätigung zu fördern, zum Beispiel (Bundesarbeitsgemeinschaft für Rehabilitation 2020, S. 32):

- »Behandlung der Funktionsschädigung selbst oder der Förderung verbliebener Fähigkeiten,
- Verbesserung oder Kompensation beeinträchtigter Aktivitäten,
- Nutzung von Ressourcen des Betroffenen oder seines Lebensraumes sowie
- Verbesserung oder Ausgleich einer beeinträchtigten Teilhabe (Partizipation)«.

Zur Veranschaulichung des bio-psycho-sozialen Modells kann Informationsblatt »Bio-psycho-soziales Modell der ICF« genutzt werden.

Therapeutische Verfahren und Methoden

In diesem Kapitel möchte ich evidenzbasierte Verfahren und Methoden vorstellen, die ich als sinnvolle Basis bzw. Ergänzung zur betätigungsorientierten Arbeit verstehe. Es handelt sich dabei um die Verfahren der sogenannten dritten verhaltenstherapeutischen Welle. Weiter unten werde ich sie jeweils detailliert ausführen:

- Akzeptanz- und Commitment-Therapie (ACT),
- Achtsamkeitsbasierte Kognitive Therapie (MBCT),
- Compassion Focused Therapy (CFT),
- Behavioral Activation Therapy (BA).

Ein Schwerpunkt dieser Verfahren ist die Annahme, dass engagiertes, wertebasiertes bzw. (selbst-)mitfühlendes Handeln ein wesentlicher Faktor für unser Wohlbefinden ist. Sie zeigen Wege auf, mit nicht hilfreichen Gedanken und mit unangenehmen Gefühlen umzugehen, die uns die Motivation und den Antrieb für dieses selbstfürsorgliche Verhalten nehmen können.
Die Arbeit mit dem Fokus auf Betätigung wird teilweise dafür kritisiert, dass menschliches Tun nicht der alleinige Faktor für Wohlbefinden sei. Das »Sein« käme dabei zu kurz (Kranz 2017). Und genau deshalb sind die achtsamkeitsbasierten Ansätze der dritten verhaltenstherapeutischen Welle für die betätigungsorientierte Arbeit für uns so interessant: Sie beschäftigen sich mit beiden Facetten, dem Sein *und* dem Tun sowie deren Interaktion. Die im Folgenden aufgeführten Konzepte haben zwar einen psychotherapeutischen Fokus, die Elemente daraus finden sich aber auch in evidenzbasierten und in ihrer Anwendung erforschten Resilienztrainings (siehe Linz u. a. 2020, S. 15).

Akzeptanz- und Commitment-Therapie (ACT)

Die Akzeptanz- und Commitment-Therapie (Hayes u. a. 2016) ist ein Therapieansatz, der auf solider Grundlagenforschung basiert und dessen Wirksamkeit bereits in vielen Studien bestätigt wurde. Psychische Flexibilität ist das Ziel dieser Behandlung. Damit ist gemeint, dass wir …

... mit Offenheit denken und fühlen,
... bereit sind, das aktuelle Erlebnis bewusst wahrzunehmen, sowie
... unser Leben aktiv in eine (für uns) bedeutungsvolle Richtung lenken.

Dadurch sind wir in der Lage, uns an die sich ständig verändernden und häufig herausfordernden Umstände des Lebens anzupassen. Dieser Anpassungsprozess ist der Kern von dem, was die Forschung heute unter »Resilienz« versteht (Gilan u. a. 2018).

Sechs miteinander interagierende Kernkompetenzen führen laut der diesem Ansatz zugrunde liegenden Forschungsergebnisse zu psychologischer Flexibilität:
... Akzeptanz,
... Defusion,
... flexible Aufmerksamkeit auf den aktuellen Moment,
... wechselnde Perspektiven einnehmendes Selbst,
... Werteorientierung,
... engagiertes Handeln.

Das Gegenteil wäre psychologische Rigidität, die als Ursache für psychische Erkrankungen gesehen wird. Auf den folgenden Seiten werde ich alle Kernkompetenzen vorstellen.

Der betätigungsorientierten Arbeit ...

... bietet die ACT einen hilfreichen Rahmen. Das Ziel der ACT ist die Entwicklung individuell förderlicher Verhaltensmuster. Nichts anderes wird als Erfolg angesehen. Die Person handelt aktiv, um das eigene Leben in eine bedeutungsvolle Richtung zu lenken (Hayes u. a. 2016, S. 327). Bedeutungsvolle Aktivität ist also der Kern der ACT. Sie bietet eine wissenschaftlich fundierte Basis und Methoden zur Förderung bedeutungsvollen Handelns und zur Arbeit mit Barrieren.

Exkurs: Psychische Flexibilität und Resilienz

Resilienz wird in der Forschung als die »Aufrechterhaltung bzw. rasche Wiederherstellung der psychischen Gesundheit während oder nach stressvollen Lebensumständen« definiert (Gilan u. a. 2018, S. 155). Sie beschreibt keine unveränderbare Persönlichkeitseigenschaft, sondern ist das Ergebnis eines Anpassungsprozesses bzw. selbst ein dynamischer und lebenslanger Prozess, der im Wechselspiel zwischen der Person und ihrer Umwelt stattfindet (Linz u. a. 2020).

Es geht eher um einen flexiblen Anpassungsprozess als um starren Widerstand. Das Wort »Resilienz« leitet sich von dem lateinischen Wort »resilire« ab, was so viel wie »zurückspringen« bedeutet. Resiliente Menschen sind flexibel im Denken, Fühlen und Handeln und ihnen gelingt deshalb der Anpassungsprozess an belastende Ereignisse und Lebensveränderungen besser als anderen. Sie sind aus sich selbst heraus für ungewisse herausfordernde Ereignisse gewappnet.*

Von Erlebnisvermeidung zur Akzeptanz

Niemand erlebt gerne Schmerz. Deshalb ist es nachvollziehbar, dass wir schmerzhafte oder unangenehme Erlebnisse lieber vermeiden wollen. Haben wir uns einmal an der heißen Herdplatte verbrannt, werden wir Körperkontakt mit ihr in Zukunft vermeiden. Versuchen wir aber mit derselben Methode, psychischem Schmerz auszuweichen, ihn wegzuschieben oder zu vermeiden, dann hat das schädliche Auswirkungen auf unsere psychische Gesundheit. Erlebnisvermeidung bedeutet, dass eine Person nicht bereit ist, in Kontakt mit einem persönlichen Erlebnis (Körperempfindungen, Emotionen, Gedanken etc.) zu bleiben, und Versuche unternimmt, dieses Erlebnis zu verändern, ohne dass dies notwendig ist. Diese Art der Vermeidung wird in der Forschung mit einem breiten Spektrum psychischer Erkrankungen und problematischer Verhaltensweisen in Verbindung gebracht (Hayes u. a. 2016, S. 73).

Akzeptanz ist aus diesem Grund eine sehr wichtige Kompetenz. Schmerz gehört zum Leben. Und wenn Schmerz da ist, ist er da, ob wir ihn haben wollen oder nicht. Können wir diesen Schmerz nicht da sein lassen und leisten Widerstand mit dem Ziel, ihn loszuwerden, vervielfachen wir ihn eher. Kristin Neff (2012) drückt das in einer Formel so aus:

Leiden = Schmerz × Widerstand

Sie beschreibt, dass Schmerz unvermeidlich ist, Leiden sei dagegen optional. Indem wir unseren Widerstand aufgeben und damit den Moment so lassen können, wie er ist, verringern wir unser Leid erheblich.

Die Akzeptanz im ACT-Verständnis hat nichts mit Passivität oder Resignation zu tun. Wenn wir die Ursachen für unser Leid ändern können, werden wir das auch

---

* **Zur Vertiefung**

Hayes, S. C. (2020): Kurswechsel im Kopf. Weinheim: Beltz.

Hayes, S. C.; Strosahl, K. D. & Wilson, K. G. (2016): Acceptance and Commitment Therapy – The Process and Practice of Mindful Change. 2. Aufl. New York, London: The Guildford Press.

tun, aber dass beispielsweise der Gedanke »Ich schaffe das nicht« Leid auslöst, können wir nicht ändern. »Leiden folgt einem negativen Gedanken, wie die Räder eines Wagens dem Ochsen folgen, der ihn zieht« (Mingyur Rinpoche 2008, S. 115). Wenn das Leid da ist, ist es da. Jetzt geht es eher darum, dieses Leid akzeptierend wahrzunehmen und nicht durch weitere Gedanken wie »Nichts bekomme ich hin«, »Ich bin einfach unfähig« oder »Ich sollte einfach aufgeben« noch zu vergrößern. Dann machen wir die wichtige Erfahrung, dass wir den Schmerz einfach erleben können. Wir müssen ihn nicht verdrängen oder vermeiden. Wir können einfach bei diesem Gefühl bleiben und es im Körper wahrnehmen.

Akzeptanz ist aber keine Technik, um ein unangenehmes Gefühl loszuwerden. Wenn wir das Gefühl loswerden wollen, akzeptieren wir es nicht. Wir kämpfen dagegen. Das wird den gegenteiligen Effekt haben. Wir halten das Gefühl damit in unserem Bewusstsein fest und lassen es nicht seiner Wege ziehen. Erlebnisbereitschaft könnte man in diesem Zusammenhang als Synonym für Akzeptanz nutzen: Ich bin bereit, das zu erleben, was dieser Moment zu bieten hat.

Wenn Hinnerk sich ins Bett legt und nicht in wenigen Minuten einschläft, denkt er meist relativ schnell: »Jetzt klappt das schon wieder nicht mit dem Einschlafen. Ich muss morgen doch auf der Arbeit ausgeruht sein. Wenn ich jetzt nicht einschlafe, ist morgen wieder der ganze Tag im Eimer! Es wird die reinste Qual sein, bis zum Feierabend auszuhalten. Ich will das nicht! Warum kann ich nicht einfach einschlafen wie normale Menschen?« Die emotionalen Konsequenzen solcher Gedanken können wir uns vorstellen: Angst bzw. Sorge vor der »Qual« des Arbeitstages im übermüdeten Zustand. Vielleicht irgendwann auch Ärger darüber, dass sein Körper nicht so funktioniert, wie er es gerne hätte. Auf körperlicher Ebene werden diese Emotionen über das Stresssystem sogar anregend wirken. Letztlich führen diese Gedanken und vor allen Dingen sein Widerstand gegen die Einschlafschwierigkeiten dazu, dass Hinnerk noch wacher wird. Akzeptanz wäre in dieser Situation vielleicht die bessere Alternative. Könnte Hinnerk in jedem Moment akzeptieren, dass sein Körper jetzt gerade noch nicht so weit ist, einzuschlafen, würde er emotional und damit auch körperlich vermutlich ruhiger bleiben.

Da wir den Begriff »Akzeptanz« im allgemeinen Sprachgebrauch etwas anders nutzen, ist hier noch eine Klarstellung wichtig: Es geht *nicht* darum, etwas *ein für alle Mal* zu akzeptieren, zum Beispiel, dass ich *immer* Angst haben werde. Akzeptanz bezieht sich auf das aktuelle Erlebnis, auf das, was jetzt da ist. Wir können uns sagen: »Ja, das kriege ich hin!« Es geht ja nur um den aktuellen Moment. Den kann ich akzeptieren, wie er ist. Das ist ein erster sehr wichtiger Schritt. Vielleicht kann irgendwann aus diesen Akzeptanzmomenten die Sicherheit erwachsen, dass wir jeden Moment unseres Lebens akzeptieren können. Nicht jetzt und für alle Zeit, sondern erst dann, wenn dieser Moment tatsächlich da ist. Wir lassen diesen Moment mit dem, was wir erleben, so, wie er sich in diesem Moment darstellt. Vor uns läge dann ein Leben voller Akzeptanzmomente. Vielleicht denken wir kurz: »Dann ergebe ich mich doch einfach nur in mein Schicksal. Das will ich nicht akzeptieren. Dann ändert sich ja nichts.« Doch, es ändert sich alles. Dass wir den Moment akzeptieren, sagt überhaupt nichts über die Zukunft aus, denn die Gegenwart können wir nicht ändern, lediglich die Zukunft können wir gestalten. Den Moment zu akzeptieren bedeutet, den Kampf mit sich und der Realität aufzugeben. Die dadurch frei werdenden Ressourcen können wir nutzen, um unser Leben in eine von uns gewählte Richtung zu lenken. Und von diesem Weg lassen wir uns nicht durch Rückschläge oder schmerzhafte Abschnitte abbringen. Wir können diese einfach da sein lassen und den von uns gewählten Weg weitergehen.

Hinnerk hat sich vorgenommen, vor dem Schlafengehen eine Entspannungsübung zu machen. Das erlebt er meistens als sehr beruhigend. Manchmal schläft er sogar während der Übung schon ein. An diesem Abend will es aber mit dem Einschlafen so gar nicht klappen. Er ist auch nach der Übung noch hellwach und das Gedankenkarussell läuft auf vollen Touren. Jetzt stellt seine Denkmaschine auch noch den Sinn der Übung infrage. Soll er damit überhaupt weitermachen, wenn es mit dem Einschlafen doch nicht klappt? Hinnerk weiß, dass er seine Grübelschleifen am ehesten unterbrechen kann, indem er aufsteht und erst wieder ins Bett geht, wenn er richtig müde ist. Aber das erscheint ihm gerade nicht sehr reizvoll. Er ist müde und will schlafen, schläft aber einfach nicht ein.

Irgendwann erinnert er sich an das, was er über Akzeptanz gehört hat. Es geht nicht darum, zu akzeptieren, dass er die ganze Nacht wieder nicht schlafen wird. In diesem Moment kennt er die richtige Handlung: Aufstehen. Er akzeptiert, dass er in diesem Moment nicht einschlafen kann, dass die Übung in diesem Moment nicht den gewünschten Effekt hat, dass da gerade Grübelgedanken sind und die Unbequemlichkeit, jetzt aus dem warmen Bett aufzustehen. Er geht in die Küche und macht sich einen Tee. Schließlich geht er wieder ins Bett und kann einschlafen. Seine Übung macht er weiter regelmäßig – manchmal wirkt sie einschlaffördernd, manchmal auch nicht. Das kann er akzeptieren.

In der betätigungsorientierten Arbeit …

… können wir Menschen dabei unterstützen, Betätigungen zu finden, die sie bei Einschlafschwierigkeiten ausführen können. Das sollten natürlich keine umfangreichen Aktivitäten sein. Eine Auswahl an kleinen Aktivitäten wie einen Tee oder

ein Glas Wasser trinken, Entspannungs- oder Achtsamkeitsübung ggf. in einer anderen Körperhaltung (sitzend oder stehend), ein paar Schritte gehen etc. kann sehr wertvoll sein. Gut ist, wenn die Person bei Bedarf darauf beispielsweise in Form einer Liste zurückgreifen kann.
In der S3-Leitlinie zu Schlafstörungen wird neben anderen diese Empfehlung gegeben: »Wenn Sie nach 15 min noch wach sind, stehen Sie auf und gehen Sie in ein anderes Zimmer. Gehen Sie erst wieder ins Bett, wenn Sie sich schläfrig fühlen« (Deutsche Gesellschaft für Schlafforschung und Schlafmedizin 2017, S. 10). Diese Zeit kann mit Betätigungen gefüllt werden, die Schläfrigkeit anregen bzw.Grübeln unterbrechen. Welche Aktivitäten das sind, ist individuell sehr verschieden. Die Leitlinie empfiehlt weiter die »[a]llmähliche Verringerung geistiger und körperlicher Anstrengung vor dem Zubettgehen« (ebd.).*

Akzeptanz bedeutet ...

... den Moment so zu lassen, wie er ist;
... bereit zu sein, das zu erleben, was der Moment zu bieten hat (Erlebnisbereitschaft);
... nicht Resignation oder Passivität.

Akzeptanz führt zu Gelassenheit – die Basis für selbstbestimmte Veränderung und das Mittel gegen getriebenes Handeln.

Viele Menschen verbinden mit dem Wort »Akzeptanz« eher eine Haltung gegenüber äußeren Dingen. Wir haben hier mehr eine *innere Akzeptanz* kennengelernt. Bei Akzeptanz geht es nicht nur um den Versuch, die Dinge (außen) so zu lassen, wie sie sind. Auch inneren Erlebnissen begegnen wir mit Offenheit und Erlebnisbereitschaft, wenn da Gedanken sind und daraus Emotionen wie Trauer, Ärger, Angst, Scham entstehen.

Manche Lieder im Radio gefallen Hinnerk und er singt mit. Manche gefallen ihm nicht. Er lässt sie einfach da sein. Manche Beiträge interessieren ihn, manche nicht. Manche Werbespots findet er gut, manche nicht. Diese Haltung repräsentiert für ihn Gleichmut und Gelassenheit. Egal, was im Radio läuft, darf da sein. Beiträgen, die für ihn bedeutsam sind, schenkt er größere Aufmerksamkeit.
Hinnerk ist mit dem Auto unterwegs und das Radio läuft. Ständig sind da Lieder, Beiträge, Werbung, die er nicht gut findet, die ihn nicht interessieren oder die einfach nur nerven. Auf der Suche nach einem schönen Lied oder einem spannenden Beitrag schaltet er auf den nächsten Sender und auf den nächsten und auf den nächsten ... Er erlebt Frustration, weil er etwas hören möchte, das er schön findet oder ihn interessiert, das er aber nicht findet.
Stellt Hinnerk die beiden Situationen gegenüber, erlebt er in der ersten Gleichmut, Gelassenheit und Zufriedenheit. In der zweiten aber Frustration, weil er nichts findet, was seinen Vorstellungen von schön, interessant, lustig, spannend

---

* **Zur Vertiefung**

DEUTSCHE GESELLSCHAFT FÜR SCHLAFFORSCHUNG UND SCHLAFMEDIZIN (HG.) (2017): S3-Leitlinie Nicht erholsamer Schlaf/Schlafstörungen—Insomnie bei Erwachsenen. *https://register.awmf.org/de/leitlinien/detail/063-003*

entspricht. Diese Frustration steigert sich mit jedem Senderwechsel. Er fragt sich, ob er ab einem bestimmten Frustrationslevel überhaupt noch etwas finden könnte, was seinen Vorstellungen entspricht. Das akzeptierende Radiohören ist für ihn eine Metapher, die er auf andere Situationen in seinem Leben übertragen möchte, insbesondere auf solche, in denen er sich nicht aussuchen kann, was da gerade »läuft«.

Von kognitiver Fusion zu Defusion

Unter einer »kognitiven Fusion« wird verstanden, dass wir die Inhalte unserer Gedanken für die Realität halten. Das kann so weit gehen, dass wir daraus auch Rückschlüsse auf unsere Person ziehen. Wir sind mit dem Gedanken fusioniert und sehen ihn nicht als bloßes Erzeugnis unseres Gehirns an. Ist der Gedanke entstanden, dass ich weniger wert bin als andere Menschen, dann ist das erst mal kein Problem. Problematisch wird es erst, wenn ich diesem Gedanken glaube. Defusion lädt uns ein, einen Schritt zurückzutreten und nicht allen Gedanken zu glauben, die wir tagein, tagaus erleben. Wir könnten Gedanken als Ideen oder Tipps unseres Gehirns betrachten. Wir hören uns alle Tipps an, verfolgen aber nur die weiter, die wirklich hilfreich sind.

Hinnerk vergleicht Gedanken mit den Tellern auf dem Laufband einer Sushibar. Auf manchen sieht er Dinge, die er gerne mag, und auf anderen solche, die er nicht ausstehen kann. Tut er nichts, laufen die Teller einfach weiter. Manche kommen wieder vorbei, andere nicht. Den Teller, mit dem er in diesem Moment etwas anfangen kann, schaut er sich näher an. Er nimmt ihn vom Band und isst. Die anderen Teller laufen einfach weiter.

Es existieren gut erforschte Defusionstechniken, um Abstand zu unseren Gedanken zu gewinnen. Für den Gedanken »Ich schaffe das nicht« bietet es sich beispielsweise an, die Worte »Da ist der Gedanke: ›Ich schaffe das nicht‹« voranzustellen. Damit »degradieren« wir diesen in unserem Kopf so groß gewordenen Satz wieder zu einem bloßen Gedanken, denn nur dadurch, dass wir ihm geglaubt haben, ist er so groß geworden und war er in der Lage, eine starke emotionale Reaktion auszulösen. Glauben wir diesem Gedanken aber nicht, wird auch auf der emotionalen Ebene weniger Aufregung entstehen. Andere bekannte Techniken sind, den Gedanken zu singen (etwa zur Melodie von *Happy Birthday*) oder ihn in einer anderen Stimmlage (vielleicht eine sehr hohe oder tiefe Stimme) nachzusprechen (siehe Hayes 2019). In den empfohlenen Büchern am Ende dieses Kapitels werden diese und weitere Defusionstechniken im Detail vorgestellt.

Defusion bedeutet …

… Gedanken als das anzusehen, was sie sind: Gedanken, nicht die Realität;

… einen Schritt zurückzutreten und Gedanken »aus der Ferne« zu betrachten;

… nicht alles zu glauben, was man denkt.

Wenn Hinnerks Gedankenmaschine mal wieder zu viele Ideen produziert, wie unaushaltbar der morgige Tag bei Schlafmangel aussehen wird, nutzt er die Defusionstechnik »Gedanken singen«, um mit diesen Gedanken umzugehen. Er steht dazu aus dem Bett auf und setzt sich aufrecht auf einen Stuhl. Dann singt er zur Melodie von Happy Birthday seine Gedanken: »Wenn ich nicht schlaf, ist das schlimm. Dann bin ich mor-gen kaputt. Das halte ich nicht a-aus. Wenn ich nicht schlaf, wird das schlimm.« Den Text denkt er sich immer neu aus, je nachdem, welche Gedanken gerade da sind. Danach erlebt sich Hinnerk zunächst zwar etwas wacher, aber seine Gedankenmaschine ist dann oft viel leiser. Das sind gute Voraussetzungen für den Schlaf. Immer funktioniert diese Technik nicht, aber er hat noch weitere in seinem Repertoire. Und selbst wenn es manchmal gar nicht klappen will mit dem Schlaf, sagt er sich: Und wenn es nur ein- von zehnmal funktioniert, sind neun schlaflose Nächte besser als zehn.

In der betätigungsorientierten Arbeit …

… unterscheiden wir zwischen der Betätigung und dem, was wir über die Betätigung denken. Gedanken wie »Das schaffe ich sowieso nicht«, »Das wird bestimmt unangenehm«, »Das bringt sowieso nichts« oder »Das hat mir letztes Mal schon keinen Spaß gemacht« können die Ausführung von Betätigungen verhindern. Was würde geschehen, wenn wir einen Schritt zurücktreten und diese Zukunftsvisionen als das sehen, was sie sind: Gedanken, nicht die Realität. Dann können wir die Betätigung selbst erleben, und zwar in dem Moment, in dem wir sie ausführen. Die oben beschriebenen Gedanken sind lediglich ein Blick in die Zukunft – Ideen, wie diese Zukunft sein *könnte.* Da solche Gedanken aber Emotionen auslösen werden, fühlen sich diese Ideen sehr real an. Diesen Emotionen begegen wir mit Akzeptanz und Erlebnisbereitschaft (siehe unten). Die Betätigung können wir trotzdem ausführen.

Von Abwesenheit zu Präsenz

Mit »Präsenz« ist gemeint, dass wir wirklich *da* sind. Im Hier und Jetzt. Wir denken vielleicht, dass unser Leben beginnt, wenn wir den Berufsabschluss erreicht, die neue Wohnung bekommen oder irgendwann andere finanzielle Möglichkeiten haben. Aber das Leben findet immer und überall statt – also in jedem einzelnen Moment. Wir müssen nur da sein – in diesem Moment. Sind wir aber gedanklich mit der Vergangenheit oder Zukunft beschäftigt, sind wir nicht wirklich da, wo das Leben stattfindet.

Der Problemlösemodus unseres Gehirns ist eine sehr wichtige und faszinierende Funktion. Wir können Erfahrungen (Vergangenheit) aus unserem Gedächtnis hervorholen und uns Lösungsmöglichkeiten für die Zukunft ausdenken. Wir dürfen aber nicht vergessen, dass das nicht die einzige Funktion unseres Gehirns ist. Die Aufgabe des Problemlösemodus ist es, unser Überleben zu sichern. Dazu filtert er beispielsweise Informationen. Es soll(t)en nur jene Informationen ins Bewusstsein gelangen, die für die aktuelle Aufgabe notwendig sind.

Hinnerk möchte zur Erholung im Wald spazieren gehen. Dann fällt ihm der morgige Termin mit seiner Teamleitung ein, den er schon einmal gedanklich »vorbereiten« könnte. Sein Problemlösemodus blendet alle Reize aus, die nichts mit diesem Gespräch zu tun haben, zum Beispiel den Wald, die Natur und die andere Umgebung, in der er sich gerade befindet. Er verpasst also seinen Waldspaziergang, weil seine Aufmerksamkeit irgendwo in der Zukunft beschäftigt ist. Er verpasst unzählige Momente, die er erleben könnte. Erholt er sich dann überhaupt? Das war doch seine Intention. Oder macht er eher unbezahlte Überstunden?

Info: Kontrolle über Gedanken und Aufmerksamkeit

Wir können unterscheiden zwischen bewussten Gedanken und solchen, die die Schwelle unseres Bewusstseins nicht überschritten haben. Dass wir über unsere nichtbewussten Gedanken keine Kontrolle haben, können wir sicher leicht nachvollziehen. Bei den bewussten Gedanken lassen sich bewusst-willkürliche von automatischen Gedanken unterscheiden. Bewusst-willkürliche Gedanken sind solche, die wir mit unserem Willen erzeugen, etwa wenn wir Pläne machen oder uns aktiv erinnern. Wir denken absichtlich über etwas nach. Automatische Gedanken dagegen entstehen einfach, weil sie unser Gehirn aufgrund unserer Lernerfahrungen kombiniert mit der aktuellen Situation für sinnvoll hält. Darüber haben wir keine direkte Kontrolle (Born 2019, S. 57 ff.).
Ähnlich ist es mit unserer Aufmerksamkeit. Wir können sie bewusst auf eine bestimmte Sache lenken (Sinneswahrnehmungen beim Spaziergang), jedoch nicht verhindern, dass unser Gehirn sie immer wieder auf andere Phänomene wie Gedanken, Gefühle oder andere Sinneswahrnehmungen (Jucken, Schmerz etc.) lenkt.

Hinnerk entscheidet sich ganz bewusst gegen die Terminvorbereitung und will stattdessen den Waldspaziergang genießen. Trotzdem springt seine Aufmerksamkeit immer wieder zu dem Termin. Diese automatischen Gedanken und die Ablenkung seiner Aufmerksamkeit darauf kann er nicht verhindern.

Unser Gehirn funktioniert nun mal so. Vermutlich bewertet Hinnerks Gehirn das anstehende Gespräch aus irgendwelchen Gründen als Gefahr. Dann ist es sehr verständlich, dass es sich bestmöglich darauf vorbereiten will. Was wir dann tun können: Wir lenken die Aufmerksamkeit einfach wieder zurück. Immer und immer wieder.

Hinnerk denkt: »Na, das wird ja ein toller Spaziergang, wenn ich die ganze Zeit damit beschäftigt bin, meine Aufmerksamkeit zu kontrollieren … Moment! Akzeptanz, Erlebnisbereitschaft. Auch wenn der Spaziergang sicher entspannender wäre, wenn ich die meiste Zeit präsent sein könnte, kann ich durch die Aufmerksamkeitslenkung mehr präsente Momente schaffen, als wenn ich das Ruder komplett meinem Autopiloten überlasse.« Und selbst ein Spaziergang im Autopilotmodus ist besser als kein Spaziergang.
Hinnerk lenkt seine Aufmerksamkeit immer wieder auf die Natur zurück. Er nutzt als Anker für seine Aufmerksamkeit das, was gerade da ist: den Gesang eines Vogels, den Geruch einer Blüte, den Wind auf seiner Haut, den Anblick eines Baumes etc. Er weiß, dass er Ablenkungen nicht verhindern kann, und möchte sich jetzt nicht mehr dafür verurteilen. Der Gedanke »Es ist, wie es ist« gibt ihm die Gelassenheit, die er dafür braucht.

Akzeptanz ist eine wichtige Haltung. Unser Körper und damit auch unser Gehirn funktionieren nicht immer so, wie wir es gerne hätten.

Hinnerk möchte ausprobieren, bei seinen Einschlafschwierigkeiten im aktuellen Moment zu bleiben. Er hat die Erfahrung gemacht, dass sein Nachdenken über Vergangenheit – »Wenn ich früher nicht einschlafen konnte, war der nächste Tag die Hölle« – und Zukunft – »Wenn ich jetzt nicht einschlafe, wird morgen auch die Hölle sein« – ihn eher wacher macht. Er versucht, seinen Körper wahrzunehmen. Aus einem Achtsamkeitstraining hat er mitgenommen, dass der Körper immer in der Gegenwart ist, dass unsere Körperwahrnehmung nur aktuelle Empfindungen in unser Bewusstsein bringen kann. Manchmal ertappt er sein Gehirn dabei, wie es über die Empfindungen nachdenkt: »Eben war es angenehmer. Ich will, dass es sich wieder so anfühlt.« Dann lenkt er seine Aufmerksamkeit wieder zurück auf die Empfindungen, die jetzt da sind. Manchmal tauchen auch wieder Gedanken zum morgigen Arbeitstag auf, dann lenkt er seine Aufmerksamkeit ebenfalls wieder zurück.
Hinnerk macht die Erfahrung, dass er so eher einschläft, paradoxerweise aber nur, wenn er es schafft, das Ziel »Einschlafen« loszulassen, denn ein Ziel ist immer ein Blick in die Zukunft. Jetzt liegt er einfach da. Liegen, um zu liegen, nicht um einzuschlafen.

Ein weiteres Problem von »Abwesenheit« ist, dass wir nicht nur Erlebnisse aus der Umwelt verpassen, sondern auch innere Ereignisse wie Gedanken, Gefühle, Körperempfindungen. Vielleicht denken wir: »Ist doch super. Diese Dinge sind ohnehin oft unangenehm und Ablenkung muss manchmal einfach sein.« Leider schadet uns die Vermeidung dieser unangenehmen Zustände mehr, als sie uns nützt.

Abwesenheit: Wir verpassen wichtige innere Signale und damit die Möglichkeit, für uns zu sorgen.

Es kann sehr hilfreich sein, diese Signale unseres Gehirns frühzeitig wahrzunehmen. Dann haben wir die Möglichkeit, rechtzeitig zu reagieren. Und Präsenz hilft uns auch herauszufinden, wie diese Reaktion aussehen könnte, zum Beispiel eine Notiz für später, eine Pause, eine Übung, eine Tasse Tee oder was uns auch immer in einer bestimmten Situation hilfreich erscheint. Lassen wir es einfach weiterlaufen und ignorieren oder betäuben diese wichtigen Signale, dann werden diese irgendwann so stark, dass wir sie nicht mehr ignorieren können. Wir erleben uns dann als erschöpft, ausgelaugt, stark angespannt, grübelnd, gereizt etc.

Hinnerk findet diese ACT-Metapher aus einem Buch (Knuf & Hammer 2013) sehr anschaulich, um dieses Prinzip zu verdeutlichen: Wenn im Auto die Tankanzeige aufleuchtet, ist das ein Signal. Wir können darauf mit Vermeidung reagieren und sie beispielsweise mit einem Stück Klebeband abdecken. Dann müssen wir uns nicht mehr länger mit diesem Signal beschäftigen. Es ist ja aus unserem Blickfeld verschwunden. Langfristig wird uns diese Strategie aber nicht besonders hilfreich sein, wenn der Tank komplett leer ist und das Auto stehen bleibt.

Präsenz hat noch einen anderen gewaltigen Vorteil: Sie beschränkt die Anforderungen an uns. Wir müssen in diesem Moment nur das leisten, was in diesem Moment auch ansteht. Denken wir aber an jeden einzelnen Schritt, der noch vor uns liegt, können wir uns sehr schnell überfordert fühlen. Dann kommen vielleicht Gedanken wie »Wie soll ich das alles schaffen? Dazu fehlt mir die Kraft. Das wird nie etwas« etc. Michael Ende verdeutlicht dieses Prinzip ganz wunderbar in seinem Buch *Momo*. Er schreibt in Kapitel 4 »Ein schweigsamer Alter und ein zungenfertiger Junger« von Beppo Straßenkehrer (Ende 1973, S. 37–39). Dieser berichtet von schweren Gedanken, wenn er darüber nachdenkt, wie viel Straße bis zum Abend noch vor ihm liegt. Dann beeilt er sich und strengt sich an, damit er das alles schafft. Er ist dann schnell erschöpft und hat immer noch einen Großteil der Straße vor sich. Konzentriert er sich aber auf den Moment, also immer nur auf den Pflasterstein, den Besenstrich, der jetzt dran ist, dann hat er irgendwann die ganze Straße geschafft. Er hat gar nicht gemerkt, wie, und ist auch nicht aus der Puste.

Präsenz …

… hilft uns, zu erleben, was jetzt da ist;

… zeigt uns, was *jetzt* anliegt – was noch auf uns zukommt, das ist Zukunft.

Vom Konzept-Selbst zum beobachtenden Selbst

Wir haben viele Ideen, was unser Selbst ausmacht. Vielleicht halten wir uns für ängstlich oder mutig, für faul oder strebsam, für kompetent oder unfähig. Wir schreiben unserer Person bestimmte Eigenschaften zu und bezeichnen das als unsere Persönlichkeit, mit der wir uns mehr oder weniger identifizieren. Damit haben wir eine wunderbare Grundlage geschaffen, uns mit anderen Menschen zu vergleichen: »Christiane ist mutiger als ich«, »Bert ist strebsamer und erfolgreicher als ich« etc. Häufig vergleichen wir uns mit den »Eigenschaften« anderer Personen, bei denen wir bereits wissen, dass wir schlechter abschneiden – und auch nie mit der kompletten Person. Diese »aufwärts gerichteten Vergleiche« können leicht dazu führen, dass wir uns als weniger wertvoll erleben als andere Menschen (Potreck-Rose & Jacob 2016, S. 51 ff.).

Die ACT lädt uns ein, die selbst konstruierte Geschichte über uns loszulassen. Das schafft die Grundlage, uns als Person wirklich anzunehmen. Der Artikel 1 Absatz 1 des deutschen Grundgesetzes lautet: »Die Würde des Menschen ist unantastbar«, und nicht etwa, dass mutige, strebsame oder ordentliche Menschen mehr Würde besitzen. Vielmehr sagt dieser kurze Satz aus, dass jeder Mensch gleich viel wert ist – und das nur aufgrund der Tatsache, dass die Person ein Mensch ist.

Vergleiche mit anderen stärken die Selbstwertidee, also die Annahme, dass Menschen aufgrund ihrer Eigenschaften unterschiedlich viel wert sind.

Und sind die Eigenschaften, die wir uns als Person zuschreiben, nicht überzogene Verallgemeinerungen? Ist ein mutiger Mensch wirklich in allen Phasen und Situationen seines Lebens mutig? Was ist, wenn uns in einer Situation der Mut verlässt? Beginnt in solchen Situationen nicht das Selbstbild zu bröckeln? Entstehen dann nicht Zweifel, ob wir vielleicht doch eine ängstliche Person sind? Es ist nur allzu verständlich, dass wir versuchen, uns mit unserem Selbstbild wieder in Einklang zu bringen. Was sollen denn andere Menschen von uns denken, die uns bis jetzt für mutig gehalten haben? Leider nutzen wir hierbei oft Strategien, die unserer Gesundheit eher schaden: Wir kritisieren und beschimpfen uns mit dem Ziel, härter an uns zu arbeiten. Wir verleugnen bestimmte Aspekte gegenüber anderen, um das Bild nicht zu zerstören, obwohl wir gar nicht wissen können, was andere wirklich von uns denken. Wir sorgen uns permanent, dass wir irgendwann nicht mehr unseren überhöhten Ansprüchen genügen könnten.

Die Verteidigung der Idee von unserem Selbst schadet oft mehr, als sie nutzt.

Aber was ist, wenn wir alle unsere Eigenschaften loslassen? Haben wir dann überhaupt noch ein Selbst? Ja, das transzendente, beobachtende oder perspektiveneinnehmende (flexible) Selbst – so wird es in der ACT genannt. Wir erkennen, dass wir mehr sind als die Geschichte, die wir aufgrund unserer Erfahrungen und Vorstellungen über uns konstruiert haben. Wir können frei entscheiden, was wir in der einen oder anderen Situation tun, ohne unserem Selbst jedes Mal Rechenschaft ablegen zu müssen. Das schafft die Grundlage für Selbstakzeptanz,

Das beobachtende Selbst ermöglicht Flexibilität. Wir nehmen für jede Situation hilfreiche Perspektiven ein, statt auf dem »Man-sollte-Standpunkt« stehen zu bleiben.

Selbstannahme und eine tiefe Verbundenheit mit uns. Wir müssen nicht mehr die Standards unseres Egos erfüllen, um uns als Person akzeptieren zu können. Wir können dieses Schlachtfeld verlassen und die frei gewordene Energie für die Bewältigung der Herausforderungen unseres Lebens nutzen. Wir sind in der Lage, flexibel auf die Herausforderungen des Lebens zu reagieren.

Transzendent (lat. transcedere = überschreiten, übersteigen) bedeutet in diesem Zusammenhang, dass wir die begriffliche oder konzeptuelle Ebene verlassen und unser Selbst nicht mehr als das Ergebnis unserer Gedanken über uns sehen. Wir sind vielmehr jene Person, die diese Gedanken (bewusst oder unbewusst) produziert hat und sich entscheiden kann, ob sie ihnen glaubt oder nicht (siehe oben zur Defusion). Unser Selbst wird die Instanz, die all diese Gedanken und Gefühle halten kann – es erlebt sie einfach, ohne etwas mit ihnen zu machen. Es ist der Kontext, nicht der Inhalt – das Bewusstsein oder Gewahrsein (Awareness).

Wir sind nicht unsere Gedanken, Gefühle oder Handlungen. Wir sind die Person, die denkt, fühlt, handelt.

Jasmin ist als Pflegekraft einer psychiatrischen Tagesklinik momentan selbst von einer psychischen Erkrankung betroffen. Schon in ihrer Ausbildung lernte sie, dass Pflegekräfte im psychiatrischen Setting »psychisch stabil« sein müssen. Dafür hielt sie sich bis vor Kurzem auch. Jetzt denkt sie: »Kann ich überhaupt noch in der Klinik arbeiten, wenn ich doch nicht stabil genug bin? Ich muss auf jeden Fall verhindern, dass es jemand aus der Klinik erfährt. Die Krankmeldung kommt ja zum Glück von meiner Hausärztin. Ich muss verhindern, dass mich jemand sieht und vielleicht bemerkt, dass meine Krankheit nur psychisch ist. Am besten verlasse ich das Haus nicht mehr.«

Jasmin sieht »psychische Stabilität« als eine Eigenschaft an, die eine Fachkraft zu haben hat. Es ist nur verständlich, dass die Krise Jasmin an dem in ihrer Ausbildung vermittelten Konzept der »psychischen Stabilität« zweifeln lässt. Da sie psychische Stabilität wiederum als wesentliches Merkmal ihrer Rolle als Fachkraft betrachtet, entstehen auch hier Zweifel. Sie fragt sich, ob sie dieser Rolle noch gewachsen ist, weil sie als Person ein wesentliches Merkmal nicht erfüllt. Ihre damit verbundenen Ängste führen sogar dazu, dass sie das Haus nicht mehr verlassen möchte, was bei einer depressiven Episode nicht genesungsförderlich ist.

Die Stigmatisierung psychischer Erkrankungen auch und insbesondere bei Fachkräften sorgt sicherlich nicht nur bei Jasmin für solche Befürchtungen. Im beruflichen Setting vermitteln wir Fachkräfte den von uns unterstützten Personen, dass Veranlagung zwar eine Rolle spielt, für eine Krise aber psychische und soziale Faktoren wesentlicher sind, und dass genau dort unsere Einflussmöglichkeiten bestehen. Sehen wir psychische Stabilität als eine Eigenschaft an, lassen wir diese Faktoren komplett außen vor. Wir gaukeln uns vor, dass psychische Gesundheit nichts mit unserem Verhalten oder den Umständen zu tun habe. Nach aktuellem

Forschungsstand erreichen wir Resilienz durch Flexibilität im Umgang mit stressvollen Lebensphasen und -ereignissen. Sie ist keine angeborene Eigenschaft, die manche Menschen »haben« und andere nicht.
Das folgende Schaubild kann die Vorstellung des transzendenten Selbst etwas deutlicher machen.

ABBILDUNG 5: Das Selbst als Kontext für die Produkte unseres Geistes

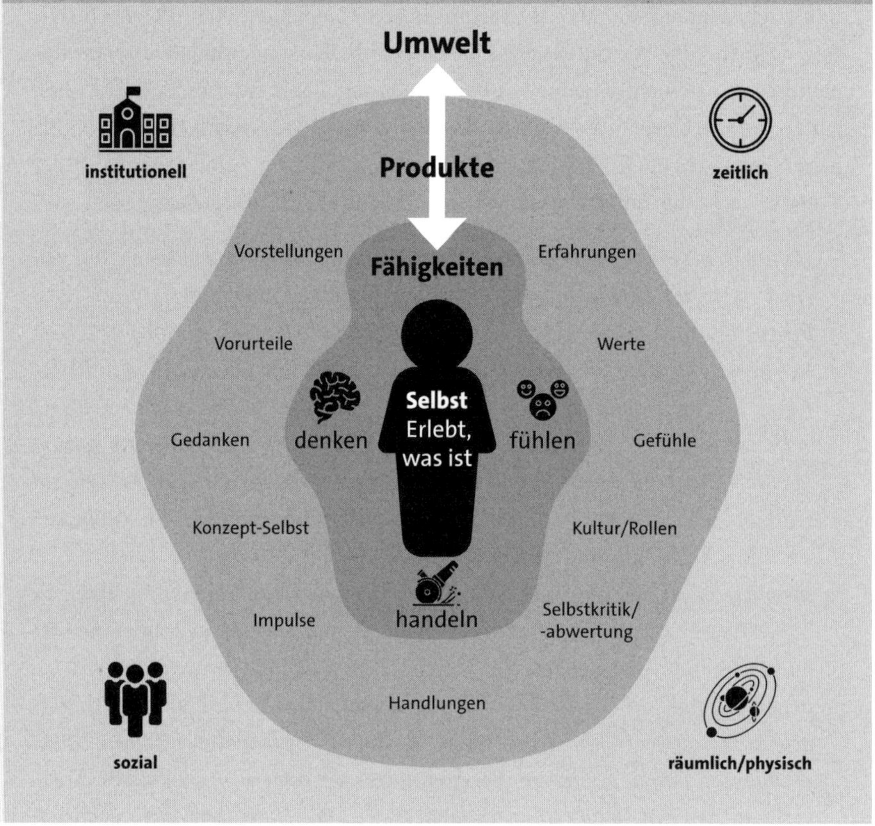

Der Kern von uns als Person ist unser Bewusstsein. Es ermöglicht uns, Reize aus der Umwelt und innere Zustände (bewusst) zu erleben. Wir können sie in unserem Bewusstsein halten und mit ihnen umgehen.
Als Fähigkeiten bringen wir das Denken, das Fühlen und das Handeln mit. Es geht auf dieser Ebene nicht darum, wie »gut« diese Fähigkeiten ausgeprägt sind, eher darum, dass wir sie haben, dass wir empfindende, denkende und handelnde Wesen sind. Bewertungen, Vergleiche, Vorstellungen etc. finden wir als Produkte unserer Fähigkeiten auf dem äußeren Kreis. Diese Unterscheidung ist deshalb relevant, weil unser Bewusstsein nicht nur in der Lage ist, die Produkte dieser

Fähigkeiten zu erleben, sondern auch den Prozess selbst zu beobachten. Wir sind in der Lage zu erkennen, dass wir in diesem Moment denken, fühlen und/oder handeln – dass die Produkte nicht aus dem Nichts kommen, sondern von uns erzeugt werden.

Die Produkte entstehen aber nicht nur aus uns selbst heraus, sondern auch aus der Interaktion unserer psychischen Fähigkeiten mit der Umwelt. Werden wir für eine Handlung oder auch etwas, was wir nur beobachten, mit einem angenehmen Gefühl belohnt, festigt das unsere positive Einstellung dazu. Was unangenehme Gefühle verursacht, wollen wir lieber nicht wiedererleben. Wir werden vorsichtig. Bei diesen Lernerfahrungen spielt die Umwelt eine große Rolle, beispielsweise Kultur, Erziehung, Religion, Institutionen etc. Diese Prägungen und Lernerfahrungen entscheiden darüber, was wir als positiv oder negativ bewerten. Das angenehme bzw. unangenehme Gefühl entsteht also nicht als direkte Reaktion auf einen Reiz, sondern als Ergebnis der Interaktion zwischen dem, was wir wahrnehmen, und unserer eigenen Bewertung dessen. Darüber hinaus erzeugt unser Denkapparat auch Ideen zu Situationen, die wir nie erlebt haben, indem er Erfahrungen heranzieht, die mal mehr und mal weniger auf die aktuell zu bewältigende Situation passen.

Wir sehen unsere Umgebung nicht, wie sie ist, sondern gefiltert durch unsere Gedanken. Nicht die Situation selbst löst unsere Gefühle aus, sondern was wir über sie denken.

So entstehen nicht nur Einstellungen, Vorurteile, Meinungen, Vorlieben, sondern auch unser Konzept-Selbst, also der Sammelband der Geschichten, die wir über uns erzählen. Unser transzendentes (also von diesen Geschichten losgelöstes) Selbst finden wir auf einer tieferen Ebene. Dieses Selbst ist in der Lage, bewusst zu erleben, es ist sich der mentalen Fähigkeiten bewusst und kann deshalb flexibel auf die Herausforderungen aus seiner Umgebung reagieren, ohne dabei die über Jahre und Jahrzehnte entstandenen Geschichten aufrechterhalten zu müssen.

Weil unser transzendentes Selbst alles erleben bzw. beobachten kann, was unser Gehirn produziert, wird es in der ACT als »Kontext« bezeichnet. Es kann alle gedanklich konstruierten Konzepte, Bewertungen und die dadurch entstandenen Gefühle im Gewahrsein halten. Deshalb bildet der dunkelgrüne Bereich in der Abbildung 5 nicht nur den Kern, sondern umschließt gleichzeitig alles andere. Alles, was unser Gehirn produziert, kann von diesem Selbst im Gewahrsein gehalten werden.

Selbst als Kontext: Wir können alles im Gewahrsein halten, was unser Gehirn an Geschichten und Gefühlen produziert.

Auf der Ebene des transzendenten Selbst finden wir echte Verbundenheit mit uns und der Welt. Es geht dort nicht darum, was sein sollte, sondern um das, was wirklich ist. Was sein sollte, ist immer ein Produkt aus der Nutzung unserer Fähigkeiten. Wir vergleichen unsere Person mit der, die wir gerne wären. Wir vergleichen die Welt mit einer, die wir gerne hätten. Das transzendente Selbst akzeptiert die Welt, wie sie ist: keine Verurteilungen, keine (Selbst-)Kritik, keine Diskrepanz zwischen Sein und Habenwollen. Es ist, wie es ist.

Wenn wir von unserem transzendenten Selbst aus die äußeren Ebenen überblicken – und nicht mit ihnen verschmolzen (fusioniert) sind –, dann erkennen wir, dass die Produktebene ein von unseren Fähigkeiten konstruiertes Gebilde ist, das sehr nützlich sein kann, wenn es darum geht, mit den Herausforderungen unserer Umgebung umzugehen. Sind wir aber mit diesem Konstrukt (Konzept-Selbst) fusioniert, sehen und bewerten wir uns und die Welt mit einem stark verzerrenden Filter aus Vorlieben und Abneigungen, Meinungen und Einstellungen, Vorurteilen und Abwertung. Wir können uns aber nicht einfach entscheiden, die Produktebene loszulassen. Es geht zunächst eher darum, folgende Message mitzunehmen (Hayes u. a. 2016, S. 233):

Wir werden den Kampf mit unseren Gedanken und Gefühlen nicht aufgeben können, solange wir sie so behandeln, als würden sie definieren, wer wir sind.

Wir sind mehr als die Geschichten, die wir über uns erzählen. Wir suchen unser Selbst aber permanent auf dieser (Produkt-)Ebene und vernachlässigen dabei den Kern unseres Seins. Auch unseren Wert konstruieren wir in Abhängigkeit unserer Leistungen in der Interaktion zwischen Umwelt und Individuum. Aber finden wir unseren Wert wirklich dort? Machen die Produkte unserer Fähigkeiten und unsere biologische Veranlagung wirklich unseren Wert aus? Sind wir erst Mensch, wenn wir in unserer Umgebung gut funktionieren?

Suchen wir unseren Wert dagegen auf der Ebene des transzendenten Selbst, ist dieser nicht mehr abhängig von unserer Funktionsfähigkeit in der jeweiligen Umgebung. Wir sind wertvoll, weil wir *sind*. Und dieser Wert ist unser ganzes Leben lang *konstant*. In dieser Betrachtungsweise besitzt jeder Mensch denselben Wert, letztlich sogar jedes empfindende Lebewesen.

Unser Wert bestimmt sich weder nach den selbst kreierten Geschichten über uns noch nach den jeweiligen gesellschaftlichen Vorstellungen, wie ein Mensch zu sein hat.

Erscheint uns diese Sicht vom transzendenten Selbst stimmig, wird das Wissen oder die Erkenntnis allein nicht ausreichen, die beobachtende Position in jeder Situation einzunehmen. Einerseits ist das Erfahren dieser Beobachterposition wichtig, die wir beispielsweise durch Meditation »einüben« können. Meditation bedeutet so viel wie »vertraut machen«, etwa mit der Funktionsweise unseres Geistes (Gilbert & Choden 2015, S. 20), und das nicht nur auf der intellektuellen (gedanklichen), sondern auch auf der Ebene des Erlebens.

Andererseits werden in verschiedenen Ansätzen (auch in der ACT) Metaphern genutzt, um das Prinzip zu verdeutlichen und in der Arbeit immer wieder darauf zurückkommen zu können. Eine Metapher wäre beispielsweise, dass die Produkte unseres Geistes wie Wolken am Himmel sind: mal mehr, mal weniger, mal dunkler, mal heller etc. Unser transzendentes Selbst finden wir nicht in diesen Wolken. Es ist der Himmel oder die Atmosphäre, die all diese Wolken halten kann, unabhängig davon, ob es dunkle Gewitter- oder lockere Schönwetterwolken sind. In Bezug auf diese Metapher können wir uns in schwierigen Situationen fragen, ob wir gerade in den Wolken festhängen oder diese aus der Perspektive des Himmels einfach beobachten können.

Es gibt viele dieser Metaphern (Wellen und das Meer, Boote und der See, Schachfiguren und das Brett, siehe Hayes u. a. 2016, S. 231 ff.), die gemeinsam haben, dass die Ebene, die das Selbst repräsentiert, das tragen kann, was auf ihr oder in ihr vor sich geht. Sie muss nicht in das Geschehen eingreifen und wird in ihrem Wesen nicht von diesem beeinflusst. Sie ist der Kontext, nicht der Inhalt. Stephen Hayes und Team (2016) schlagen für die Selbst-Arbeit die Frage vor: »Und wer erlebt / beobachtet das gerade?« Diese Kurzintervention kann das Bewusstsein dafür stärken, dass wir gerade sehr tief in der Konzeptebene festhängen und die Möglichkeit zum Perspektivwechsel in jedem Moment behalten.

Metaphern und Übungen, in denen wir bewusst die beobachtende Perspektive einnehmen, können das transzendente Selbst stärken.

Wir haben uns vielleicht ein Leben lang mit bestimmten Eigenschaften von uns identifiziert. Es gibt sogar auch Eigenschaften, auf die wir stolz sind, die wir in unserem Leben behalten und nicht loslassen wollen. Vielleicht fürchten wir auch, unsere Richtung im Leben zu verlieren, wenn wir uns auf dieses von allem losgelöste Selbst einlassen. Diese Sorge oder vielmehr das in uns verwurzelte Bedürfnis nach Bedeutung wird in der ACT wie in anderen Konzepten unter der Überschrift »Werteorientierung« thematisiert. Werte bieten einen stabilen und dennoch flexiblen Kompass für unser Handeln, der auf Selbstbestimmung beruht und nicht auf von anderen oder von uns zugeschriebenen Eigenschaften, die wir um jeden Preis verteidigen müssen.

Das beobachtende Selbst ...

... ist der Kern unseres Seins;

... kann all das im Gewahrsein halten, was unser Gehirn produziert, auch die Geschichten, die wir uns und anderen über uns erzählen;

... erlaubt uns Perspektiven einzunehmen und damit Flexibilität.

Von der Erwartungs- zur Werteorientierung

Wir werden in unserem Leben mit allerlei Erwartungen konfrontiert und müssen damit umgehen. Eltern, die Familie, Lehrende, Mitarbeitende, der Freundeskreis und viele mehr haben Vorstellungen davon, wie wir uns in bestimmten Situationen zu verhalten oder vielleicht sogar unser ganzes Leben zu gestalten haben. Aber auch wir selbst haben Erwartungen an uns, insbesondere wenn wir die selbst erfundene Geschichte über uns für unser Selbst halten.

Als Lehrkraft war Kompetenz für mich immer eine Eigenschaft, die ich mit dieser Rolle verbunden habe. Wie soll ich denn den Lernenden Kompetenzen vermitteln, wenn ich selbst nicht kompetent bin? Diese Eigenschaft verband ich mit vielen Erwartungen an mich als Person, zum Beispiel dass ich *alle* Fragen zum Lernstoff *immer* beantworten kann. Ich selbst bewundere Lehrpersonen, die zugeben können, etwas nicht zu wissen. Dennoch verursachten bei mir Fragen, die ich nicht beantworten konnte, oder Fehler in meinen Unterrichtsskripten großes Unbehagen.

Werte sind selbst gewählte Qualitäten, die unserem Leben in jedem Moment Sinn und Richtung geben. Sie sind damit Ausdruck unseres Strebens nach Selbstbestimmung. Wir wählen diese Werte selbst aus. Wir entscheiden selbstbestimmt, nach

welchen Werten wir unser Handeln ausrichten wollen. Es geht nicht darum, was von uns erwartet wird oder wofür wir am meisten Anerkennung erhalten. Wir bestimmen ganz konkret für unser Leben, in welche Richtung es gehen soll.
Wir dürfen Werte aber nicht mit Zielen verwechseln. Bei Zielen überlegen wir uns, was wir in der Zukunft erreicht haben wollen. Sie geben also in gewisser Weise auch eine Richtung vor. Sie sind aber nicht besonders nachhaltig. Haben wir ein Ziel erreicht, verschwindet seine richtungsweisende Wirkung auf der Stelle. Und erreichen wir das Ziel nicht, beginnen wir vielleicht zu zweifeln, ob diese Richtung die richtige für uns gewesen ist. In beiden Fällen verschwindet die richtungsweisende Eigenschaft und wir müssen uns ständig neu orientieren. Werte dagegen sind in jedem Moment gegenwärtig. Einen Wert können wir also in jedem Moment unseres Lebens verfolgen.

Betrachte ich als Lehrperson Bildung bzw. Kompetenz als Wert, ändert das die Perspektive grundlegend, von der aus ich meine Lehrtätigkeit betrachte. Es ist dann kein Problem mehr, eine Frage nicht beantworten zu können, denn Kompetenz kann ich auch dadurch vermitteln, dass ich mir Unwissenheit erlaube (Selbstkompetenz), sie adäquat kommuniziere (Sozialkompetenz) und Wege aufzeige, mit Wissenslücken umzugehen (Methodenkompetenz). Die Vermittlung von Fachkompetenz setzt fundiertes Fachwissen voraus, das ich in dieser Situation aber noch nicht habe. Indem ich die Frage auf die nächste Stunde vertage oder Methoden vermittle, um die Frage selbst zu beantworten, folge ich also meinem Wert »Kompetenz«. Hier wird der Unterschied zur Erwartung oder zu einem Ziel am deutlichsten. Die Erwartung bzw. das Ziel der Eigenschaft Kompetenz – = »alle Fragen beantworten können« – kann ich in diesem Moment nicht erfüllen, den Wert Kompetenz kann ich gleichwohl verfolgen.

Die ACT liefert einige Methoden für die Wertearbeit. Elementar sind dabei Fragen wie:

- Was ist mir wichtig – unabhängig davon, ob ich dafür Anerkennung von anderen erhalte?
- Wann erlebe ich mich vital, lebendig? Welcher Wert steckt dahinter?
- Für welchen Wert entscheide ich mich?

Den letzten Punkt möchte ich besonders betonen, denn Wertearbeit ist der Ausdruck unseres Strebens nach Selbstbestimmung, Werte werden aber nicht nach logischen Kriterien bestimmt. Es gibt bei der Entscheidung für einen Wert keine »richtige« Antwort. Erfahrungen, Einstellungen, Welt- und Menschenbild beeinflussen unsere Entscheidung vielleicht. Sie bestimmen diese aber nicht.

Jasmin war eigentlich nie krank. Ihre Krise zeigt ihr nun aber, dass Gesundheit keine Selbstverständlichkeit ist. Sie sieht Gesundheit jetzt als einen Wert an, den sie durch gesundheitsförderliches Handeln mit Leben füllen möchte. Bislang hat sie dieses Thema eher vernachlässigt. Ihr war es wichtiger, für andere da zu sein. Jetzt entscheidet sie sich ganz bewusst, auch diesen Wert zu verfolgen. Sie erkennt schnell, dass sich die beiden Werte nicht ausschließen, sondern ergänzen. Sie fasst beide Werte zusammen und beschreibt Fürsorglichkeit jetzt als die sinnstiftende und handlungslenkende Qualität für ihr Leben. Und Selbstfürsorge ist für sie ab sofort ein wesentlicher Bestandteil dieser Qualität.

Jasmin hat zunächst Schwierigkeiten, zwischen Werten und Zielen zu unterscheiden. Ihre Gesundheitsziele »dreimal pro Woche joggen gehen, mit dem Rad zur Arbeit, weniger Zucker« waren nie besonders nachhaltig. Eine einzige Nachlässigkeit führte meist dazu, dass sie ihr Ziel »gesünder leben« ganz aufgab. Sie konnte das Ziel jetzt ja ohnehin nicht mehr erreichen. Den Wert »Fürsorge« kann sie dagegen in jedem Moment ihres Lebens verfolgen. Auch wenn sie die Zeit für ihre Joggingrunde mal mit einer Tüte Chips auf der Couch verbracht hat, ändert das nichts an der grundsätzlichen Richtung.

Die Richtung unseres Lebens – unser Lebensweg – ist wahrscheinlich nie der Weg des geringsten Widerstands. Im Gegenteil: Unsere Werte erkennen wir oft daran, dass wir Schmerz erleben, wenn wir oder andere diese Werte verletzen. Würden uns diese Dinge nichts bedeuten, wäre da auch kein Schmerz. Es soll jetzt nicht der Eindruck entstehen, dass Werteorientierung bedeutet, den »Weg des Schmerzes« zu wählen. Den zu Leid verstärkten Schmerz erleben wir ja nur, wenn etwas nicht so läuft, wie es unserer Vorstellung nach laufen sollte (wir erinnern uns: Leid = Schmerz × Widerstand), mit anderen Worten: wenn unsere Erwartungen oder Ziele durchkreuzt werden. Dann hilft uns eher Akzeptanz.

Unsere selbst gewählten Werte können weiter die Richtung bestimmen und sinnstiftend auf das wirken, was wir tun. Leben wir dagegen nicht in Übereinstimmung mit unseren Werten, ist das eine der größten Quellen für psychischen Disstress (Hayes 2019). Wählen wir beispielsweise den (kurzfristig) bequemen und angenehmen Weg, werden uns auch auf diesem Weg irgendwann wieder Hindernisse begegnen, denen wir ausweichen müssen. Wir gehen also nicht in eine von uns bestimmte Richtung, sondern bewegen uns im Zickzack – vielleicht sogar im Kreis –, weil wir unsere Richtung davon abhängig machen, welchen äußeren und inneren Hindernissen wir begegnen.

ABBILDUNG 6: Diese Leitfragen können bei Auswahl und Überprüfung von Werten unterstützen:

Leitfrage	Wert	Etwas anderes
Brauche ich Anerkennung, um diesen Wert leben zu können?	✗	✓
Ist es noch mein Wert, wenn niemand etwas davon erfährt?	✓	✗
Kann ich diesen Wert in jedem Moment leben, verfolgen?	✓	✗
Ist dieser Wert davon abhängig, dass ich ihn oder etwas erreiche?	✗	✓
Bin ich beim Leben dieses Wertes bereit, zu erleben, was jeder Moment zu bieten hat?	✓	✗
Habe ich diese Haltung gewählt, um unangenehme Gefühle zu vermeiden?	✗	✓

Vom getriebenen zum engagierten Handeln – Commitment

Eine engagierte Handlung ist eine wertebasierte Handlung, die zu einem bestimmten Zeitpunkt ausgeführt wird und ganz bewusst mit der Erschaffung neuer Verhaltensmuster verbunden wird, die dem Wert dienen (Hayes u. a. 2016, S. 328). Mit engagierten Handlungen füllen wir den Wert mit Leben, wir drücken ihn aus und verfolgen ihn damit aktiv. Das Hauptziel der ACT ist, dass die Person Verhaltensmuster entwickelt, die ihr dienen – nichts weniger wird als Erfolg angesehen (Hayes u. a. 2016, S. 327).

In der betätigungsorientierten Arbeit ...

... ist die Kernkompetenz des engagierten Handelns besonders relevant. Mit ihr gestalten wir unseren Alltag aktiv. Warum habe ich mich beim Schreiben dann nicht auf diese Kernkompetenz beschränkt? Keine der sechs Kernkompetenzen kann für sich stehen. Psychische Flexibilität erreichen wir nur, wenn alle Elemente ineinandergreifen und miteinander interagieren.

Handeln wir in der (fusionierten) Überzeugung, dass wir so handeln müssen, sind wir gedanklich eher rigide und wenig flexibel.

Hinnerk hat sich vorgenommen, eine Entspannungsübung als Abendritual vor dem Zubettgehen einzuplanen. Zwei Wochen später kommt er von seinem Bowlingabend erst spät heim. Er ist todmüde, möchte nur noch ins Bett fallen und denkt: »Och, jetzt muss ich auch noch diese Übung machen. Ich habe einfach keine Lust. Aber wenn ich die nicht regelmäßig mache, bringt es ja nichts. Ich muss mich einfach zusammenreißen.« Ähnliche Gedanken kommen ihm auch in den nächsten Tagen. Seine Übungspraxis wird zu einer weiteren Aufgabe auf seiner To-do-Liste. Irgendwann gibt er sie wieder auf.

Handeln wir immer wieder in der Absicht, ein unangenehmes Gefühl loszuwerden (statt ihm mit Akzeptanz zu begegnen), werden wir langfristig unsere emotionale Flexibilität gefährden, weil wir ähnlichen Situationen dann immer wieder ausweichen müssen bzw. wollen.

Hinnerk entschließt sich, statt der Entspannungsübung vor dem Zubettgehen ein Glas Rotwein zu trinken. »Das fährt mich auch runter. Im Kopf ist es dann ruhiger, der Körper wird schwer und ich schlafe schneller ein«, sagt er sich. Er bemerkt zwar, dass er sich tagsüber trotz genug Schlaf nicht besonders ausgeruht erlebt, schiebt das aber auf die Jahreszeit und den stressigen Alltag. Nach einer Weile reicht ein Glas nicht mehr aus, um ihn »runterzufahren«. Der Kopf ist wieder laut, der Körper angespannt und an Schlaf ist erst mal nicht zu denken.

Schreiben wir uns auf der Ebene des konditionierten Selbst bestimmte Eigenschaften zu, werden wir vielleicht überhaupt nicht aktiv, weil wir keine Erfolgsaussicht sehen oder die Handlung »einfach nicht zu uns passt«. Unser Handlungsspielraum engt sich dadurch stark ein auf das, was wir uns zutrauen oder was wir aufgrund der selbst erzählten Geschichte über uns als stimmig empfinden.

In den Gemeinschaftsräumen seiner Wohneinrichtung erlebt Lin große Schwierigkeiten beim Lesen. Selbst in dem Raum, der eigentlich als Ruhezimmer eingerichtet wurde, wird ständig lautstark Karten gespielt oder werden Videos auf dem Smartphone geschaut. Lin ist davon überzeugt, dass jegliche Versuche, die Mitbewohnenden um Ruhe zu bitten, scheitern werden. Autorität ist eine Eigenschaft, die Lin (in seiner Vorstellungswelt) nicht besitzt. Warum sollte Lin also handeln?

Handeln wir ausschließlich für die Zukunft, also für den Zeitpunkt, an dem wir *endlich* fertig sind, verpassen wir den Prozess und die Erfahrungen, die wir währenddessen machen können. Die Handlung erhält erst dann ihren Wert, wenn das Ergebnis stimmt. Wartet beim Abschluss dieser Aktivität bereits das nächste To-do auf uns, erleben wir uns ständig getrieben und angestrengt, weil wir durch unser Handeln die Überzeugung festigen, dass das Leben erst beginnt, wenn wir alles erledigt haben. Ganz ehrlich – wird das jemals der Fall sein? Das Leben findet immer und überall statt. Durch den Fokus auf die Zukunft blenden wir diese Tatsache aus. Aktivitäten können wir dann leer und sinnlos erleben, weil es nicht um das Tun geht, sondern um das Fertigwerden.

Leyla hat sich am Wochenende mit Tamara verabredet. Sie wollen sich zum ersten Mal in Leylas Wohnung treffen. Leyla denkt: »Ich muss jetzt die Wohnung in Ordnung bringen. In diesem Chaos kann ich Tamara nicht empfangen.« Sie nimmt zwei Tage Urlaub und beginnt mit dem Spülen. Da sie diese Aktivität nicht besonders mag, schaltet sie den Fernseher ein und will mit ihrer Smartwatch wenigstens ein bisschen »vom Leben« mitbekommen. Das Spülen zieht sich hin, und obwohl sie sich beeilt, scheint der Geschirrberg nicht weniger zu werden. Irgendwann ist kein Platz mehr auf dem Abtropfgitter. Die Geschirrtücher sind aber alle in der Wäsche. Auch der Schrank ist noch nicht ausgewischt. Sie befüllt eine Waschmaschine und wäscht schnell die Schränke aus. Das Spülwasser ist inzwischen kalt. Leyla muss auf die Toilette und sieht das »Chaos«, das im Badezimmer noch auf sie wartet. Sie erlebt sich schon mit der Küche als überfordert. Wie soll sie die anderen Räume auch noch schaffen? Sie denkt: »Es ist einfach nicht fair, dass wir so wenig Zeit für das echte Leben haben. Ständig müssen wir etwas tun, und für das Leben bleibt keine Zeit mehr.«

Handeln wir, ohne einen tiefen Sinn darin erkennen zu können, fragen wir uns verständlich ständig, warum wir das eigentlich tun sollten. Die Aktivitäten fühlen sich dann leer und gegenstandslos an. Wir funktionieren einfach, ohne wirklich zu erkennen, warum. Die Aktivität wird für uns »wertlos«.

Jasmin hat schon mehrere Wochen das Freitagsgebet ausfallen lassen. Warum soll sie die Strapazen der langen Anreise mit dem Bus auf sich nehmen? Es vermisst sie ja ohnehin niemand dort. Und beten kann sie auch zu Hause.

Engagiertes Handeln ist in der ACT sehr eng mit der Kompetenz der Werteorientierung verknüpft. Erleben wir eine Aktivität konsistent mit einem unserer Werte, verfügen wir über ein Warum. Und für dieses Warum sind wir bereit, Energie zu investieren und vielleicht auch Rückschläge und schmerzvolle Erfahrungen in Kauf zu nehmen. Viktor Frankl zitiert bzw. paraphrasiert in verschiedenen Texten Friedrich Nietzsche mit der Aussage (nach Batthyány 2017, S. 10):

»Wer ein ›Warum‹ hat, dem ist kein ›Wie‹ zu schwer.«

Es ist deshalb sehr wichtig, das engagierte Handeln stets in Beziehung zu unseren Werten zu setzen. Dann erleben wir unser Handeln als sinnvoll. Es kann sein, dass

wir neue Aktivitäten oder Handlungen auswählen, mit denen wir unsere Werte verkörpern. Oder wir verbinden notwendige Alltagsaktivitäten (wieder) mit einem unserer Werte und geben ihnen dadurch einen (neuen) Sinn.
Auch in der ACT kann mit Zielen gearbeitet werden. Es ist dabei jedoch sehr wichtig, dass Ziele lediglich als Hilfsmittel angesehen werden. Sie dürfen nicht zum Zweck werden. Der Zweck unserer Handlung ist nicht, das Ziel zu erreichen. Wir handeln, um einen von uns gewählten Wert zu verfolgen und zu verkörpern. Ziele können uns beispielsweise unterstützen, die wertebasierte Handlung zu strukturieren.

Leyla möchte ihre Wohnung wieder als gemütlich erleben. Sie hat sich deshalb für eine Grundreinigung entschieden. Zunächst verschafft sie sich einen Überblick und priorisiert die Aufgaben, die sie erledigen möchte. Die Waschmaschine befüllt sie als Erstes mit Geschirrtüchern, Putzlappen etc. Sobald die Maschine fertig ist, wird sie den Trockner brauchen. Darin liegen aber noch die Kleidungsstücke aus der letzten Wäsche. Ihr nächstes Ziel ist also, die Kleidung aus dem Trockner zu nehmen. Weil sie nicht mehr aus Wäschekörben leben möchte, räumt sie die Kleidung gleich in den Schrank.
Leyla helfen diese kleinen Zwischenziele dabei, nicht den Überblick zu verlieren und ihre Handlungen zu koordinieren. Die einzelnen Handlungen dienen dabei ihrem Wert »Gemütlichkeit«. Die Ziele selbst sind lediglich organisatorische Hilfsmittel. Leyla erlebt jede Handlung ihrer Putzaktion als sinnvoll, weil sie mit ihrem Wert verknüpft ist. Es geht nicht darum, fertig zu werden, sondern das zu tun, was ihren Wert verkörpert.
Nach dem Rundgang in der Wohnung sagt Tamara: »Du hast es aber ordentlich hier. Ich traue mich ja fast gar nicht, etwas anzufassen. Ich hoffe, du warst von meiner Wohnung nicht enttäuscht.« Als Leyla ihr von der Aufräumaktion erzählt, lachen sie beide. Sogar Leylas Befürchtung, dass Tamara bei ihrer Unordnung sofort Reißaus nehmen würde, hat sich als nicht wahr erwiesen. Vielleicht hätte hier eine Defusionstechnik ausgereicht, um Abstand zu dem Gedanken zu bekommen und ihn nicht als unumstößliche Realität zu sehen.

Ziele werden dann zum Problem, wenn wir sie als Voraussetzung für unser Wohlbefinden verstehen: Erst wenn ich mein Ziel erreicht habe, werde ich glücklich sein. Vielleicht wartet dann aber schon das nächste Ziel auf uns und wir müssen unser Glück schon wieder vertagen. Engagiertes Handeln, wie es die ACT versteht, ist niemals ausschließlich auf die Zukunft ausgerichtet. Es ist *gegenwärtig* und strahlt in die Zukunft aus (siehe Hayes u. a. 2016, S. 329). Durch engagiertes Handeln verkörpern wir unsere Werte – und zwar in *jedem* Moment, in dem die Handlung stattfindet.

Barrieren, also Umstände, die uns an der Handlung hindern oder die Handlung erschweren, sind ein wichtiger Punkt. Wir nehmen einer Handlung einen großen Teil der Anstrengung, indem wir sie mit einem Wert verbinden. Wir müssen uns dann nicht ständig fragen: »Warum mache ich das eigentlich? Ist das wirklich nötig? Ich könnte jetzt auch etwas Schönes machen.« Auch schmerzhafte Erlebnisse werden uns beim oder durch unser Handeln begegnen. Eltern beispielsweise finden ihre Werte häufig genau in dieser Rolle. Sie wollen das Beste für ihre Kinder und erleben darin eine unerschöpfliche Quelle von Motivation und Antrieb. Vielleicht können diese Menschen aber auch der Aussage zustimmen, dass Elternsein so ist, als würde man sein Herz außerhalb des Körpers tragen (siehe Hayes u. a. 2016, S. 348 f.).

Verfolgen Eltern ihren Wert durch die Ausführung konkreter Handlungen, werden sie vermutlich auch anstrengende und/oder schmerzhafte Zeiten erleben. Auch in anderen Bereichen birgt die von uns gewählte Richtung Barrieren und Herausforderungen, in denen unsere Kompetenzen der Akzeptanz und Defusion auf die Probe gestellt werden. Die Bereitschaft, diese Anstrengungen auf uns zu nehmen, hält uns in der von uns gewählten Richtung.

Thomas erlebt sich in der beruflichen Rehabilitationseinrichtung häufig unzufrieden. Als wissenschaftlicher Mitarbeiter im rechtswissenschaftlichen Institut hatte er gewisse Freiheiten, die er hier nicht hat. Die Notwendigkeit der festen Arbeitszeiten und der Praktika in Bereichen, in denen er seine berufliche Zukunft definitiv nicht sieht, kann er oft nicht nachvollziehen. Seine Akzeptanz wird manchmal sehr herausgefordert, wenn er sein »früheres Leben«, in dem er ganz andere Möglichkeiten hatte, mit der aktuellen Situation vergleicht. Dennoch hat er sich für diese Einrichtung entschieden. Die von ihm gewählte Richtung, wieder »ein selbstständiges und selbstbestimmtes Leben« zu erreichen trotz seiner Symptomatik, hält ihn auf Kurs. Er ist bereit, diese immer wieder schmerzhaften Durststrecken aktiv zu gehen.

Allerdings gibt es keinen Grund, unsere Handlungen, Ziele und insbesondere unsere Werte permanent infrage zu stellen. Wir erinnern uns, dass Werte sowie die diese verkörpernden Handlungen Wahlentscheidungen sind. Wir haben uns dafür entschieden und verfolgen diesen Weg. Es gab sicherlich Gründe für und gegen unsere Entscheidung. Auch andere Werte und Handlungen standen vielleicht zur Debatte. Die Entscheidung war aber nicht das Ergebnis einer logischen Schlussfolgerung oder des Nachgebens sozialer Erwartungen. Das wäre Fremdbestimmung durch die Umstände bzw. das soziale Umfeld.

Werte entstehen nicht, weil sie unumstößlich zu uns, unserer Persönlichkeit, unserem Selbst gehören. Dieses Denken wäre rigide bzw. Fusion mit dem konditionierten Selbst. Dann hätten wir keinerlei Entscheidungsfreiheit und unsere Werte würden einfach feststehen. Das transzendente Selbst ist jene Instanz, die erlebt, denkt, handelt, und nicht das Ergebnis dieser Prozesse. Dieses Selbst wählt den Wert bzw. die Werte aus und verkörpert sie durch engagiertes Handeln. Wir wählen und verändern unser Wertesystem selbstbestimmt, weil wir es wollen, und nicht, weil es die Umstände verlangen.

Thomas ist die Entscheidung für die Rehabilitationseinrichtung nicht leichtgefallen. Er hat verschiedene Einrichtungen und Konzepte verglichen. Es gab Pro und Kontra für jede Entscheidung (Entfernung zur Wohnung, Leitbild der Einrichtung, Praktikumskooperationen etc.). Letztlich entscheidet er sich für diese Einrichtung, auch wenn ihm die starren Arbeitszeiten und eingeschränkten Arbeitsmöglichkeiten nicht besonders zusagten. Insgesamt geht er jedoch davon aus, dass ihn diese Einrichtung am besten auf seinem Weg begleitet. Herausfordernd erlebt er gedankliche Vergleiche mit anderen Einrichtungen: »Ich könnte jetzt in der Kafferösterei sein. Das würde mir mehr Spaß machen und die Arbeitszeiten wären auch besser.« Die Entscheidung für die Einrichtung hat er aber selbstbestimmt getroffen, weil er seinen Wert »selbstbestimmt leben« seiner Einschätzung nach dort am besten verfolgen kann. Erst wenn er erkennt, dass er diesen Weg dort nicht gehen kann, will er seine Entscheidung korrigieren.

Engagiertes Handeln …

… verkörpert unsere Werte;

… erleben wir deshalb in jedem Moment als bedeutungsvoll;

… kann mit Zielen strukturiert werden, die unseren Werten dienen;

… kann (inneren und äußeren) Barrieren begegnen;

… kann Rückschläge beinhalten, weshalb wir Akzeptanz, Defusion, Selbst und Präsenz brauchen;

… bedeutet auch, unser Handeln flexibel anzupassen, wenn es unseren Werten nicht mehr entspricht.

Das C in ACT steht für »Commitment«. Einen entsprechenden Begriff in der deutschen Sprache habe ich bislang vergebens gesucht. Auch wenn das Wort mittlerweile »eingedeutscht« wurde (*Duden*: Commitment = Verpflichtung), trifft auch diese Bedeutungszuweisung nicht das, was in der ACT darunter verstanden wird: wertegeleitetes und damit der Person dienendes Handeln. Steven Hayes und sein Team (2016, S. 347) vergleichen Commitment mit dem Eheversprechen. Sicher gibt es Gründe für dieses Versprechen (etwa Gefühl von Verbundenheit, Liebe, gemeinsame Interessen, »es passt einfach«), aber all diese Gründe sind wechselhaft und vergänglich. Das Gefühl von Liebe wird nicht in jedem Moment der Ehe da sein. Interessen können sich ändern. Und bei Meinungsverschiedenheiten fragen wir uns vielleicht, ob es wirklich so gut »passt«.

Commitment bedeutet hier vielmehr die Entscheidung, diese Person als etwas Besonderes zu behandeln – auch in Momenten, in denen sich das vielleicht nicht richtig »anfühlt«, also wohlwollendes Verhalten nicht nur dann zu zeigen, wenn wir vor Verliebtheit übersprudeln, sondern auch dann, wenn es um ganz alltägliche Dinge geht. Gleichzeitig betonen Hayes und sein Team (ebd., S. 328), dass Commitment kein bedingungsloses Versprechen für die Ewigkeit sei. Es ist eine Entscheidung, einen bestimmten Wert zu verfolgen und mit konsistenten Handlungen zu

verkörpern. Treffe ich die selbstbestimmte Entscheidung, diesen Wert nicht mehr und dafür einen anderen zu verfolgen, ist auch das Commitment.
Im Bereich engagiertes Handeln können ausdrücklich auch andere therapeutische Methoden genutzt werden. Die ACT versteht sich eher als Rahmen, indem auch traditionelle Methoden wie Exposition oder belohnungsorientierte Ansätze ihren Platz finden können, sofern sie mit der Zielsetzung der psychischen Flexibilität eingesetzt werden. Auch die betätigungsorientierte Arbeit sehe ich hier als möglichen Ansatz, wertebasiertes, engagiertes Handeln zu ermöglichen. Für den Umgang mit Barrieren und Rückschlägen nutzen wir die Kompetenzen Akzeptanz, Defusion, Selbst und Präsenz.

Achtsamkeitsbasierte kognitive Therapie

Die achtsamkeitsbasierte kognitive Therapie (MBCT – Mindfulness-Based Cognitive Therapy) (Segal u. a. 2018) ist ein achtwöchiges Gruppenangebot, das achtsame Praxis und Perspektiven mit kognitiv-verhaltenstherapeutischen Methoden kombiniert. Sie wurde zunächst mit dem Fokus auf Rückfallprophylaxe bei depressiven Erkrankungen entwickelt.
Das Programm besteht insgesamt aus acht Einheiten à zwei Zeitstunden und einem Tag der achtsamen Praxis. In den Einheiten werden verschiedene angeleitete Achtsamkeitsübungen mit Fokus auf Körperempfindungen, Atem, Hören, Gedanken, Gefühle vorgestellt und durchgeführt. Die Teilnehmenden erhalten außerdem Informationen zum Umgang mit Gedanken und Gefühlen, zu ungünstigen und die Erkrankung aufrechterhaltenden Strategien sowie zu Motivation und Aktivität bei Depression. Ein wichtiger Bestandteil ist die tägliche Übungspraxis von bis zu einer Stunde zwischen den Einheiten.*

---

* **Zur Vertiefung**

Knuf, A. & Hammer, M. (Hg.) (2013): Die Entdeckung der Achtsamkeit in der Arbeit mit psychisch erkrankten Menschen. Köln: Psychiatrie Verlag.

Segal, Z.; Teasdale, J. & Williams, M. (2015): Die Achtsamkeitsbasierte Kognitive Therapie der Depression. Tübingen: dgvt-Verlag. [Therapiemanual]

Williams, M.; Teasdale, J.; Segal, Z. & Kabat-Zinn, J. (2017): Der achtsame Weg durch die Depression. Freiburg i. Br.: Arbor Verlag. [Ratgeber]

Aus der Forschung

Die MBCT hat sich als wirksame Methode in der Rückfallprophylaxe erwiesen. Sie wird in der aktuellen Nationalen Versorgungsleitlinie Unipolare Depression (Bundesärztekammer u. a. 2022) als Möglichkeit zur Rückfallprophylaxe empfohlen. Für die Notwendigkeit einer Rückfallprophylaxe hat das repräsentative Leitliniengremium den Empfehlungsgrad B (Sollte-Empfehlung) vergeben. Auch in der aktuellen Leitlinie »Depression bei Erwachsenen« des britischen National Institute for Health and Care Excellence (NICE 2022) wird das Programm für Menschen mit erhöhtem Rückfallrisiko empfohlen.

In der betätigungsorientierten Arbeit …

… geht es auch um Betätigungen, die wir nicht direkt mit Freude verbinden oder als schön, angenehm, positiv bewerten. Das sind in unserem Alltag notwendige Aktivitäten wie Spülen, Putzen, Kochen etc. Hier kann Achtsamkeit eine hilfreiche Haltung sein. Sie unterstützt uns, den inneren Widerstand gegen diese Aktivitäten aufzugeben. Indem wir auf den Prozess, die Handlung selbst fokussieren, bringen wir Gegenwärtigkeit in die Alltagsaktivitäten (zurück). Handeln wir nur, um irgendwann fertig zu werden, sind wir gedanklich in der Zukunft und erleben permanent eine Diskrepanz zwischen dem, wie es ist, und dem, wie es sein soll.

Umgang mit Gedanken und Emotionen

Die MBCT zeigt einen alternativen Umgang mit Gedanken und Emotionen. Es geht wie in der ACT um Akzeptanz und »Daseinlassen« des inneren Erlebens, um sich nicht in Grübelschleifen und Selbstkritik zu verlieren.

Leyla ist mit der Unordnung in ihrer Wohnung sehr unzufrieden. Wie konnte sie es nur so weit kommen lassen. »Wenn Tamara das sieht, verlässt sie sicher nicht nur fluchtartig die Wohnung, sondern beendet gleich die Beziehung. Dann bin ich wieder allein. Ich will nicht mehr einsam sein. Das hatte ich jetzt lange genug. Und einem Menschen wie Tamara bin ich noch nie begegnet. Sie zu verlieren, wäre …«

Leyla spürt eine Mischung aus Angst und Traurigkeit. Sie erlebt diesen emotionalen Zustand als unerträglich: »Ich muss etwas dagegen tun. Ablenkung, schnell

raus aus der Wohnung und shoppen gehen.« Als sie zurückkommt, weiß sie gar nicht, wo sie ihre Einkäufe abstellen soll. Leyla will dieses Chaos jetzt endlich loswerden. Das bedeutet: Aufräumen, Ausmisten, Regale und Schränke kaufen und aufbauen, ein Ordnungssystem überlegen, die Schränke und Regale einräumen, spülen, putzen. »Wie soll ich das alles schaffen? Das ist allein schier unmöglich. Aber wen soll ich denn bloß um Hilfe bitten? Wem kann ich dieses Chaos zumuten? Und was denkt die Person dann über mich? Selbst eine Reinigungsfirma kann ich nicht mehr in die Wohnung lassen. Diese Peinlichkeit könnte ich nicht aushalten. Es ist einfach hoffnungslos. Am besten beende ich die Beziehung von mir aus, dann muss ich mich nicht dieser Peinlichkeit aussetzen.«
Diese Gedanken rufen bei Leyla das Gefühl von Traurigkeit hervor. Soll es das jetzt wirklich gewesen sein mit Tamara? Sie denkt weiter: »Ich werde niemals wieder glücklich sein. Das ist jetzt mein Schicksal: Einsamkeit und Überforderung mit den einfachsten Hausarbeiten. Vielleicht sollte ich mir einen Heimplatz suchen. Allein kriege ich es doch nicht auf die Reihe.«

Die Emotion an sich ist nicht das Problem, sondern was unser Gehirn daraus macht.

In der MBCT wird davon ausgegangen, dass die Emotion an sich nicht das Problem ist, sondern eher das, was unser Gehirn daraus macht. Wir erleben die Emotion und befeuern sie mit weiteren Gedanken wie »Ich werde mein Leben lang einsam sein«, »Ich werde meine Partnerin verlieren« oder »Ich muss im Heim leben«, wonach wir uns verständlicherweise wertlos vorkommen und uns noch trauriger fühlen. Die Idee ist, einfach zu beobachten, wie die Emotion entsteht, ihren Höhepunkt erreicht und sich wieder auflöst. Sie im Gewahrsein zu halten und nichts damit zu tun – sie also weder zu bekämpfen noch mit weiteren Gedanken zu befeuern. Oft reagieren wir auf unangenehme Emotionen aber anders: Zunächst erleben wir diese Emotionen aversiv – also mit Abneigung, wir wollen sie nicht haben. Dann kommen wir auf die Idee: Wenn ich sie nicht haben will, dann muss ich sie einfach nur loswerden.
Das Problem ist, dass wir das, was hier in zwei Sätzen formuliert ist, nicht getrennt erleben, sondern als Einheit. Wir sehen nicht, dass das Erleben dieser unangenehmen Emotion und unsere automatische Reaktion (etwas loswerden wollen) voneinander unabhängig sind, oder besser gesagt: sein könnten. Viktor Frankl drückte es so aus: »Zwischen Reiz und Reaktion liegt ein Raum. In diesem Raum liegt unsere Macht zur Wahl unserer Reaktion. In unserer Reaktion liegen unsere Entwicklung und unsere Freiheit.« Erkennen wir diesen Raum nicht, überlassen wir unserem »Autopiloten« das Feld. Wir reagieren auf Aversion (Abneigung) mit dem Versuch, dieses unangenehme Gefühl loszuwerden, indem wir uns ablenken oder das Gefühl einfach beiseitezuschieben versuchen.

Da Emotionen eine Signalwirkung für uns haben sollen, ist Ablenkung oder Vermeidung keine besonders hilfreiche Reaktion. Unser Gehirn wird es nicht akzeptieren, dass wir seine Signale einfach ignorieren. Mit anderen Worten: Emotionen verschwinden nicht, indem wir sie ignorieren oder wegschieben. Sie werden dadurch eher stärker.

Emotionen sind Signale. Durch Vermeidung werden sie »lauter«.

Info: Achtsamkeit und Vermeidung

In Achtsamkeitsübungen wird die Aufmerksamkeit häufig auf einen bestimmten Sinneskanal (Hören, Riechen, Körperempfindung) gelenkt. Vielleicht denken wir, dass diese Praxis auch so etwas wie Vermeidung ist. Ich blende ja alles andere aus und fokussiere nur auf diesen Sinneskanal. Tatsächlich könnte diese Form der Aufmerksamkeitslenkung zur Vermeidung genutzt werden.
In der MBCT wird zum Umgang mit schwierigen Emotionen empfohlen, in das Gefühl bzw. die Körperempfindungen, die es verursacht, hineinzuatmen und als aktive Geste der Aktzeptanz *mit* dem Gefühl »zu atmen«. Das bedeutet, wir lenken die Aufmerksamkeit auf das Gefühl, nicht auf den Ort, an dem es entsteht (die Gedanken), sondern dorthin, wo es sich ausdrückt (im Körper). Der Atem trägt unsere Aufmerksamkeit in jene Körperregionen, in denen wir das Gefühl spüren (hineinatmen). Wir bleiben mit unserer Aufmerksamkeit bei diesen Körperempfindungen, die da sind, auch wenn wir das vielleicht nicht wollen. Bei Ablenkungen trägt der Atem die Aufmerksamkeit einfach wieder zurück. Wir atmen mit dem Gefühl (Segal u. a. 2018, S. 277 ff.).
Diese Form der Aufmerksamkeitslenkung bzw. -erweiterung hat nichts mit Vermeidung zu tun, denn wir lenken unsere Aufmerksamkeit nicht von der Emotion weg. Durch die Erweiterung auf den Atem vergrößern wir lediglich den Fokus. Wir erleben dadurch, dass die Emotion nicht alles ist, was wir in diesem Moment erleben können, nämlich dass das Feld unserer Aufmerksamkeit die Emotion *und* die Empfindungen des Atems im Gewahrsein halten kann und noch viel mehr. Wir geben der Emotion dadurch Aufmerksamkeit und gleichzeitig Raum.

Mit der Signalwirkung ist nicht gemeint, dass Emotionen immer »recht haben«, denn vor der Emotion stehen immer Gedanken, die diese Emotion verursachen. Und diese Gedanken können wahr sein oder aber auch völliger Blödsinn.

Tamara verlässt bei ihrem ersten Besuch weder die Wohnung noch Leyla. Tatsächlich ist Leyla die Erste, die das Thema »Unordnung« anspricht. »Bist du denn unzufrieden mit deiner Wohnung?« Leyla: »Na ja, jetzt habe ich ja aufgeräumt, aber ob das so bleibt …« Tamara bietet gleich ihre Unterstützung an. Dieses Thema hat

Gedanken verursachen Emotionen.

sie selbst lange Zeit beschäftigt. Sie hat ein Coaching besucht und viel zum »Ausmisten« gelesen. »Davor sah es bei mir viel schlimmer aus als hier«, sagt sie.

Gedanken sind …

… geistige Ereignisse, nicht die Realität;

… der Versuch unseres Gehirns, die Realität zu erklären;

… Ideen, denen wir folgen können oder nicht.

Wir sehen aus dieser Wendung, dass sich Leylas Gedanken und Befürchtungen zum Verlust ihrer Beziehung nicht bewahrheitet haben. In der MBCT soll ein alternativer Umgang mit Gedanken erlernt werden: Wir sehen Gedanken als das, was sie sind: Gedanken – und nicht mehr. Gedanken sind in diesem Verständnis mentale Ereignisse, die unser Gehirn produziert hat, aus welchem Grund auch immer. Sie sind weder notwendigerweise wahr noch sagen sie irgendetwas über unsere Person oder unser Selbst aus. Es geht also nicht darum, den Inhalt der Gedanken zu verändern. Bei automatischen Gedanken ist das ohnehin unmöglich. Gedanken werden hier eher als Ereignisse angesehen, die entstehen und sich auch wieder auflösen. Welchen Gedanken wir folgen wollen, entscheiden wir selbst.

Übung

Die Übung »Achtsamkeit für Geräusche und Gedanken« (Segal u. a. 2018, S. 221 f.) ist ein Ansatz, diese beobachtende Haltung gegenüber Gedanken erfahrbar zu machen. Im ersten Teil werden Geräusche aus der Umgebung achtsam wahrgenommen. Die Aufmerksamkeit wird bewusst auf das Hören gelenkt. Die Geräusche werden möglichst gleichmütig, akzeptierend, offen beobachtet. Wir suchen in dieser Übung nicht nach Geräuschen. Wir lassen die Geräusche zu uns kommen, beobachten, wie sie entstehen, andauern und sich wieder in der Stille auflösen oder durch ein anderes Geräusch ersetzt werden. Vielleicht schaffen wir es sogar kurz, uns von der jeweiligen Quelle der Geräusche zu lösen und das Geräusch einfach als Schallwellen oder Töne wahrzunehmen, ohne ihnen eine Bedeutung zuzuschreiben. Mit dieser Qualität unserer Aufmerksamkeit wechseln wir zu unseren Gedanken. Wir versuchen Gedanken genauso wahrzunehmen, wie wir kurz vorher die Geräusche beobachtet haben. Wir suchen nicht nach Gedanken, sondern bemerken einfach, wie sie entstehen, präsent sind und sich wieder auflösen oder durch einen anderen Gedanken ersetzt werden.

Diese Übung kann uns dabei unterstützen, Gedanken als geistige Ereignisse zu sehen. Genau wie Geräusche entstehen sie und lösen sich irgendwann wieder auf. Einige sind relevant für uns (wie die Geräusche eines Autos, das wir beim Überqueren der Straße nicht gesehen haben), andere sind irrelevant, sodass wir sie einfach weiterziehen lassen können. Auf dieser Erlebnisebene fällt es uns möglicherweise leichter, die Funktionsweise unseres Gehirns nachzuvollziehen, wenn wir auf der kognitiven Ebene nicht weiterkommen.

In der betätigungsorientierten Arbeit ...

... kann diese Sichtweise von Gedanken sehr hilfreich für uns sein, denn auch hier werden wir mit sehr starken Gedanken konfrontiert sein. Denkt die unterstützte Person vielleicht, dass sie unfähig ist, weil sie ihr Ziel nicht erreicht oder die Übungen nicht wie vereinbart gemacht hat, können wir sie darin bestärken, auch diese Gedanken als Ereignisse zu sehen, die weder der Wahrheit entsprechen noch etwas über sie als Person aussagen. Was passiert mit Gedanken, mit denen wir so umgehen? Sie werden nicht verschwinden, das ist auch nicht das Ziel. Wir nehmen ihnen aber die Macht, denn Macht haben Gedanken nur, wenn wir ihnen glauben. Können wir Gedanken aber als Ideen sehen, sind wir in der Lage, zu entscheiden, welche dieser Ideen wirklich hilfreich sind, um unseren Alltag zu bewältigen, und welche nicht.

Achtsamkeit und der Sein-Modus

Der (achtsame) Sein-Modus ist ein zentrales Element der MBCT. Der US-amerikanische Psychotherapeut Christopher Germer definiert Achtsamkeit so: das aktuelle Erlebnis bewusst und akzeptierend wahrnehmen (Germer 2016, S. 7). Im Sein-Modus befinden wir uns zeitlich in der Gegenwart. Es geht um das, was jetzt in diesem Moment da ist. Es ist völlig egal, was da ist: Sinneseindrücke, Empfindungen, Gedanken, Emotionen, Handlungsimpulse oder, oder, oder. Es kommt ausschließlich darauf an, dass es in diesem Moment *da* ist. Bewusst wahrzunehmen bedeutet, dass wir unsere Aufmerksamkeit auf unser Erleben richten und nicht davon weg. Wir flüchten also nicht in die Ablenkung oder Vermeidung. Wir entscheiden uns ganz bewusst, das zu erleben, was jetzt da ist. Wir lassen es da sein. Ob uns dieses Erlebnis gefällt oder nicht, ob wir es angenehm oder unangenehm erleben, ist völlig egal. Es ist da und darf da sein. Wir geben unseren Widerstand auf und erleben es einfach.

Leyla spürt eine Mischung aus Angst und Traurigkeit. Sie erlebt diesen emotionalen Zustand als unerträglich. »Aber stopp: Warum soll ich das nicht ertragen können? Das ist doch alles in meinem Kopf entstanden … Wie fühlt sich das überhaupt an, das, von dem ich denke, dass ich es nicht ertragen kann? Wo spüre ich es? Im Körper? Ja, ich bin bereit, das zu erleben.«

Achtsamkeit bedeutet, das aktuelle Erlebnis bewusst und akzeptierend wahrnehmen.

Diese Haltung, der Sein-Modus, ist vielleicht neu für uns, denn wir sind es gewohnt, Probleme *zu lösen*. Durch bloßes Aussitzen werden diese Probleme nicht einfach verschwinden. Deshalb wird der Tun-Modus ebenfalls in der MBCT beschrieben. Dort geht es um Ziele: Wir wollen irgendwohin, wir wollen etwas erreichen, es soll sich etwas verändern. Wir haben einen Soll-Zustand – dorthin wollen wir –, und dieser weicht von unserem Ist-Zustand ab – wir sind also noch nicht da. Und um diese Diskrepanz zu lösen, müssen wir tatsächlich etwas tun. Wir können mit unseren Gedanken verschiedene Lösungsmöglichkeiten simulieren und sie durch unser Handeln ausprobieren. So kommen wir – vielleicht – dorthin, wohin wir wollen.

Im Tun-Modus versuchen wir, den Abstand zwischen Soll- und Ist-Zustand zu verringern oder sogar aufzulösen.

Hinnerk hat in der Patienteninformation »Insomnie: Schlaflose Nächte – Warum? Was hilft?« (Ärztliches Zentrum für Qualität in der Medizin, 2018) gelesen, dass es bei Schlafschwierigkeiten hilfreich sein kann, das Bett nur zum Schlafen und für sexuelle Aktivitäten zu nutzen. Jetzt steht sein Fernseher jedoch am Bett und das Zimmer ist zu klein, um noch andere Sitz- oder Liegemöbel dazuzustellen. Wenn er also fernsehen möchte, muss er dafür ins Bett gehen. Soll-Zustand: Bett soll nur zum Schlafen und zum Sex benutzt werden. Ist-Zustand: Fernsehen ist momentan nur im Bett möglich. Lösung: Hinnerk stellt seinen Fernseher ins Wohnzimmer. Dort kann er von der Couch aus fernsehen und das Bett so benutzen, wie es hilfreich für seinen Schlaf ist.

Der Tun-Modus ist sehr wichtig, wenn es darum geht, Probleme zu lösen. Es gibt aber Dinge, die wir mit dem Tun-Modus nicht lösen können.

Hinnerk hat seit einer Woche den Fernseher im Wohnzimmer stehen. Er hat sich an die Tipps aus der Patienteninformation gehalten. Heute hat er eine Naturdokumentation angeschaut und keinen Thriller, eine Tasse Abendtee getrunken und eine Entspannungsübung vor dem Zubettgehen gemacht. Jetzt liegt er schon seit einer Stunde wach und schläft einfach nicht ein. Sein Soll-Zustand »Schlafen« weicht also von seinem Ist-Zustand »Wachliegen« ab. Wie schafft er es jetzt, seinen Soll-Zustand zu erreichen? Er denkt: »Das ist doch so wichtig. Morgen muss ich früh raus und habe einen anstrengenden Tag vor mir. Wenn ich jetzt nicht bald einschlafe, bin ich total übermüdet und der Arbeitstag wird die reinste Qual. Was kann ich denn bloß tun, damit ich jetzt endlich einschlafe? Früher habe ich mich einfach hingelegt und war weg. Und andere Menschen haben diese Probleme sicher auch nicht. Auf der Arbeit wirken alle eigentlich immer ausgeschlafen und erholt. Nur ich schaffe das einfach nicht.«

In diesem Beispiel will Hinnerk das »Problem« (Wachliegen) im Tun-Modus lösen. Seine Versuche bleiben allerdings nicht nur erfolglos, es ist sogar so, dass er sich immer weiter von dem erstrebten Soll-Zustand entfernt. Seine Grübeleien um das Schlafproblem führen dazu, dass er sich eher anspannt. Die Angst vor dem kommenden Arbeitstag, den er in seiner Vorstellung völlig übermüdet bewältigen muss, sorgt dafür, dass sein Herz schneller schlägt, seine Atmung flacher und schneller wird und sich seine Muskulatur anspannt. An Schlaf war irgendwann nicht mehr zu denken. Wie hätte Hinnerk diese Situation im Sein-Modus erlebt?

Hinnerk legt sich ins Bett. Er bemerkt die Gedanken: »Wenn du jetzt nicht schnell einschläfst, bist du morgen total übermüdet. Du musst früh raus. Morgen brauchst du all deine Kraft.« Er hat gelernt, dass Gedanken geistige Ereignisse sind und nicht unbedingt etwas mit der Realität zu tun haben. Er kann sich entscheiden, ob er diesem Gedanken glaubt und ihn weiterdenkt oder ob er ihn einfach »da« sein lässt. Hinnerk spürt die emotionale Reaktion auf diesen Gedanken (Angst). Da herrscht Anspannung – die der Emotion folgende Körperreaktion. Sie darf da sein. Er entscheidet sich, einfach zu liegen, ohne einschlafen zu wollen. Er lenkt seine Aufmerksamkeit auf seinen Körper. Wie fühlt sich sein Körper an, wenn er einfach nur daliegt. Er muss nichts verändern oder erreichen. Einfach nur liegen. Lenken ihn Gedanken oder Emotionen von seinen Körperempfindungen ab, lenkt er seine Aufmerksamkeit einfach wieder zurück. Er muss nicht schlafen. Wenn es geschieht, ist es gut. Wenn nicht, ebenso. Es ist, wie es ist. Hinnerk schläft ein.

Schlafprobleme lassen sich mit Achtsamkeit oder dem Sein-Modus nicht *lösen.* Sobald wir diesen Anspruch haben, sind wir nicht mehr im Sein-Modus. Wir haben in den Tun-Modus gewechselt. Nur dort können wir etwas erreichen. Dort gibt es Ziele und Soll-Zustände. Im Sein-Modus lassen wir jeden Moment genau so, wie er ist. Wir versuchen nicht, ihn zu verändern. Wir wollen ihn nicht verändern. Wir akzeptieren den Moment so, wie er ist.
Wozu brauchen wir den Sein-Modus dann, wenn wir damit doch nichts erreichen können? Der Sein-Modus ist nicht besser als der Tun-Modus – er ist einfach anders. Manche Situationen können wir mit dem Tun-Modus gut bewältigen. Hinnerk hat sein Problem mit dem Fernseher mithilfe des Tun-Modus sehr gut lösen können. Das funktioniert bei Emotionen aber nicht, insbesondere wenn sie entstanden sind, weil wir sie durch unsere Gedanken immer weiter befeuert haben.

In Hinnerks Naturdokumentation werden verschiedene Tiere der Serengeti vorgestellt. In einer Szene wird eine Herde Zebras von Löwen angegriffen. Die Herde rennt um ihr Leben, schlägt Haken, springt über Hindernisse und Wasserläufe. Ein Tier wird gerissen und von den Löwen niedergestreckt. Die Löwen töten das Zebra und beginnen ihr Mahl. Die Zebraherde bleibt irgendwann stehen. Die Gefahr durch die Löwen ist vorüber. Die Tiere beginnen ebenfalls wieder zu fressen. Es kehrt Ruhe in der Gruppe ein.

Hinnerk denkt darüber nach, wie es wäre, wenn er so leben müsste. Ständig in Lebensgefahr. Er könnte sich nirgends verstecken und wäre nirgends wirklich sicher. Er würde wahrscheinlich die Orte meiden, an denen die Herde von Löwen attackiert wurde. Die Bilder der zerfleischten Artgenossen in seiner Erinnerung würden ihn nicht loslassen. Das drohte auch ihm, wenn er nicht ständig auf der Hut wäre. Er hätte ein Leben voller Angst und Flucht zu führen. Wie konnten die Zebras das nur durchstehen? Er würde sich wahrscheinlich den ganzen Tag damit befassen, dieses Problem zu lösen. Alles andere würde er ausblenden. Würde er dann noch genug fressen? Genug trinken? Würde er sich »in Gedanken« vielleicht verlaufen und seine Herde verlieren? Wäre das nicht auch lebensgefährlich? Vielleicht liegt die Lösung darin, dass Zebras genau diese Gedanken nicht haben. Dass sie nicht ständig in Vergangenheit (»ein Artgenosse wurde getötet«) und Zukunft (»das könnte auch mir passieren«) unterwegs sind. Die Zebras sind vermutlich immer im Hier und Jetzt. Sie fressen und trinken, wenn sie Nahrung und Wasser gefunden haben. Und sie laufen um ihr Leben, wenn sie von Raubtieren gejagt werden. Sie denken nicht beim Laufen: »Ich würde jetzt lieber fressen!« oder beim Fressen: »Wann kommt wohl der nächste Angriff?« Sie bewältigen jeden Moment für sich.

In diesem Beispiel (siehe Gilbert & Choden 2015, S. 44; Williams u. a. 2007, S. 32) haben wir beide Modi erlebt. Den Tun-Modus, als es für die Zebras darum ging, den Löwen zu entkommen. Und den Sein-Modus, den Hinnerk als Schlüssel identifiziert hat, um mit diesem unsicheren und gefährlichen Leben klarzukommen. Denke ich den ganzen Tag nur an den nächsten Löwenangriff, werde ich auch den ganzen Tag angespannt sein, mein Stresssystem arbeitet ständig auf Hochtouren und es gibt keine Phasen der Entspannung. Schaffe ich es aber, diese Gedanken einfach da sein zu lassen, ohne ihnen zu folgen und sie dadurch zu befeuern, ist das auf lange Sicht wesentlich gesünder.

Man könnte jetzt entgegnen, dass Menschen aufgrund ihres hochentwickelten Tun-Modus (Problemlösefähigkeiten) Möglichkeiten finden könnten, sich vor Löwenangriffen zu schützen. Sie könnten Warnsignale vereinbaren, sichere Behausungen errichten oder Waffen zur Verteidigung nutzen. Das ist richtig. Aber haben wir nicht dennoch mit Situationen zu tun, die wir nicht mit unserem Verstand lösen können?

Leyla will jetzt endlich Ordnung in ihre Wohnung bringen. Mit dem Spülen fängt sie an. Sie räumt das Spülbecken aus und lässt Wasser einlaufen. Damit die Aktivität nicht ganz so nervend wird, lässt sie das Radio laufen. Sie beginnt mit den Tellern und kämpft mit den verkrusteten Soßenresten. Weiter geht es mit dem Besteck.

Das Lied im Radio erinnert sie an ihren letzten Strandurlaub. Da wäre sie jetzt viel lieber. Das Spülwasser ist mittlerweile kalt und Schaum ist auch nicht mehr zu sehen. Sie spült jetzt die Schüsseln. Der Werbespot im Radio bringt sie auf den Gedanken, dass sie jetzt viel lieber shoppen würde, als diese langweilige Tätigkeit zu machen. Sie lässt das Spülwasser ablaufen und möchte mit dem Abtrocknen anfangen. Schon der erste Teller ist nicht richtig sauber geworden. Die Soßenreste kleben noch immer am Porzellan. Leyla ist frustriert. Soll sie jetzt wieder von vorne anfangen? So kann sie die Teller doch nicht in den Schrank stellen …

Thich Nhat Hanh war ein buddhistischer Mönch, Lehrer und Autor. In seinem Buch *Das Wunder der Achtsamkeit* (Hanh 2016) beschreibt er seine ganz persönliche Philosophie zum Spülen. Er hatte die Angewohnheit, sein Geschirr direkt nach dem Essen abzuspülen. Danach trank er eine Tasse Tee. Viele Menschen spülen nur ab, damit es anschließend sauber ist. Sie haben ein Ziel: sauberes Geschirr. Thich Nhat Hanh hatte dieses Ziel nicht, er wusch ab, um abzuwaschen.
»Wenn wir beim Abwasch lediglich an die Tasse Tee denken, die uns erwartet, und uns deshalb beeilen, um es schnell hinter uns zu bringen, als wäre der Abwasch eigentlich etwas völlig Überflüssiges, dann waschen wir keineswegs ab, ›um abzuwaschen‹. Ja, wir leben dann eigentlich auch gar nicht, während wir abwaschen! Wir sind unfähig, das Wunder des Lebens zu begreifen, wenn wir mit dieser Einstellung am Spülbecken stehen. Wenn wir aber nicht einmal bewusst abspülen können, liegt es nahe, dass wir auch nicht in der Lage sind, wirklich unseren Tee zu trinken. Dann trinken wir zwar unseren Tee, denken aber pausenlos an andere Dinge und sind uns der Tasse in unserer Hand kaum bewusst. So verschlingt uns die Zukunft – und wir sind leider gänzlich unfähig, auch nur eine Minute lang unser Leben wahrhaftig zu leben« (Hanh 2016, S. 17).
Dieser Text beschreibt sehr anschaulich, wie wir den Sein-Modus bei Alltagsaktivitäten wählen können. Wir leben nicht erst, wenn das Geschirr abgespült ist, sondern auch schon beim Spülen. Wir brauchen keine Ablenkungen durch das Radio, um diese Aktivität lebenswert zu machen oder um uns sogar von der »Unerträglichkeit« abzulenken. Wir können einfach erleben, was diese Aktivität zu bieten hat. Wir nehmen die Temperatur des Spülwassers wahr, den Duft des Spülmittels, die Konsistenz des Schaumes, des Schwammes, des Tellers, die Bewegungen beim Reinigen etc. Wir sind einfach bei dieser Aktivität. Wir denken häufig, dass wir genau wissen, wie sich Spülen anfühlt, dass diese Aktivität nichts Neues zu bieten hat und wir deshalb gar nicht hinspüren müssen. Wir *müssen* nicht, aber wir *können*. Und oft sind wir überrascht, wie sich Alltagsaktivitäten anfühlen, wenn wir uns voll und ganz darauf einlassen und nichts anderes tun als diese Aktivität.

Achtsamkeit bei Alltagsaktivitäten verändert unser Erleben der Tätigkeit.

Den Sein-Modus können wir uns nicht vorstellen. Wir können nur erleben, was dieser Modus zu bieten hat. Die MBCT beginnt wie auch das MBSR-Programm (Mindfulness-Based Stress Reduction) genau aus diesem Grund mit der Rosinenübung. Dabei nehmen wir uns etwa zehn Minuten Zeit, die wir einer einzigen Rosine widmen. Wir schauen, riechen, spüren, tasten, schmecken – wir entdecken diese Rosine. Es kann helfen, wenn wir uns dabei vorstellen, wir hätten noch nie zuvor eine Rosine gesehen, gerochen, geschmeckt etc. In der Achtsamkeitsliteratur wird hier von »Anfängergeist« oder »Forschergeist« gesprochen. Wir wollen dieses Objekt »Rosine« genau erforschen. Wir wollen alles herausfinden, was es zu entdecken gibt. Und zwar mit allen uns zur Verfügung stehenden Messinstrumenten (unseren Sinnesorganen). Wir wollen diese Rosine nicht mit etwas vergleichen – mit anderem Trockenobst oder mit Rosinen, die wir früher gegessen haben. Es geht einzig und allein um *diese* Rosine.

Im Tun-Modus schaffen wir Lebensbedingungen.

Im Sein-Modus leben wir.

Viele Menschen machen die Erfahrung, wie viel Leben in diesen zehn Minuten steckt, in denen sie sich mit einem Lebensmittel beschäftigen, das sie schon unzählige Male achtlos gegessen oder sogar vermieden haben.

Es ist sehr schwierig, den Sein-Modus mit Worten zu erklären. Häufig wurde mir die Frage gestellt, warum wir diesen Modus überhaupt wählen sollen, wenn er doch eigentlich gar nichts »bringt« – also kein Ergebnis liefert. Insbesondere wenn wir uns gerade in einer schwierigen Phase befinden, wollen wir da doch so schnell wie möglich wieder raus und nicht in der Gegenwart stecken bleiben. Dieser Gedanke, dass wir so schnell wie möglich »raus« wollen, kann aber dazu führen, dass wir uns ständig überfordern. Es liegt vielleicht noch ein langer Weg vor uns. Und wir erleben uns in dem Moment als nicht besonders leistungsfähig. Wie sollen wir das alles schaffen? Wir haben uns im Tun-Modus ein Ziel gesetzt, das weit in der Zukunft liegt. Wir sehen auf einmal all das, was noch vor uns liegt.

Der Sein-Modus schaut nicht in die Zukunft. Er befasst sich nur mit der Gegenwart, mit dem aktuellen Moment. Der Fokus auf die Gegenwart beschränkt die empfundenen Anforderungen an uns enorm.

Leyla hat die Geschichte vom Spülen sehr beeindruckt. Da sie den Geschirrberg gestern schon mit großer Kraftanstrengung und einem zweiten Spülgang bewältigt hat, widmet sie sich nun ihrem nächsten Projekt: der Ablage. Die Rechnungen, Dokumente, Nachweise, Bescheinigungen der letzten drei Jahre liegen vor ihr auf dem Schreibtisch. Es ist ein riesiger Stapel und sie spürt einen inneren Widerwillen gegen diese Tätigkeit. Sie entscheidet sich aber dieses Mal, diese Aktivität ohne Ablenkung anzugehen. Sie schaltet die Musik aus, ihr Smartphone stellt sie lautlos und legt es in eine Schublade. Ein Ordnungssystem hat sie sich schon überlegt. Es geht nur noch ums Sortieren und Abheften.

Sie nimmt das erste Dokument – eine Gehaltsabrechnung – und heftet es in den entsprechenden Ordner. Das zweite Dokument wirft sie weg: eine alte Informationsbroschüre der Versicherung. Und so geht es weiter. Zwischendurch blickt sie sich um und denkt: »Das wird einfach nicht weniger! Wie soll ich das alles schaffen?« Dann erinnert sie sich an die Geschichte. Sie heftet nicht ab, um fertig zu werden. Sie heftet ab, um abzuheften. Was zählt, ist einzig das nächste Dokument: Meldung zur Sozialversicherung. Einsortieren und abheften. Und das nächste: Werbebroschüre. Wegwerfen. Und das nächste: Rechnung Laptop. Einsortieren und abheften.

Irgendwann sind keine Dokumente mehr übrig. Weil sie sich immer nur das nächste Dokument vorgenommen hat, hat sie sich nie als überfordert empfunden. »Das ist ja nur ein Dokument. Das schaffe ich locker.« Und irgendwann war sie fertig. Es war nicht besonders anstrengend und sie hat jetzt ihren Papierberg in drei Ordnern verstaut.

Aber ist das wirklich der Sein-Modus? Sie hat hier doch eindeutig etwas *getan.* Es gab auch *Ziele,* nämlich das jeweilige Blatt in dem richtigen Ordner abzuheften. Leyla hat hierbei einen permanenten Wechsel zwischen Sein- und Tun-Modus vollzogen. Im Sein-Modus konnte sie jenen Fokus auf den Moment richten, in dem nur das nächste Dokument auf sie wartete und nicht der ganze Stapel. Den am Anfang erlebten Widerwillen konnte sie bewusst und akzeptierend wahrnehmen. Der Tun-Modus half ihr dann, den richtigen Platz für das Dokument zu finden.

Sein- und Tun-Modus schließen sich nicht aus. Sie ergänzen sich.

Achtsamkeit wird auch als Praxis des Beginnens bezeichnet. Wir beginnen in jedem Moment unseres Lebens neu. Ist ein Dokument abgelegt, beginnen wir mit dem nächsten. Das letzte Dokument ist Vergangenheit, der Stapel ist Zukunft. Es zählt nur das aktuelle Dokument.

Was für die Dokumente gilt, ist auch wichtig, wenn wir uns einer anderen Aktivität achtsam zuwenden wollen. Vielleicht haben wir beim Abheften eine Leichtigkeit gespürt, es hat sich vielleicht auch angenehm angefühlt. Jetzt kann es sein, dass sich dieses Erleben beim nächsten Projekt nicht einstellt. Wir stellen fest: »Es fühlt sich anders an. Ich muss etwas falsch machen.« Und schon haben wir den Sein-Modus verlassen. Wir sind wieder im Tun-Modus. Wir haben das Ziel, dass es sich dieses Mal genauso (gut) anfühlt wie beim letzten Mal. Wir akzeptieren also nicht, wie sich dieser Moment anfühlt. Wir wollen, dass er sich anders anfühlt. Wir sind nicht offen oder entdeckend, sondern wir bewerten und vergleichen mit Erfahrungen aus der Vergangenheit. Das zu bemerken, ist ein sehr wichtiger Moment der Achtsamkeit. Wir brauchen uns dafür nicht zu verurteilen. Unser Autopilot hat einfach das getan, wozu er da ist. Er hat die Steuerung übernommen.

Achtsamkeit ist eine Praxis des Beginnens. Jeder Moment ist neu, wenn wir ihn nicht damit vergleichen, wie er sein sollte.

Wir können diese Erkenntnis nutzen und ihn wieder ausschalten, um offen zu erleben, was es in diesem Moment zu erleben gibt.

Helene nutzt betätigungsorientierte Arbeit auch in der Wohneinrichtung für die Einzel- und Gruppenförderung. Mit Radek (21) übt sie das Binden der Schnürsenkel. Aufgrund seiner Lern- und Aufmerksamkeitsschwierigkeiten konnte er diese Fertigkeit nicht von seinen Eltern lernen. Helene macht ihm eine einfache Schleife an einem ihrer Schuhe vor. Radek soll es einfach nachmachen. Er führt die Einzelschritte sehr schnell und mit viel Kraft aus und bringt die Reihenfolge durcheinander. Er scheint auch nicht den Sinn der einzelnen Schritte erkennen zu können. Es wirkt auf Helene, als würde er einfach irgendwas tun, um schnell fertig zu werden und um die Aufgabe zu erfüllen.
Helene entscheidet sich, eine Übungsvorrichtung zu nutzen, weil ihr das Binden am Schuh noch zu schwierig erscheint. Sie bohrt zwei Löcher in eine Papprolle und fädelt einen Schürsenkel durch. Die Vorrichtung befestigt sie am Tisch. So kann Radek am Tisch üben und sich auf das konzentrieren, was er zum Binden benötigt: die Schnürsenkel. Auch hier hat er anfangs Schwierigkeiten. Helene baut eine zweite Übungsvorrichtung und setzt sich direkt neben Radek. So kann sie jeden Arbeitsschritt einzeln vormachen. Radek macht ihn an seinem Platz direkt nach.
Helene bemerkt Gedanken wie: »Der lernt das nie«, »Es ist zwecklos«, »Klettverschlüsse sind auch gut.« Sie kann diese Gedanken aber als das markieren, was sie sind: Gedanken, nicht die Realität. Die achtsame Haltung hilft ihr, jeden Versuch Radeks mit Neugier und Gleichmut zu betrachten. Sie zählt nicht die Fehlversuche, sie lässt Bewertungen der einzelnen Versuche weiterziehen. Jeder Versuch ist ein neuer Anfang. Gedanken wie »Ich sehe gar keine Fortschritte« oder »Eben hat es doch besser geklappt, warum denn jetzt nicht mehr?« kommen immer wieder. Helene kann sie weiterziehen lassen.
Die Übungen laufen immer wieder nach dem gleichen Schema ab: erklärendes Vormachen, schrittweises Nachmachen mit Intervention bei Fehlern. Helene beschränkt die Übungszeit auf wenige Minuten und baut Erholungspausen ein, in denen sie mit Radek Betätigungen ausführt, in denen er sich kompetent erlebt (etwa ein Kartenspiel). Dann wieder eine kurze Übungsphase etc. So gestaltet sie die beiden wöchentlichen Einzeltermine mit Radek (jeweils eine Stunde). Es gibt Übungsphasen, in denen Helene keinerlei Fortschritte sieht, und dennoch bleibt sie dran. Jeden Versuch kann sie als neuen Anfang sehen.
Nach drei Wochen gelingen Radek die Arbeitsschritte immer besser. Er wird sicherer und kann irgendwann sogar eigene Fehler und Schwierigkeiten erkennen und beheben. Letztlich lernt er auf diesem Weg seine Schnürsenkel zu binden.

Helene wird von ihrem Team in dieser Zeit für ihre Geduld bewundert. Ihre Geduld erlebt sie aber fast nie als auf die Probe gestellt. Weil jeder Versuch ein neuer Beginn ist, fällt es ihr leicht, Gedanken einfach weiterziehen zu lassen, die ihr zu sagen versuchen: »Das sind jetzt schon ganz schön viele Versuche, das wird nie was«, »Beim letzten Mal hat es doch besser geklappt, der lernt das nie« oder »Ist das langweilig – was mache ich eigentlich hier?«
Helene hat in ihrer beruflichen Tätigkeit oft die Erfahrung gemacht, dass solche Gedanken dazu führen, dass sie die Menschen unterschätzt, mit denen sie zusammenarbeitet. Sie bemerkt sehr häufig, dass mehr Potenzial und Kompetenzen in den Personen ruhen, als Helenes Gedanken ihnen zugestehen. Dazu ist die Offenheit notwendig, die Helene den Menschen entgegenbringt, mit denen sie arbeitet. Auch wenn Diagnosen, Akten, Gutachten und die Berichte anderer Teammitglieder sehr viel Stoff für Vorurteile und Schlussfolgerungen liefern, versucht Helene, sich davon nicht beeinflussen zu lassen. Sie will der Person direkt begegnen und nicht etwa den Urteilen, die andere Personen über diese gefällt haben.

In der betätigungsorientierten Arbeit ...

... haben wir die Möglichkeit, eine Betätigung zu begleiten. Achtsamkeit kann uns die notwendige Gelassenheit schenken, die wir für diese Begleitung brauchen. Allerdings können wir Achtsamkeit bei der unterstützten Person fördern, indem wir den Fokus auf den Moment immer wieder hervorheben. Wir können die Betätigung mit Hinweisen begleiten, die wir sonst aus Achtsamkeitsübungen kennen, zum Beispiel:

- Ablenkungen sind normal → Aufmerksamkeit einfach wieder zurücklenken,
- es geht nicht um das Fertigwerden, sondern um *diesen* Schritt – und *diesen* und *diesen* ...,
- Betätigung mit Neugier erforschen!

Der Sein-Modus ist kein besonderer Zustand, den es zu erreichen gilt. Auch das wäre dann nämlich ein Ziel. Wir sind hingegen im Sein-Modus, wenn wir es geschafft haben, unsere Ziele in diesem Moment loszulassen, wenn wir einen Moment erleben, in dem es gerade nichts zu erreichen gibt, in dem wir keine Leistung erbringen oder anderen gefallen müssen. Ein Moment, in dem wir einfach da sind und alles so lassen können, wie es ist. Sehnen wir uns nicht alle nach diesen Momenten? Nach Momenten, in denen alles so in Ordnung ist, wie es ist? Ist nicht gerade das die Definition von Zufriedenheit – vielleicht sogar von Glück?

Zufriedenheit: Es ist alles in Ordnung, wie es ist.

Wir denken aber häufig, dass wir uns solche Momente schaffen müssen, indem wir unsere Umgebung oder vielleicht sogar unser ganzes Leben verändern: »Wenn ich diese Prüfung geschafft habe, dann werde ich glücklich sein« oder »Wenn ich endlich einen neuen Job habe, dann werde ich glücklich sein«. Wir könnten diese Liste endlos fortsetzen: die neue Wohnung, das neue Auto, die neue Partnerschaft etc. Wir gehen davon aus, dass wir dann zufrieden sind, wenn unser Leben endlich so ist, wie es in unserer Vorstellung sein soll.

Bevor Helene in der Wohneinrichtung anfing, hat sie in einer Werkstatt für behinderte Menschen gearbeitet. Frustriert hat sie besonders, dass sie so viel Zeit am PC verbringen musste, um Teilhabepläne, Anträge, Ziele, Berichte etc. für die kostentragende Stelle zu schreiben. Dafür hat sie doch nicht Soziale Arbeit studiert. Sie möchte mit Menschen arbeiten. Helene wechselt in die Wohneinrichtung. Dort verbringt sie tatsächlich mehr Zeit mit den dort lebenden Personen. Allerdings vermisst sie jetzt ihr Team aus der Werkstatt. Dort herrschte ein Klima gegenseitiger Unterstützung. Nach Feierabend haben sie auch häufig etwas zusammen unternommen. Das gibt es hier gar nicht. Liegt es an den Schichtdiensten? An den unterschiedlichen Aufgaben der verschiedenen Berufsgruppen? Oder wollen die anderen einfach keinen Kontakt über das berufliche Kollegiale hinaus?

Helene wird bewusst, dass sie sich bei ihren Wechselwünschen vor allen Dingen auf die negativen Aspekte der Arbeit konzentriert hat. Wäre sie in der Werkstatt geblieben, wenn sie mehr das Positive gesehen hätte? Wahrscheinlich nicht. Denn der Inhalt ihrer Arbeit ist ihr sehr wichtig. Was sie stattdessen mitnimmt: Auch dieser Job entspricht nicht in allem ihren Vorstellungen. Aber wird das jemals der Fall sein? Gibt es nicht immer irgendwelche Aspekte, die nicht »passen«, die optimaler sein könnten: Team, Aufgaben, Arbeitszeiten, Pausenregelung, Urlaub, Gehalt, Sonderleistungen etc.?

Im Sein-Modus geht es nicht darum, die eigenen Bedürfnisse aufzugeben oder sich in sein Schicksal zu fügen. Auch im Sein-Modus sehen wir manchmal, dass unser Leben oder die ganze Welt nicht so ist, wie wir sie gerne hätten. Und genau das akzeptieren wir. Wir akzeptieren, dass es einen Unterschied gibt zwischen der Welt, wie sie ist, und der, wie sie unserer Meinung nach sein sollte. Es ist, wie es ist. Aber bedeutet das nicht Passivität? Es gibt doch so viele Probleme in der Welt, die wir unbedingt lösen müssen: Klimakrise, Kriege, Rassismus, Diskriminierung, Gender Inequality etc. Für die Lösung dieser Probleme ist der Tun-Modus bestens geeignet. In ihm arbeiten wir an der Zukunft. Wir haben ein Ziel und nutzen die wunderbaren Fähigkeiten unseres Gehirns, diesem Ziel immer näherzukommen.

Der Sein-Modus bezieht sich ausschließlich auf die Gegenwart. Niemand hat es jemals geschafft, die Gegenwart zu verändern. Das ist einfach nicht möglich, denn die Gegenwart ist da. Gestalten, verbessern, verändern findet immer für die Zukunft statt. Der Sein-Modus ist die Basis für Veränderung. In ihm nehmen wir wahr, wie die Welt in diesem Moment ist. Das ist eine sehr wichtige Information, denn der Tun-Modus braucht diese Information – den Ist-Zustand. Nur wenn wir den Ist-Zustand kennen, können wir die richtige Richtung wählen, um letztlich den Soll-Zustand zu erreichen. Laufen wir einfach drauflos, ohne die Richtung zu kennen, dann werden wir unser Ziel nicht erreichen.

Der Sein-Modus ist die Basis für Veränderung.

In der Einrichtung für Arbeitsrehabilitation führt Maya ein Angebot durch, das fester Bestandteil des den kostentragenden Stellen vorliegenden Bildungskonzeptes ist. Alle Teilnehmenden der Rehabilitationseinrichtung haben es deshalb zu absolvieren. Inhaltlich findet Maya das Angebot sehr gut. Nur die Regelung der Pflichtteilnahme in ihrer Einrichtung stellt sie teilweise vor große Herausforderungen. Einige Teilnehmende haben unbegründete Angst, das Angebot nicht bestehen zu können, obwohl es eine Prüfung oder Ähnliches gar nicht gibt. Andere sind ängstlich, dass sie krankheitsbedingt die Mindeststundenzahl nicht erreichen. Wieder andere haben Motivationsschwierigkeiten, weil sie nur die Pflicht zur Teilnahme fokussieren und dadurch den Nutzen für sich selbst nicht erkennen.

Maya denkt, dass das Angebot mehr Interesse wecken und dass eine bessere Arbeitsatmosphäre herrschen würde, wenn die Teilnahme freiwillig wäre. Aber so ist es nun einmal nicht. Nach den Einheiten erlebt sie sich deshalb öfter mal frustriert. Sie hat sich angewöhnt, eine kleine Achtsamkeitsübung vor und nach den Einheiten zu machen. Sie schaut ganz bewusst hin, welche Gedanken, Gefühle und Körperempfindungen in diesem Moment da sind. Mit Neugier und Offenheit betrachtet sie diese inneren Ereignisse.

Anschließend fokussiert sie ihre Aufmerksamkeit für ein paar Augenblicke auf die Atmung und weitet diese dann auf den ganzen Körper aus. Diese Übung (3-Schritte-Atemraum) hat sie in einem MBCT-Kurs kennengelernt. Sie nutzt die Übung zum Innehalten, sich kurz nach innen zu wenden und mit Offenheit und Akzeptanz das wahrzunehmen, was in ihr vorgeht. Es geht nicht darum, diese Empfindungen loszuwerden. Das wäre ein Ziel – also der Tun-Modus. Im Sein-Modus dürfen diese Empfindungen einfach da sein. Wir erleben, dass wir auch mit diesen Empfindungen sein können.

Sie kann sich anfangs nicht vorstellen, dass in ihrem Arbeitstag Raum für eine oder mehrere Achtsamkeitsübungen ist. Diese Übung macht sie in der Teeküche, während sie darauf wartet, dass der Wasserkocher aufheizt. Da sie sich vor und nach dem Gruppenangebot eine Tasse Tee kocht, kann sie die Übung gut integrieren.

Zusammenfassend können wir sagen, eine mögliche Definition von Zufriedenheit ist die, dass der Moment in unserer Wahrnehmung so in Ordnung ist, wie er ist. Wir sehen oft nur eine Einflussmöglichkeit, um diesen »Zustand« zu erreichen: Die Welt muss sich so verändern, dass sie unseren Vorstellungen entspricht. Wenn das erreicht wäre, wären wir zufrieden. Bis dahin sind wir wütend:

- auf die Welt, dass sie nicht so ist, wie wir sie gerne hätten, oder
- auf uns selbst, dass wir nicht in der Lage sind, die Welt zu verändern.

Eine hilfreiche Einflussmöglichkeit auf unsere Zufriedenheit ist Akzeptanz, also den Moment einfach so zuzulassen, wie er ist; die Diskrepanz zwischen Soll und Ist einfach da sein zu lassen. Und diese Einflussmöglichkeit auf unsere Zufriedenheit steht uns in jedem Moment unseres Lebens offen.

Kim interessiert sich sehr für Achtsamkeit und achtsamkeitsbasierte Behandlungsansätze. Ihre Praktikumsanleiterin fragt, ob sie nicht an den Montagsfortbildungen der Klinik teilnehmen möchte. Kim fragt sich, welche Relevanz das erste Thema »Der Sein-Modus – Akzeptieren, was ist« für die Arbeit in der Forensik hat. Die Menschen dort sollen doch »gesund« werden. Sie sollen so stabil werden, dass sie keine Gefahr mehr für die Gesellschaft darstellen. Dazu ist doch Veränderung notwendig. Es ist doch nicht damit getan, dass alles so bleibt, wie es ist. Während der Veranstaltungen bekommt Kim eine Idee, was mit dieser Art von Akzeptanz gemeint ist. Der Satz »Es ist, wie es ist« ist ihr in besonderer Erinnerung geblieben. Am Wochenende erhält sie Gelegenheit, Akzeptanz praktisch zu üben.
Kim möchte die Bahn nehmen, weil sie ihr Auto vor der Arbeit in der Werkstatt abgegeben hat. Unterwegs werden alle Mitfahrenden gebeten, an einem Bahnhof auszusteigen und den Schienenersatzverkehr zu nutzen. Die Schienen seien nach einem Zwischenfall am Freitagabend beschädigt. Alle Reisenden steigen aus. Einen Hinweis zur Abfahrt des Schienenersatzverkehrs gibt es nicht. Vermutlich an einer Bushaltestelle. Dort stehen bereits viele Menschen. Und niemand scheint zu wissen, wann oder wo der Bus abfährt. Kim denkt: »Typisch Bahn. Ich weiß schon, warum ich mit dem Auto fahre.« Der Inhalt der Fortbildung ist ihr noch sehr präsent. Sie erinnert sich an den Satz »Es ist, wie es ist«. Irgendwie verschafft ihr das Erleichterung. Normalerweise wäre da jetzt viel Ärger, den sie durch ihre Gedanken ständig neu entfachen würde. Auch jetzt denkt sie Dinge wie »Unzuverlässigkeit«, »marodes Schienensystem« oder »schlechte Personalplanung«. Der Unterschied ist aber, dass sie die Situation einfach so lassen kann, wie sie ist. Sie kann den Gedanken loslassen, dass es anders sein muss. Es ist, wie es ist. Kim spürt eine Zufriedenheit mit der Welt, die sie an diesem Ort und

in dieser Situation niemals erwartet hätte. Das führt aber nicht dazu, dass sie passiv wird und nur noch dieses angenehme Gefühl spüren möchte. Sie telefoniert mit der Verkehrsgesellschaft und der Bahn und erfährt, dass dort auch niemand Abfahrtszeit oder -ort des Schienenersatzverkehrs kennt. Es ist, wie es ist. Eine Anwohnerin erzählt ihr, dass »dieses Chaos« seit Freitag hier herrsche. Es ist, wie es ist. Mit einer anderen wartenden Person überlegt sie Optionen. Schließlich rufen die beiden noch einmal bei der Bahn an und holen sich die Kostenzusage für eine Taxifahrt ein.

Kim macht die Erfahrung, dass Akzeptanz nicht Passivität bedeutet. Vielmehr entstehen Gelassenheit und Gleichmut, wenn wir nicht in jedem Moment mit der Gegenwart kämpfen, weil sie nicht so ist, wie wir sie gerne hätten. Kann das nicht auch eine unerschöpfliche Quelle für Optimismus sein – die Gewissheit, dass wir jeden Moment in unserem Leben einfach so sein lassen können, wie er ist? Egal, wie weit unsere Wunschvorstellung von der Realität abweicht: Wir können in diesem Moment einfach sein. Und die Distanz zwischen Ist und Soll darf da sein. Es ist, wie es ist.

»Sein« bedeutet, den Moment so zu lassen, wie er ist.

Schaffen wir das in jedem Moment unseres Lebens, ist kein Moment übrig, gegen den wir kämpfen müssen.

Die frei gewordene Energie nutzen wir mit Blick auf die Zukunft. Nur dort können wir Veränderung erreichen.

Aktivität

Unter der Überschrift »Selbstfürsorge« befasst sich die MBCT auch mit Aktivität. Es wird vorgeschlagen, eine Liste mit Aktivitäten eines typischen Tages zu erstellen. Anschließend entscheidet die Person, welche der aufgelisteten Aktivitäten sie als nährend (nourishing, energieliefernd) und welche sie als eher zehrend (draining, energieverbrauchend) empfindet, und kennzeichnet diese Aktivitäten entsprechend (*n* oder *d*). Hintergrund ist ein Phänomen, das wir sicher alle kennen: In stressvollen Zeiten streichen wir höchstwahrscheinlich zuerst bei den »unwichtigen« Freizeitaktivitäten, also gerade bei jenen Aktivitäten, die Energie liefern. Das Verhältnis zwischen nährenden und zehrenden Aktivitäten gerät aus dem Gleichgewicht und wir geraten in eine Abwärtsspirale.

Gerade in stressvollen Zeiten sollten wir erholsame Aktivitäten ausführen, statt ausgerechnet diese aus unserem Tag zu streichen.

Auch in der Klinik, in der Jasmin als Pflegekraft arbeitet, herrscht Pflegenotstand. Die Unterbesetzung hat zur Folge, dass Jasmin sehr flexibel sein muss. Immer mehr Aufgaben werden auf immer weniger Schultern verteilt. Außerdem werden die Vertretungsdienste häufiger. Regelmäßigkeit in ihren Einsatzplänen gibt es schon lange nicht mehr. Jasmin erlebt diese Situation als sehr anstrengend. Sie ist öfter müde und ausgelaugt. Zunächst hatte sie den Sport und ihr Hobby, die Handarbeit, aus ihrem Alltag gestrichen. Irgendwann ging sie auch nicht mehr zum Freitagsgebet ihrer Gemeinde.

Diese Bestandsaufnahme und der Vergleich nährender und zehrender Aktivitäten kann bereits für einen Aha-Effekt sorgen. Bestenfalls erkennt die Person selbst, welchen Aktivitäten sie mehr Raum in ihrem Alltag geben sollte. Wir können die Person darin unterstützen, nährende Aktivitäten in den Alltag einzuplanen. Das ist ein wichtiger Schritt, dem häufig nicht genügend Aufmerksamkeit geschenkt wird. Die Wahrscheinlichkeit, dass wir die Aktivität tatsächlich ausführen, erhöht sich, wenn wir sie ganz konkret am besten mit Datum und Uhrzeit in unseren Alltag einplanen. Wir überlassen es dann nicht dem Zufall oder unserer Stimmung, wann bzw. ob wir sie durchführen.

Nährende Aktivitäten machen wir eher, wenn wir sie möglichst konkret planen.

Wegen ihrer wechselnden Arbeitszeiten plant Jasmin ihre Aktivitäten zunächst nur grob pro Woche. Montag, Mittwoch und Samstag sind ihre »Lauftage«. An diesen Tagen möchte sie mindestens dreißig Minuten joggen. Dienstag, Donnerstag und Sonntag plant sie mindestens eine Stunde Handarbeit ein. Der Freitag wird für das Gebet und die Zeit im Gemeindezentrum reserviert.

Bei depressiver Stimmung erleben wir eine weitere Herausforderung, wenn es darum geht, aktiv zu werden: die fehlende Motivation. Zindel Segal und sein Team (2018) formulieren es so, dass der Motivationsprozess bei Depressionen umgekehrt ist. Erst wenn wir aktiv werden, kommt die Motivation. Das ist sehr wichtig zu wissen. Wir warten nicht, bis es sich *richtig anfühlt,* mit der Aktivität zu beginnen, denn dieser Moment wird vielleicht lange nicht da sein. Auch die Erschöpfung und Müdigkeit, die wir bei depressiver Stimmung erleben, wird sich durch Ausruhen häufig nicht verbessern. Was wir in diesen Situationen benötigen, ist nährende Aktivität.

Nährende Aktivitäten machen wir nicht von unserer Stimmung und Motivation abhängig.

Oft muss sich Jasmin noch überwinden, die Sportkleidung anzuziehen und loszulaufen, denn nach der Arbeit ist sie oft geschlaucht und Couch und Fernseher wirken viel verlockender. Auch vor der Arbeit würde sie sich manchmal lieber für den anstehenden Dienst ausruhen und schonen. Hat sie jedoch die ersten fünf Minuten hinter sich, spürt sie, warum sie diese Aktivität mit n (nährend) markiert hat. Dieser positive Effekt beschränkt sich nicht allein auf das Laufen. Sie erlebt sich auch bei der Arbeit viel wacher und lebendiger.

Beim Einbau von Aktivitäten in unseren Alltag kann Achtsamkeit ein wichtiges Element sein. Sie unterstützt bei der Identifikation und Aufnahme von Aktivitäten, die uns aus Stimmungstiefs herausholen. Nur wenn wir unsere Stimmung bewusst und akzeptierend wahrnehmen, können wir frühzeitig Abwärtstrends bemerken und gegensteuern. Schieben wir die Signale zur Seite, gehen wir in Vermeidung oder Ablenkung, dann bemerken wir die fallende Stimmung vielleicht erst auf dem Tiefpunkt.

Mit unserem neugierigen »Forschergeist« können wir herausfinden, welche Aktivitäten uns helfen, den Abwärtstrend zu stoppen. Wir überlassen unsere Neugier nicht dem Zufall, sondern nehmen die neugierige Haltung bewusst ein, während wir die Aktivität ausführen. Wir verlassen uns nicht allein auf unsere Vorstellungen von der Aktivität, denn Gedanken sind mentale Ereignisse – nicht die Realität. Wie wir die Aktivität in Wirklichkeit erleben, können wir nur herausfinden, indem wir sie ausführen. Wir erleben sie nicht, indem wir den in die Zukunft schauenden Gedanken darüber glauben. Wir alle kennen sicher Aktivitäten, deren Ausführung wir uns als sehr unangenehm vorgestellt haben und währenddessen bzw. danach dachten: »Ach, so schlimm war es gar nicht.«

Achtsame Neugier kann uns helfen, Abwärtsspiralen und wirksame Handlungen zu erkennen, um aus ihnen auszusteigen.

Jasmin hat seit ein paar Wochen das Häkeln wieder in ihren Alltag eingebaut. Sie setzt sich dafür auf die Couch und lässt den Fernseher laufen. Ihr fällt auf, dass sie manchmal nach der Handarbeitsstunde sehr angespannt ist. Sie überlegt dann, ob die Aktivität Häkeln überhaupt wie früher nährend ist oder ob sie in ihrem jetzigen Gesundheitszustand nicht doch Energie zehrt. Jasmin versucht darauf zu achten, was genau sie anstrengt und anspannt. Ihr fällt sehr schnell auf, dass ihr Blick permanent zwischen Häkelnadel und Fernseher wechselt. Blind häkeln kann sie nicht. Sie springt also ständig zwischen beiden Aktivitäten hin und her. Sie entscheidet sich, den Fernseher auszuschalten und nur noch zu häkeln. Etwas verändert sich. Die Anspannung ist weg. Allerdings ist sie jetzt mit einer anderen Herausforderung konfrontiert: Langeweile.

Achtsamkeit kann nicht nur dabei helfen, nährende Aktivitäten zu identifizieren. Sie kann auch Aktivitäten eine nährende Qualität geben. Bei manchen Aktivitäten fällt es uns sehr leicht, achtsam zu sein. Fühlt sich etwas angenehm an, sind und bleiben wir gerne bei diesem Gefühl. Wir wollen unsere Aufmerksamkeit überhaupt nicht in die Zukunft oder Vergangenheit lenken. Wir wollen auch nicht woanders sein, denn in der Gegenwart ist es gerade schön. Das wäre dann zufällige Achtsamkeit. Wir entscheiden uns dann nicht bewusst dafür, akzeptierend in der Gegenwart zu sein. Unserem Autopiloten gefällt es dort gerade und er möchte deshalb noch ein bisschen bleiben. Bei Achtsamkeit entscheiden wir uns aber bewusst für den aktuellen Moment, egal, was er zu bieten hat. Wir erleben ihn einfach und lassen den Spalt zwischen dem, wie es ist, und dem, wie wir es gerne hätten, einfach da sein. Das ist besonders bei depressiver Stimmung wichtig, weil uns diese die Freude an der Aktivität nimmt.

Achtsamkeit geschieht nicht zufällig. Wir entscheiden uns bewusst für den aktuellen Moment. Egal, was er zu bieten hat.

Jasmin experimentiert jetzt ein wenig mit dem Häkeln. Früher hat sie diese Aktivität sehr gerne gemacht. Ohne Zweifel hätte sie ihr das Prädikat »nährend« verliehen. Jetzt ist es irgendwie anders. So richtig Spaß macht es nicht und schnell

erlebt sie Langeweile und den Impuls, diese mit dem Fernseher zu bekämpfen. Außerdem kommt sie nicht so richtig voran. Die Mütze will einfach nicht größer werden. Das erlebt sie als frustrierend. Sie will doch Fortschritte sehen.
Jasmin möchte herausfinden, warum das so ist, und lädt ihren achtsamen »Forschergeist« zur Häkelstunde ein. Auf der Couch sitzend, lenkt sie ihre Aufmerksamkeit bewusst auf den aktuellen Moment. Ihr hilft die Instruktion: »Es geht jetzt nur um diese Masche … [sie häkelt eine Masche] … jetzt um diese Masche … [sie häkelt die nächste Masche] … jetzt um diese …« Und wieder erlebt Jasmin einen Unterschied. Nicht gleich nach der dritten Masche, aber irgendwann ist sie in ihrem Rhythmus und braucht die Instruktion nicht mehr. Sie häkelt einfach – Masche für Masche für Masche. Irgendwann ist die Stunde vorbei, in der sie »nur« gehäkelt hat. Gehäkelt, um zu häkeln.

In der MBCT werden Aktivitäten noch einem weiteren Check unterzogen. Wir ordnen Aktivitäten in solche ein, die uns:

- Freude bereiten (»pleasure«) oder
- spüren lassen, dass wir etwas geschafft bzw. bewältigt haben (»mastery«).

Die Person kann ihre Aktivitätenliste noch einmal durchgehen und diesen Kategorien zuordnen. Gemeinsam kann die Liste ggf. erweitert werden um Aktivitäten, die entweder mit Freude oder mit Bewältigung oder mit beidem verbunden werden. Aktivitäten beider Kategorien haben sich als sinnvoll in der Arbeit mit depressiven Stimmungen gezeigt. Wir planen deshalb Aktivitäten beider Kategorien in unseren Alltag ein.

Hilfreich sind Aktivitäten, die Freude bereiten, und solche, die wir mit Bewältigung von etwas verbinden.

Bei umfangreichen Aktivitäten kann es sinnvoll sein, diese in kleinere Einzelschritte zu gliedern. Das kann durch ein Zeitlimit geschehen (etwa 15 Minuten pro Tag) oder die Aktivität selbst wird sinnvoll aufgegliedert.

Auch kleine Schritte führen zum Ziel.

Leyla schiebt ihre Steuererklärung schon Monate vor sich her. Sie muss dazu noch digitale und Papierbelege raussuchen und sortieren, eine Aufstellung über ihre Fortbildungs- und die zugehörigen Reise- und Verpflegungskosten erstellen, ihre Arbeitstage für die Fahrtkosten zusammenstellen und vieles mehr. Sie hat bereits mehrmals angefangen und erlebt sich schnell als überfordert wegen der vielen noch zu erledigenden und ungeliebten Aufgaben. Stimmung und Konzentrationsfähigkeit sinken recht schnell. Letztlich gibt sie auf. »Ich bin einfach unfähig!« ist noch das Netteste, was sie zu sich sagt.
Jetzt möchte sie anders an die Sache herangehen. Sie hat die Wochen bis zur Abgabefrist mit kleinen Einzelaufgaben durchgeplant. In Woche 1 durchsucht sie ihr E-Mail-Postfach nach relevanten Belegen, in Woche 2 ist die Ablagebox

auf dem Schreibtisch dran, dann in Woche 3 die Fortbildungskosten etc. Weil sie sich für jede Woche nur eine Teilaufgabe vorgenommen hat, schafft sie sich viele kleine erreichbare Zwischenziele. Sie hat die anstehende Aufgabe bewältigt. Mehr steht für diese Woche nicht auf dem Plan. Sie hat das erreicht, was sie sich vorgenommen hat. Bei jedem Zwischenziel erlebt sie sich in der Lage, mit anstehenden Herausforderungen fertigzuwerden. So erklimmt sie den in ihrem Kopf so groß gewordenen Berg »Steuererklärung« in jeweils machbaren Etappen.

Compassion Focused Therapy (CFT)

Paul Gilbert (2013) entwickelte und erforschte mit seinem Team die Compassion Focused Therapy (CFT). Zielgruppe waren zunächst Menschen mit Schwierigkeiten »in der Entwicklung, Annahme und Umsetzung hilfreicher, wohlwollender Motive, Kognitionen und Handlungen«, bei denen entwertende Selbstkritik, Scham und Schulderleben sowie Probleme im Aufbau und der Gestaltung stützender Beziehungen eine zentrale Rolle spielten (Stierle 2022, S. 16).
Die CFT basiert auf einem evolutionspsychologisch-bio-psycho-sozialen Modell, das Betroffenen die Funktionsweise des menschlichen Gehirns im Allgemeinen und die Auswirkungen individueller Lernprozesse im Einzelfall erklären und erfahrbar machen möchte (Stierle 2022). Ziel dieser psychoedukativen Anteile sind vor allem die »Entschuldung« der Person und die Validierung eigener Emotionen. Psychische Probleme entstehen, weil wir Menschen so ein kompliziertes Gehirn (»tricky brain«) haben. Achtsamkeits- und mitgefühlsbasierte Methoden werden im Rahmen des Compassionate Mind Trainings genutzt, um Motivation und Commitment für (selbst-)fürsorgliches Verhalten zu etablieren. Die CFT dient dabei nicht als »Allheilmittel«, vielmehr kann sie ergänzend zu störungsspezifischen und evidenzbasierten Behandlungsverfahren und -methoden eingesetzt werden.*

---

* **Zur Vertiefung**

Germer, C. (2012): Der achtsame Weg zum Selbstmitgefühl. 3. Aufl. Freiburg i. Br.: Arbor Verlag.
Gilbert, P. & Choden (2020): Achtsames Mitgefühl. Freiburg i. Br.: Arbor Verlag.
Knuf, A. (2016): Sei nicht so hart zu dir selbst. München: Kösel.
Neff, K. (2012): Selbstmitgefühl. München: Kailash.
Stierle, C. (2022): Compassion Focused Therapy in der Praxis. Weinheim. Basel: Beltz.

Compassion – Mitgefühl

Auch im deutschen Sprachraum wird von der Compassion Focused Therapy und nicht etwa von der mitgefühlsfokussierten Therapie gesprochen. Hintergrund ist die Herausforderung, einen eindeutigen deutschen Begriff für das zu finden, was mit »Compassion« gemeint ist (Stierle 2022, S. 13). Mitgefühl wäre die wörtliche Übersetzung. Dieser Begriff steht im Deutschen laut Duden für »Anteilnahme am Leid, an der Not o. Ä. anderer«. Compassion steht in der CFT aber für eine Sensibilität für das eigene Leid und das Leid anderer, versehen mit einem Wunsch und einer Motivation, dieses Leid zu lindern oder zu verhindern (Gilbert & Choden, 2015). Vielleicht könnte man Compassion also treffender als »mitgefühlsbasiertes Handeln« übersetzen.

»Compassion« ist ein mitgefühlsbasiertes Handeln.

Compassion lässt sich demnach in zwei Komponenten aufteilen (Stierle 2022):
Sensibilität für Leid: Wir wenden uns bewusst und aktiv dem in diesem Moment bestehenden Schmerz zu und bringen die Bereitschaft auf, uns mit den Ursachen und aufrechterhaltenden Bedingungen auseinanderzusetzen. Offenheit und Akzeptanz für diese sicherlich unangenehmen Emotionen bilden die Basis für den Lernprozess. Wenn wir diese schwierigen Emotionen so lassen können, wie sie sind – ihnen also mit Gelassenheit und Gleichmut begegnen –, dann erleben wir uns nicht von ihnen vereinnahmt. Wir handeln nicht impulsiv und unüberlegt, sondern schaffen die Basis für eine (selbst-)fürsorgliche Handlung.
Motivation für engagiertes (selbst-)mitfühlendes Handeln: Im Gegensatz zu passivem Mitleid sind wir hier aktiv, sozusagen auf Leidlinderungsmission. Wir verstehen uns nicht als unserem Schmerz hilflos ausgeliefert, sondern erkennen und erleben, dass wir durch (selbst-)mitfühlendes Verhalten etwas tun können, um diesen Schmerz zu lindern.

Mitgefühl: Sensibilität für das eigene Leid und das Leid anderer verbunden mit dem Wunsch und der Motivation, dieses Leid zu lindern und zu verhindern.

Für Jasmin steht die Arbeit als Pflegekraft im Mittelpunkt ihres Handelns. Als ihre freie Zeit knapper wird, kürzt sie daher zunächst bei ihren Freizeitaktivitäten, also dort, wo sie etwas für sich tut. Durch die Mitgefühlsarbeit gelingt es ihr zunehmend, sich selbstfürsorgliche Handlungen und Aktivitäten wieder zu »erlauben«. Auch ihre Motivation ändert sich mit der Zeit. Hat sie früher den Sport eher gemacht, um auf der Arbeit funktionsfähig zu bleiben, geht sie jetzt laufen, um etwas für sich zu tun.

Das von uns empfundene Leid ist eine sehr subjektive Angelegenheit. Erinnern wir uns, wie leidvolle Emotionen entstehen: Es ist nicht die Situation, sondern die gedankliche Bewertung, die Leid verursacht. Der römische Philosoph Epiktet drückte es in etwa so aus: »Es sind nicht die Dinge selbst, die uns beunruhigen, sondern die Vorstellungen und Meinungen von den Dingen.« Und die Gedankenmaschine in unserem Kopf kann sehr einfallsreich sein.

Als Thomas in der Klausur in Öffentlichem Recht durchfällt, ist er kurz davor, sein Jurastudium abzubrechen. Er hat so viel für die Prüfung gelernt und dennoch reicht es nicht. Er fragt sich, ob er das Studium überhaupt schaffen kann. Sicher, die Durchfallquoten sind hoch, aber bis jetzt hat er alle Prüfungen bestanden. Er will nicht nur »gerade so« durchkommen. Er will bestehen, weil er etwas draufhat. Jetzt hat er Zweifel, ob er dem Druck und dem Anspruch des Studiums der Rechtswissenschaften gewachsen ist. Seinen Leidensdruck auf einer Skala von 1 bis 10 bewertet er mit 9.
Letztlich schließt Thomas die Staatsexamina und später die Promotion mit Auszeichnung ab. Er erhält wegen seiner guten Leistungen sogar die Möglichkeit zur Habilitation. Eine heftige Krise wirft dann seine Pläne komplett über den Haufen. Es ist jetzt sogar fraglich, ob er überhaupt noch als Jurist arbeiten kann. Seinen Leidensdruck bewertet er jetzt ebenfalls mit 9 (von 10).
Er hat in beiden Situationen einen sehr starken Leidensdruck erlebt und diesen jeweils bewertet mit: viel schlimmer geht es kaum. Vergleicht er die nicht bestandene Klausur mit der psychischen Krise, kommt ihm (jetzt) Erstere eher wie eine Lappalie vor.

Leid ist eine subjektive Empfindung im jeweiligen Moment. Es kann nicht gemessen oder mit dem Leid anderer verglichen werden. Die äußere Situation ist zwar die Ursache, Auslöser für unser Leid ist aber das innere Gedankengeflecht, das auch aus vermeintlich harmlosen Situationen eine Katastrophe konstruieren kann.

Objektiv bewertet ist sicherlich eine nicht bestandene Prüfung mit einer gesundheitlichen Krise, wie sie Thomas erlebt, nicht vergleichbar. In beiden Situationen erlebte Thomas jedoch Leid »der Stärke 9 von 10«. Das zeigt, dass unser Leidensdruck weniger von der Situation als von der subjektiven Bewertung der Situation abhängig ist. Und dieses Leid spüren wir, es ist in diesem Moment da und verdient Mitgefühl.

Exkurs: Ich-Botschaften

Sprache und Begriffe sind für das Denken elementar. Nur mithilfe dieser Symbole können wir in unserem Gehirn die Realität simulieren und damit Probleme lösen, denen wir dann wiederum in der Realität begegnen können. Dieses symbolische Denken kann dazu führen, dass wir die Symbole (unsere Gedanken in Form von Begriffen) für die Realität halten. Deshalb ist auch unsere Sprache ein wichtiger Faktor, mit dem wir unser Anhaften an bestimmte Gedanken, Überzeugungen etc. aufrechterhalten oder loslassen können.
In verschiedenen Ansätzen wird deshalb die Nutzung von Ich-Botschaften als hilfreich angesehen (Hayes u. a. 2016; Rosenberg 2016). Damit drücken wir aus, dass das Gesagte unsere Sicht, Perspektive, Meinung ist und nicht die Realität. Ich-Botschaften sind eine Defusionstechnik, die wir permanent in unserem Alltag anwenden können. Unserem Gegenüber drücken wir damit aus, dass das Gesagte unsere persönliche Sicht ist.

In der Wohneinrichtung, in der Helene seit Kurzem arbeitet, gibt es eine Kochgruppe. Helene schaut im Vorbeigehen kurz in die Küche, begrüßt die Teilnehmenden und fragt nach der heutigen Essensauswahl: Sommerrollen mit verschiedenen Soßen. Helene sagt: »Hm, Sommerrollen sind total lecker«, und geht weiter.
Sie ist auf dem Weg zu einem Kommunikationsseminar, und ein Thema der Veranstaltung sind Ich-Botschaften. Helene fallen die Situation und ihr Satz in der Küche wieder ein: »Hm, Sommerrollen sind total lecker.« Ist das wirklich so? Sind Sommerrollen von sich aus lecker? Eigentlich ist es doch Geschmacksache. An sich ist die Sommerrolle ein Gebilde aus Reispapier, Nudeln, Salat, Gemüse, Kräutern. Damit die Rolle lecker wird, müssen viele Dinge hinzukommen, nämlich unsere Rezeptoren, die die verschiedenen Geschmäcker aufnehmen können, und die Verarbeitung dieser Umweltinformationen im Gehirn. Und je nachdem, was bei dieser Verarbeitung rauskommt, ist die Sommerrolle entweder lecker, okay oder sogar ungenießbar. Helene möchte jetzt eher Sätze sagen wie »Sommerrollen finde ich total lecker«.

Unsere gewohnte Sprechweise zu verändern ist eine Herausforderung. Schließlich sprechen wir vielleicht schon unser ganzes Leben lang so und unser soziales Umfeld auch. Es wird uns nicht direkt gelingen, anders zu sprechen. Die Entscheidung allein wird nicht ausreichen. Wir brauchen Übung und werden dabei auch Fehler erleben, denen wir mit Mitgefühl begegnen sollten. Der Aufwand lohnt sich aber. Wir gewöhnen uns nicht deshalb eine andere Sprechweise an, weil es gerade Trend ist. Ich-Botschaften sind viel näher an der Realität als verallgemeinerte Botschaften wie »Das ist so« oder »Man sollte«. Die Realität ist nicht unbedingt das, was wir über sie denken. Sie ist, wie sie ist, egal, wie wir persönlich sie bewerten. Durch die Ich-Botschaft drücken wir uns und anderen gegenüber aus, dass wir uns dieser persönlichen Bewertung bewusst sind.
Zu leiden ist sicher ein Zustand, in dem wir Mitgefühl am nötigsten brauchen. Aber wir können auch dann mitfühlen, wenn gerade kein Leid da ist. Vielleicht können wir unsere Fähigkeit, zu empfinden, als Kontinuum zwischen Zufriedenheit und Leid betrachten. Wir befinden uns unser ganzes Leben lang an irgendeinem Punkt auf diesem Kontinuum. Mitgefühl bezieht sich einzig und allein auf dieses Kontinuum. Wie wir an die jeweilige Stelle gekommen sind, ist dabei völlig egal. Mitgefühl schaut nicht auf die Gründe. Hauptgrund für unser Leid ist unser kompliziertes Gehirn (»tricky brain«, dazu später mehr). Bei Mitgefühl geht es nur um die Empfindung, nicht um die Ursachen dafür. So können wir auch in Zeiten und Situationen »mitfühlen«, in denen Zufriedenheit und Leidensfreiheit da sind. Das ist mit »Mitfreude« gemeint. Wir sind sensibel für diese Leid-Zufriedenheit-Skala und wünschen der Person oder uns, dass sie noch viele zufriedene Momente erleben wird.

ABBILDUNG 7: Leid-Zufriedenheit-Skala

Mitgefühl wird getragen von einer bedingungslos wohlwollenden Grundhaltung; einer Haltung von liebender Güte (Pali »Metta«, siehe Germer 2012; Neff 2012). Mitgefühl ist eine natürliche Reaktion, wenn Wohlwollen auf Leid trifft. Gleichzeitig ist sie das Gegenmittel für Gleichgültigkeit oder Grausamkeit, die entsteht, wenn Selbstbezogenheit oder Feindseligkeit auf Leid trifft. Bei Freude führt die wohlwollende Haltung zu Mitfreude. Sie stellt das Antidot für Neid dar. Ich werde noch darauf zurückkommen, dass wir von unserem Gehirn bei Mitgefühl bzw. Mitfreude mit einem Gefühl von Verbundenheit »belohnt« werden, das eine beruhigende Wirkung auf uns hat. Wir können uns vorstellen, dass die auf Selbstbezogenheit beruhenden Emotionen (Ärger, Hass etc.) diese Wirkung nicht haben.

Mitgefühl und Mitfreude werden von Wohlwollen getragen.

ABBILDUNG 8: Wohlwollen oder Selbstbezogenheit

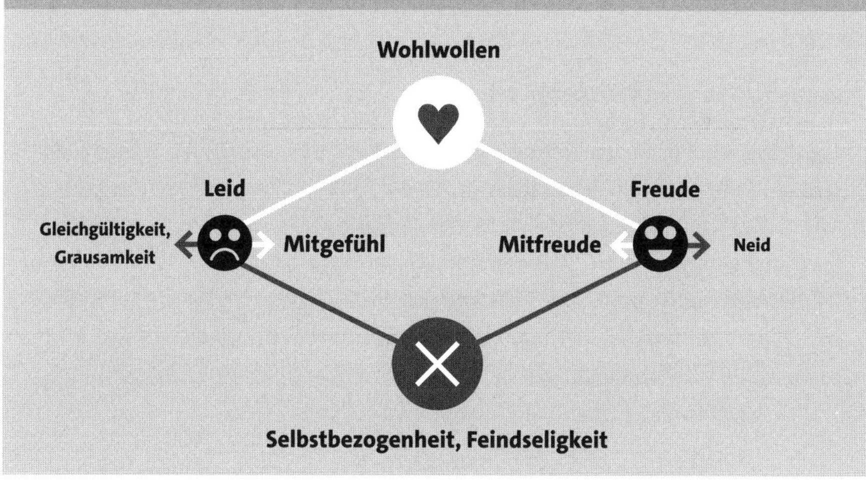

Wohlwollen ist eine *Haltung*, die wir bewusst einnehmen können. Sie erkennt an, dass jeder Mensch seinen eigenen Weg geht. Auch wenn wir unterschiedliche Werte und Strategien verfolgen, versprechen wir uns von diesem Weg und unseren Handlungen letztlich doch alle dasselbe: Zufriedenheit, Glück und Leidensfreiheit. Leider suchen wir dies nur allzu oft auf Wegen, die unserem Ansinnen zuwiderlaufen. Wenn wir das in jeder Situation sehen könnten, wäre die Antwort immer Mitgefühl (Mingyur Rinpoche 2008, S. 116).

Jedes empfindende Wesen möchte glücklich sein und frei von Leid. Unsere Werte und Strategien können aber sehr verschieden sein.

Aus der Forschung

In einer systematischen Übersichtsarbeit haben die Forschenden Catriona Craig, Syd Hiskey und Aimee Spector (2020) Studien zur Effektivität und Akzeptanz der CFT im klinischen Bereich ausgewertet.
Die CFT erhöht das Selbstmitgefühl und führt zu einer Reduzierung psychischer Symptome – sogar bei als schwierig zu behandeln geltender Klientel (forensische Psychiatrie, Ess- und Persönlichkeitsstörungen). Sie ist wirksamer als keine Behandlung. Als Gruppenangebot ist sie effektiver als andere in der Studie untersuchte psychologische Verfahren. Für ein Gruppenangebot hat sich ein Umfang von mindestens zwölf Stunden als effektiv erwiesen. Die Forschenden beschreiben große Qualitätsunterschiede der eingeschlossenen Studien.
Die Forschenden schließen daraus, dass die CFT für Menschen mit schwerwiegenden und komplexen psychischen Gesundheitsproblemen sowie bei Selbstkritik und Scham eine vielversprechende Intervention darstellt. Für sichere Schlussfolgerungen seien allerdings noch qualitativ hochwertige randomisierte kontrollierte Studien notwendig.

In der betätigungsorientierten Arbeit …

… werden wir und die von uns unterstützten Personen auch immer wieder Rückschläge erleben: Die ausgewählten Strategien funktionieren nicht so wie erhofft. Das soziale Umfeld reagiert mit Unverständnis oder kann die notwendige Unterstützung nicht leisten. Ziele werden nicht erreicht … Mitgefühl kann hier eine wertvolle Ressource darstellen. Sie ist das natürliche Gegenmittel gegen Selbstkritik oder Scham, die letztlich lähmend auf unser eigentliches Ansinnen wirken, um unseren Alltag aktiv und in für uns bedeutungsvoller Art und Weise zu gestalten.

Wie Emotionen entstehen

Im Rahmen des edukativen Teils der Compassion Focused Therapy werden Erkenntnisse aus der Evolutionspsychologie und der Einfluss (anderer) biologischer, psychologischer und sozialer Umstände für die psychische Gesundheit herausgearbeitet. Darüber hinaus werden Sinn und Wirkungsweise der eingesetzten Mittel (wie Übungen des Compassionate Mind Training) elaboriert. Verstehbarkeit ist ein Element des für psychische Gesundheit und Resilienz wichtigen

Kohärenzempfindens. »Ohne psychoedukative Inhalte und deren Bezug zu eigenen Lern- und Lebenserfahrungen bleiben Interventionen meist oberflächlich und wenig effektiv« (Stierle 2022, S. 28).

Unser kompliziertes Gehirn

Im Rahmen der Evolution hat sich das menschliche Gehirn zu dem entwickelt, was es heute ist. »Entwicklung« ist das Stichwort, das wir in diesem Zusammenhang besonders betonen müssen. Das menschliche Gehirn ist in diesem Verständnis nicht etwa aus dem Nichts entstanden. Es ist die *Weiter*entwicklung eines Organs, das es bereits gab. Als »old brain« werden daher Anteile unseres Gehirns bezeichnet, die entwicklungsgeschichtlich früh entstanden sind. Insbesondere ist hier der Hirnstamm zu nennen, der »basale Motive und Funktionen, zum Beispiel Instinkte wie Kampf und Flucht, Nahrungssuche sowie Territorial- und Sexualverhalten beinhaltet« (Stierle 2022, S. 35). Mit »new brain« werden entsprechend »neuere« Anteile im Bereich der Hirnrinde (Cortex) bezeichnet, die höhere kognitive Funktionen ermöglichen wie Imagination oder Reflexion psychischer Ereignisse (Gedanken, Gefühle, eigene Person etc.) (ebd.).

Durch die Vernetzung alter und neuer Strukturen wird unser Gehirn kompliziert. Es sind nicht mehr nur äußere Reize, auf die unser Gehirn eine sinnvolle, vielleicht lebensrettende Reaktion finden muss (Löwe greift an → Flucht). Auf die Erzeugnisse unseres »new brain« (Gedanken) reagiert unser »old brain« genauso (Löwe *könnte* angreifen → Angst, Sorgen), ob sie nun der Realität entsprechen oder nicht. Verzichten wollen wir selbstverständlich auf unsere kognitiven Fähigkeiten nicht. Es kann aber für unser Wohlbefinden sehr hilfreich sein, wenn wir uns der Herausforderungen und Schwierigkeiten bewusst sind, die diese »neuen« Fähigkeiten mit sich bringen.

Die Vernetzung aus evolutionär alten und neuen Strukturen macht unser Gehirn so kompliziert.

Die Entschuldung einer Person ist in der CFT ein Ziel des edukativen Teils. Wir sollen verstehen, dass wir keine Schuld an unseren Gedanken und deren (emotionalen) Konsequenzen tragen. Auch die Annahme, dass wir unsere Gedanken hundertprozentig kontrollieren könnten, ist ein Gedanke, der nicht mit der Realität übereinstimmt.

Auch die emotionale Antwort auf Gedanken (egal, ob unbewusst, automatisch oder bewusst-willkürlich) können wir nicht kontrollieren. Kommen wir kognitiv zu der Überzeugung, dass eine Gefahr besteht, der wir nur durch Flucht bzw. Vermeidung entgehen können, wird die emotionale Reaktion immer Angst sein. Die Emotion übernimmt die Rolle der Botin. Sie versorgt den Körper mit Energie (für die Flucht) und löst einen Fluchtimpuls aus, den wir sehr lebendig im Körper spüren können. Dass wir keine direkte Kontrolle über unsere Emotionen haben,

Wir sind nicht schuld daran, dass wir Leid erleben.

Für unser kompliziertes Gehirn, unsere Erfahrungen und unsere Veranlagung können wir nichts.

lässt sich sehr einfach demonstrieren. So sind wir nicht in der Lage, eine Emotion direkt auszulösen. Wir können uns nicht einfach dazu entscheiden, Angst oder Freude zu erzeugen. Wir brauchen jeweils den Umweg über unsere Gedanken. Indem wir uns etwas Furchterregendes oder Freudiges vorstellen, können wir die Emotion erzeugen. Wir können kritisch mit uns selbst werden und uns verurteilen, statt uns Mitgefühl entgegenzubringen, dass wir so ein kompliziertes Gehirn haben (siehe Gilbert & Choden 2015, S. 49).

Geteilte Menschlichkeit

In der Compassion Focused Therapy wird vom »Prinzip der geteilten Menschlichkeit« gesprochen. Das »tricky brain« ist kein seltenes Phänomen, das nur bestimmte Menschen betrifft. Es ist ein evolutionäres Erbe, das wir alle teilen. Die unterstützende Person kann als Modellperson fungieren, um die Universalität zu verdeutlichen.
In der unterstützenden Rolle habe ich es häufig erlebt, dass ich als Person angesehen wurde, die so etwas wie psychisches Leid, ungünstige Verhaltensweisen und anderes gar nicht kennt und die ohne größere Probleme und Herausforderungen durchs Leben geht. Ich wurde als »psychisch gesund« angesehen. Kleine eigene Beispiele im therapeutischen Kontakt können das angesprochene Erleben von Verbundenheit fördern und damit die Tatsache stützen, dass Leiden eine universelle Erfahrung ist, die wir als empfindende Wesen alle gemein haben. Es geht nicht darum, die eigenen Probleme in den Vordergrund zu stellen, eher darum, anschauliche Beispiele einzubringen, die das Verständnis fördern, was mit »Verbundenheit« gemeint ist. »Aus meiner klinischen Erfahrung hat ein wohldosierter Einsatz von Selbstöffnung ein großes Potenzial sowohl für die Verdeutlichung therapeutischer Inhalte als auch zur Stärkung der therapeutischen Beziehung und des ›Team-Gedankens‹« (Stierle 2022, S. 23).

Leon nutzt in seiner Aufgabe als Bezugspfleger in einer psychiatrischen Klinik gerne das folgende Beispiel: »Dienstags und donnerstags gehe ich abends normalerweise laufen. Das tut mir wirklich gut. Ich fühle mich danach so richtig erfrischt und wohl in meinem Körper. Manchmal kann ich mich aber dazu nicht aufraffen, vor allen Dingen wenn es draußen kalt und schmuddelig ist. Die Couch und die warme Decke sind einfach zu verlockend. Das ist wirklich schwierig für mich, weil ich dann immer wieder darüber nachdenke und mich dafür geradezu fertigmache, dass ich den Sport habe ausfallen lassen und was ich für ein fauler Hund bin. So richtig entspannen kann ich mich auf der Couch nicht. Da fällt es mir echt schwer, Mitgefühl für mich aufzubringen.«

Leon nutzt dieses Beispiel auch, um den mitfühlenden Umgang mit dieser Situation zu beschreiben. Zunächst bedeutet die Grübelphase auf der Couch Leid für Leon. Akutes Leid, also Leid, das in diesem Moment wirklich da ist. Hier geht es also um die Linderung von Leid. Leon: »Zunächst ist es wichtig, dass ich überhaupt bemerke, dass ich leide und was hier gerade abläuft. Das könnte so aussehen: Ah, da sind gerade selbstkritische und abwertende Gedanken, die mich traurig machen und auch ein bisschen ärgerlich – also auf mich selbst. Und Gedanken sind geistige Ereignisse, nicht die Realität. Das ist dann schon die halbe Miete. Früher habe ich einfach weiter auf der Couch gesessen und daran geglaubt, was mein Kopf da gerade produziert hat. Traurigkeit und Ärger wechselten sich ab. Auch der Fernseher konnte mich nicht davon ablenken. Heute schaue ich hin: Ich wende mich dem Leid zu, das sie verursachen. Ich weiß, dass ich für die auslösenden Gedanken nichts kann und dass Leid bedingungsloses Mitgefühl verdient.

Dann mache ich eine Mitgefühlsübung, in der ich mir meinen Compassio vorstelle. Das ist ein Wesen, das für mich bedingungsloses Mitgefühl repräsentiert. Es fragt nicht nach Gründen für mein Leid. Es wünscht mir einfach nur, dass mein Leid endet und Zufriedenheit an dessen Stelle tritt. Das ist meine Methode, mein Leid zu lindern. Das funktioniert meistens wirklich. Oft gehe ich danach sogar noch ein bisschen raus – wenn es noch nicht zu spät ist, auch joggen. Ich denke, dass ich in diesen Situationen einfach jemanden brauche, der zu mir steht, dem mein Leid nicht egal ist und der mir Zufriedenheit wünscht: das ist Compassio.«

Geteilte Menschlichkeit bedeutet, mit eigenen Beispielen zu betonen, dass Leid eine universelle und keine bloß individuelle Erfahrung ist.

Das bedingungslos mitfühlende Begleitwesen Compassio kann anhand des **Übungsblattes »Übung Cp«** erarbeitet werden. In schwierigen Momenten in der betätigungsorientierten Arbeit kann die Frage gestellt werden: »Was würde Compassio jetzt sagen?« Die Antworten sollten Ausdruck von Mitgefühl sein, also Offenheit für das Leid der Person und den Wunsch nach Zufriedenheit und Leidensfreiheit verkörpern. In vielen Ansätzen wird ein solches mitfühlendes Begleitwesen etabliert (Germer & Neff 2019; Potreck-Rose & Jacob 2016, S. 122 ff.; Stierle 2022, S. 75 ff.).

ABBILDUNG 9: Mitgefühl ausdrücken

Mitgefühl	**Etwas anderes**
Ich sehe, dass da Schmerz ist.	Ist doch nicht so schlimm.
Ich wünsche dir, dass der Schmerz aufhört und Zufriedenheit an seine Stelle tritt.	Hör doch auf zu weinen. Du musst keine Angst haben
Ich freue mich, dass du da bist, egal was du getan oder gedacht hast.	Du bist selbst dran schuld.
	Du musst einfach beim nächsten Mal ...

Affektregulationssysteme

In der CFT wird ein Modell vorgestellt, das unsere Emotionen in drei Affektregulationssysteme zusammenfasst (Stierle 2022, S. 40 ff.): Alarm, Antrieb, Beruhigung.

Alarmsystem: Das Alarmsystem springt an, wenn wir uns als bedroht erleben. Emotionen wie Angst, Ekel, Wut und Scham werden diesem System zugeschrieben. Auf der Verhaltensebene werden hier Impulse zu Flucht, Kampf, Erstarren oder zu unterordnendem und selbstbeschämendem Verhalten ausgelöst. Hier finden wir die klassischen Stressreaktionen unseres »old brain«. Das Alarmsystem arbeitet nach dem Prinzip »better safe than sorry«: Lieber zehnmal, hundertmal, tausendmal umsonst weglaufen, als einmal vom Löwen gefressen zu werden. Unser kompliziertes Gehirn kann gedanklich eine Lebensgefahr konstruieren, die absolut nichts mit der Realität zu tun hat – dennoch wird das Alarmsystem anspringen. Bei echter Lebensgefahr können wir uns nicht erlauben, zu spät oder gar nicht zu reagieren.

Das Alarmsystem möchte uns vor Gefahren schützen.

Fehlalarme gehören dazu: Better safe than sorry.

Das Alarmsystem wirkt anregend. Es sorgt über unser Stresssystem für die Bereitstellung von Energie für Kampf oder Flucht.

Antriebssystem: Das Antriebssystem belohnt uns dafür, dass wir lebenswichtige Ressourcen beschaffen oder Erfolge erreichen. Für unsere Vorfahren war es ein enormer Überlebensvorteil, für das Finden einer Nahrungsquelle bzw. die erfolgreiche Jagd nicht nur mit einem gefüllten Magen, sondern auch mit angenehmen Emotionen wie Freude belohnt zu werden. Auch hier kann die Interaktion mit unserem »tricky brain« zum Problem werden. Beispielsweise können wir unsere kognitiven Fähigkeiten nutzen, um unser Antriebssystem permanent in Gang zu halten. Wir suchen nach »Abkürzungen« zu den angenehmen und belohnenden Emotionen oder wollen immer mehr davon. Die Folgen können Substanzmissbrauch, Suchterkrankungen oder Korruption sein.

Das Antriebssystem belohnt uns für Erfolge.

Auch das Antriebssystem wirkt anregend. Um Erfolge zu erreichen, brauchen wir Energie.

Beruhigungssystem: Während die beiden vorgenannten Systeme eher anregend wirken, sorgt das Beruhigungs- und Fürsorgesystem für ein Herunterfahren des Stressniveaus. Wir erleben Sicherheit, soziale Verbundenheit und Wohlbefinden bzw. Zufriedenheit, dass die Dinge so sind, wie sie sind (Gilbert & Choden 2015, S. 99 ff.). Aktiviert wird dieses System durch die Erfahrung von (sozialer) Verbundenheit. Mitgefühl ist dafür ein wesentlicher Faktor. Durch Mitgefühl zeigen wir, dass uns die leidende Person nicht egal ist, dass wir ihr Leid erkannt haben und ihr wünschen, dass Zufriedenheit an die Stelle von Leid tritt. Die Person erkennt, dass sie nicht allein ist. Evolutionär betrachtet, war und ist die soziale Gruppe ein enormer Überlebensvorteil gegenüber Lebewesen, die allein zurechtkommen müssen. Umgekehrt war der Ausstoß aus der Gemeinschaft lebensgefährlich. Es ist daher nachvollziehbar, dass das

Erleben sozialer Gemeinschaft einen beruhigenden Effekt auf unser Nervensystem hat, während Ablehnung oder gar Hass das Alarmsystem aktivieren.

Die Bindungstheorie nach John Bowlby und die Forschung dazu liefern Ideen, wie das Erleben sozialer Beziehungen Sicherheit vermitteln kann. Die sichere soziale Bindung (bei Kindern etwa zu den Eltern) dient als sichere Basis, zu der wir uns bei Angst immer wieder zurückziehen können. Von dieser sicheren Basis ausgehend – wenn die beruhigende Wirkung eingesetzt hat – können wir wieder auf Entdeckungsreise gehen (Explorationsverhalten). Es ist nachvollziehbar, dass wir die Herausforderungen des Lebens nicht in dieser sicheren Basis werden bewältigen können. Deshalb hat es die Evolution nicht dabei belassen, dass es für ein Erleben von Sicherheit einen physischen sicheren Ort geben muss. Vielmehr entsteht durch solche Bindungserfahrungen ein innerer sicherer Ort in uns, der als Basis für unser Explorationsverhalten fungiert. Die Sicherheit, jederzeit zu dieser Basis zurückkehren zu können, kann aber wertvolle Ressource sein. Auch wenn wir einmal richtig scheitern sollten, gibt es diesen Ort der Sicherheit. Dort werden wir nicht danach beurteilt, was wir in der weiten Welt richtig oder falsch gemacht haben. Dort wünscht man uns, dass wir glücklich und zufrieden sind und frei von Leid. »Die Praxis des achtsamen Mitgefühls wurde speziell dafür entwickelt, das Gefühl von Frieden, Sicherheit und Zufriedenheit zu erhöhen« (Gilbert & Choden 2015, S. 111). Auch wenn wir in unserer Kindheit keine sichere Bindung entwickeln konnten, können wir unser Beruhigungs- und Fürsorgesystem nutzen. Vielleicht bedarf es dann mehr Übung, aber der Einsatz lohnt sich.

Für die beruhigende Wirkung in diesem System ist das Hormon Oxytocin zentral (Gilbert & Choden 2015, S. 108). Dieses wird ausgeschüttet, wenn wir Verbundenheit bzw. Liebe erleben. Es soll die Verbindung stärken, indem es uns für Kooperation bzw. aktive und erlebte Verbundheit ein angenehmes Gefühl von Zufriedenheit vermittelt. Es ist also durchaus sinnvoll, dass alle Beteiligten (also die Mitgefühl spendende und die empfangende Person) mit diesem Botenstoff »belohnt« werden. Wir profitieren nicht nur durch das Empfangen von Mitgefühl, sondern auch durch mitfühlendes Handeln.

Das Beruhigungs- und Fürsorgesystem vermittelt Sicherheit, Verbundenheit, Zufriedenheit. Es ist Ausdruck unserer Prägung als »Herdentiere«.

Emotion und Handeln

Welchen Zusammenhang gibt es zwischen Emotion und Handlung? Das Wort »Emotion« hat seine Herkunft im lateinischen Wort »emovere« und bedeutet »herausbewegen, in Bewegung setzen, in einen erregten Zustand versetzen«. Diese Begriffsumschreibung gibt die zentrale Eigenschaft von Emotionen wieder: Emotionen berühren uns, erregen uns und sie bewegen uns in eine bestimmte Richtung (vgl. Rothermund & Eder 2011, S. 165).

Unsere Emotionen werden, wie erwähnt, evolutionsgeschichtlich den älteren Teilen unseres Gehirns zugerechnet. Sie waren und sind ein sehr wichtiges Instrument, indem sie (zügig) Handlungen einleiten, die unser Überleben sichern. Emotionen äußern sich deshalb auf verschiedene Art und Weise: als Körperempfindungen (Druck, Enge, Schwitzen) und Handlungsimpulse (Fluchtimpuls bei Angst, aggressives Verhalten bei Wut), sie können aber auch gedankliche Prozesse und die Aufmerksamkeit steuern (Knuf 2020 b), wenn sie uns zum Beispiel im Streit (Ärger) eher an negative Erlebnisse mit der anderen Person erinnern. Das kann so weit gehen, dass Emotionen (insbesondere des Alarmsystems) die Kontrolle über unsere Aufmerksamkeit, unseren Körper, unser Denken und unser Verhalten übernehmen (Gilbert & Choden 2015, S. 86).

Emotionen verursachen Körperempfindungen, Handlungsimpulse, Veränderungen im Denkprozess und in der Aufmerksamkeit.

Emotionen des Alarmsystems können in Extremsituationen die Kontrolle über unser Denken und Handeln übernehmen.

Hannah ist auf dem Weg zu ihrem Lieblingscafé. Sie hat sich fest vorgenommen: »Heute setze ich mich einfach an einen Tisch und bestelle einen Cappuccino und ein Stück Kuchen.« Sie überlegt, welchen Kuchen sie heute essen möchte: Carrot Cake, Lemon Tarte, Schokobrownie … Sie muss nur noch die Straße überqueren und betritt den Zebrastreifen. Dabei bemerkt sie, dass das auf sie zukommende Auto nicht langsamer wird. Die Fahrerin schaut nicht auf die Straße, sondern auf ihr Smartphone. Im Bruchteil einer Sekunde ist die Kuchenauswahl aus ihrem Bewusstsein verschwunden. Die von ihrem Gehirn produzierte Emotion »Angst« hat die Kontrolle über ihr Denken und ihre Aufmerksamkeit übernommen. Hannah spürt sofort einen Handlungsimpuls: Weg hier! Sie muss nicht überlegen, in welche Richtung sie laufen muss. »Instinktiv« entscheidet sie sich, nach vorne zu laufen. Das Umdrehen hätte wertvolle Zeit gekostet und in allen anderen Richtungen wäre sie der Gefahr nicht entkommen. Sie sprintet los.
Als sie den Gehweg auf der anderen Seite erreicht hat, spürt sie noch die körperliche Erregung, die diese Emotion ausgelöst hat: schneller Herzschlag, flache und schnelle Atmung, angespannte Muskulatur. Ihr Körper stellte ihr dadurch Energie bereit für die Flucht aus der lebensgefährlichen Situation.

In dieser Situation hat die Emotion Angst Hannah vermutlich das Leben gerettet. Die Gefahr war real. Hannahs Gehirn hat ihre Aufmerksamkeit allein auf die Gefahrensituation konzentriert. In Sekundenbruchteilen sorgte ihr vegetatives Nervensystem für eine Stressreaktion, die den Körper in Alarmbereitschaft versetzte, die Muskulatur mit den für die Flucht notwendigen Stoffen (Glukose und Sauerstoff) versorgte und den Nachschub sicherstellte (Atmung, Durchblutung, Stoffwechsel).

Emotionen unterscheiden nicht, ob der Inhalt der auslösenden Gedanken realistisch ist oder nicht.

Die Anteile unseres Gehirns, die all das ausgelöst haben, können allerdings nicht unterscheiden, ob die Gefahr real ist oder ob die neueren Anteile, also das denkende Gehirn, eine Gefahr konstruiert haben, die eigentlich keine ist.

Hannah hat das Café erreicht. Durch die Glasfront kann sie sehen, dass alle Plätze an den Fenstern bereits belegt sind. Sie entdeckt einen kleinen, freien Tisch in der Mitte. Der Weg dorthin wirkt sehr eng; zwischen den vollbesetzten Tischen ist höchstens ein Meter Abstand und im Weg liegen die Taschen der Gäste. Hannah steht vor der Tür, kann sich aber nicht überwinden, diese zu öffnen. Sie spürt Anspannung in ihrem Körper. Sie denkt: »Ich kann jetzt nicht ewig vor der Tür stehen bleiben. Das wirkt doch irgendwie seltsam.«
Sie entschließt sich, noch eine Runde um den Häuserblock zu gehen und dann das Café zu betreten. Dabei denkt sie: »Heute gehst du rein. Was ist denn schon dabei? Du warst schon so oft hier. Aber die Enge, die vielen Menschen. Was ist, wenn ich es nicht aushalte und schnell rausmuss? Dann muss ich mich durch die Menge kämpfen. Und die Taschen: Was ist, wenn ich stolpere?«
Hannah steht erneut vor der Tür. Sie spürt jetzt noch mehr körperliche Empfindungen: Anspannung, schneller Herzschlag, flache und schnelle Atmung, sie schwitzt. Auch den Fluchtimpuls spürt sie: »Ich muss hier weg.« Dieses Erleben ist für sie genauso alarmierend wie die Situation auf dem Zebrastreifen.
Hannah geht wieder nach Hause. Auf dem Nachhauseweg macht sie sich Vorwürfe: »Jetzt hast du es wieder nicht gemacht, obwohl du es dir fest vorgenommen hattest. Du bist ganz schön krank! Was ist denn schon dabei, ein Café zu besuchen? Da gibt es doch wirklich nichts, vor dem man Angst haben müsste.« Ärger auf sich selbst ist die emotionale Reaktion auf diese Gedanken.

Hannah hat hier mit Selbstkritik und -verurteilung reagiert, statt sich mitfühlend zu begegnen, dass sie (wie wir alle) »so ein kompliziertes Gehirn« hat (Gilbert & Choden 2015, S. 49). Hannahs Erlebnisse zeigen uns, wie stark der Einfluss von Emotionen auf unser Handeln ist. Emotionen wollen uns dazu bringen, in Übereinstimmung mit unseren Motiven, Zielen, Bedürfnissen zu handeln.

Hannah ist in der Situation vor dem Café dem gefolgt, was ihr die Angst vermitteln wollte: Wenn du das Café betrittst, verletzt du dein Bedürfnis nach Sicherheit. Eine reale Gefahr für ihre Sicherheit bestand zwar nicht. Aber ihr denkendes Gehirn hat eine Gefahr konstruiert, die von den älteren Anteilen für real gehalten wurde. Sie traf dann die Entscheidung, heute nicht das Café zu besuchen.

Motivation umfasst Prozesse rund um das Setzen von Zielen.

Motivation wird definiert als »Prozesse rund um das Setzen und Bewerten von Zielen« (Achtziger u. a. 2022). Die von unseren Emotionen bereitgestellten Impulse können, wie das Beispiel zeigt, hilfreiche Handlungen ermöglichen, aber auch verhindern. Uns allen fällt es sicher leichter, eine Entscheidung zu treffen, wenn sich diese richtig *anfühlt*. Wenn wir also für die Vorstellung, eine bestimmte Handlung bzw. Aktivität durchgeführt zu haben, mit angenehmen Emotionen (Freude,

Ein rein gedankliches Ziel motiviert uns nicht allein,

es sind eher die angenehmen Emotionen, die entstehen, wenn wir uns die Zielerreichung vorstellen.

Zufriedenheit etc.) belohnt werden. Emotionen spielen demnach eine große Rolle für unsere Motivation. Andreas Knuf bezeichnet Motivation als »hochemotionale Sache« (2020 b, S. 33 ff.). Das Problem dabei ist, dass unsere Vorstellung nicht unbedingt der Realität entspricht. Die Realität ist die Gegenwart – das Hier und Jetzt. Unsere Vorstellung bezieht sich aber auf die Zukunft. Niemand von uns kann allerdings die Zukunft genau vorhersagen.
Versuchen wir die Motivation rein kognitiv zu fördern, beispielsweise durch Diskussion der Vor- und Nachteile einer bestimmten Handlung, dann ist das ein erster Schritt. Wir haben uns ein Ziel gesetzt bzw. ein Motiv herausgearbeitet, von dem wir mehr oder weniger überzeugt sind, dass es nützlich oder angenehm für uns ist.

Hannah hat sich bereits mit Vermeidung beschäftigt. Sie weiß, dass Vermeidungsverhalten die übermäßigen Ängste aufrechterhält und verstärkt. Deshalb hat sie den Entschluss gefasst, trotz und mit ihrer Angst das Café zu besuchen. Sie weiß, dass sie einfach nur reingehen müsste. Sie kann ihre angstauslösenden Gedanken als unrealistisch einordnen. Dennoch schafft sie es nicht, die Tür zu öffnen und das Café tatsächlich zu betreten.
Auch wenn Hannah die Vorteile ihrer Handlung (das Café zu betreten) völlig klar sind, kann sie sich letztlich doch nicht dazu überwinden.

Volition ist die konkrete, willentliche Umsetzung einer Handlung.

Unser Antrieb für eine Handlung wird stärker von emotionalen Prozessen reguliert als von kognitiven (Knuf 2020 b, S. 33 ff.). Emotionen beeinflussen folglich nicht nur die Motivation (Zielsetzung), sondern auch die Volition, also die konkrete, willentliche Umsetzung der Handlung (Achtziger & Gollwitzer 2021).
Wir dürfen also Emotionen nicht außer Acht lassen, wenn es um das Handeln geht. Es geht darum, einen hilfreichen Umgang mit Emotionen zu etablieren. Dazu können diese Hinweise unterstützen.
Es ist nicht hilfreich, …

… der Emotion ausweichen oder sie verdrängen zu wollen. Die Prozesse sind in Gang gesetzt und können nicht willentlich beendet werden. Unsere älteren Hirnareale haben uns die Emotion geschickt, um unser Überleben zu sichern. Sie werden nicht zulassen, dass wir dieses in ihren Augen lebenswichtige Signal einfach wegschieben.

… sich für die Emotion zu verurteilen. Das wird andere starke Emotionen in Gang setzen, die unser Handeln beeinflussen können.

… zu grübeln, wie die Emotion beim nächsten Mal verhindert werden kann. Die einzelne Emotion kann zu einem komplexen emotionalen Problem werden, wenn wir in ständiger Sorge leben, dass die Emotion zurückkommen könnte, oder uns ausmalen, was passieren könnte, wenn die Emotion beim nächsten Mal noch stärker wird.

... Situationen und Orte zu vermeiden, in bzw. an denen wir einmal eine unangenehme Emotion erlebt haben (siehe Knuf 2020 b, S. 86 ff.).

Es ist hilfreich, ...

... der Emotion mit Akzeptanz und Offenheit zu begegnen. Dann machen wir die Erfahrung, dass wir die Emotion einfach erleben können. Widerstand wird die emotionale Erregung nur verstärken.
Hilfestellungen können beispielsweise sein (Germer 2012; Roemer & Orsillo 2016), die Emotion zu benennen (»Ah, *da* ist Angst«) oder einzelne Komponenten zu beschreiben, die wir erleben (»Ah, mein Herz schlägt schneller«, »*Ich denke,* dass ich jetzt hier wegmuss«). Die Wortwahl ist entscheidend und sollte den Abstand deutlich machen, den wir zwischen uns und der Emotion schaffen wollen, um sie beobachten zu können (also *nicht* »*Ich habe* Angst«, »*Ich bin* ängstlich« o.Ä.). Wir können auch die Aufmerksamkeit in den Körper lenken und spüren, wie sich die Emotion dort ausdrückt. Weil uns Emotionen in Bewegung versetzen wollen, haben sie auch eine körperliche Komponente. Der Emotionsforscher Antonio Damasio bezeichnet den Körper deshalb als »die Bühne der Gefühle« (Storch 2017, S. 64). Das macht uns einerseits bewusst, dass wir gerade eine Emotion erleben, die nichts mit der Realität zu tun haben muss. Andererseits helfen uns diese Strategien eventuell aus den gedanklichen Prozessen auszusteigen, die die Emotion weiter anheizen, und trotzdem bei der Emotion zu bleiben, sie also nicht zu verdrängen oder wegzuschieben.

... das der Emotion ggf. zugrunde liegende emotionale Problem zu lösen.
Ein wichtiger Punkt ist hier sicherlich, das aufrechterhaltende Vermeidungsverhalten zu unterlassen.

... die die Emotion auslösenden Gedanken neu zu bewerten. Hier können beispielsweise Defusionstechniken unterstützen.

... Situationen gezielt auszuwählen und zu verändern, wenn die für die Emotion ursächlichen Umstände weder tatsächlich noch persönlich gelöst werden können.

... mitfühlende soziale Unterstützung zu suchen.

... die Aufmerksamkeit auf etwas anderes zu lenken, wenn wir ansonsten ungünstigen (z. B. selbst- oder fremdschädigenden) Verhaltensimpulsen nachgeben würden.

... sich nicht zu verurteilen, sondern sich sich selbst mitfühlend zuzuwenden, sich selbst liebevoll zu unterstützen.

Offenheit und Akzeptanz können wir durch das Benennen der Emotion oder ihre Wahrnehmung im Körper erreichen. Wir bleiben mit unserer Aufmerksamkeit bei der Emotion und heizen sie nicht durch weitere Gedanken an. Notfallskills setzen wir ein, um in Hochstresssituationen ungünstige (selbst- oder fremdschädigende) Verhaltensweisen zu verhindern. Wir nutzen sie nicht zur Vermeidung eigentlich erlebbarer Emotionen.

Emotionen können eine Intensität erreichen, die als existenziell bedrohlich erlebt wird. Bei Betroffenen kann der Eindruck entstehen, dass die Emotion selbst nicht ausgehalten werden kann. Das kann wiederum dazu führen, dass die Person selbstschädigende Verhaltensweisen (z. B. Selbstverletzung, gefährliches Auto- oder Motorradfahren oder riskantes Sexualverhalten) ausführt. Um diese ungünstigen Verhaltensweisen zu verhindern, hat sich der Einsatz von Notfallskills bewährt. Das sind »Techniken, die in emotionalen Hochstresssituationen dazu dienen, selbstschädigende oder andere ungünstige Verhaltensweisen zu vermeiden und eine starke und belastende Emotion möglichst schnell wieder herunter zu regulieren« (Knuf 2020 b, S. 106). In diesen Fällen ist es tatsächlich sinnvoll und hilfreich, die Emotion »zu verlassen«, um Schlimmeres auf der Verhaltensebene zu verhindern. Leider werden Notfallskills auch immer wieder eingesetzt, um eigentlich erlebbare Emotionen »wegzudrücken«, was die oben beschriebenen Probleme zur Folge hat (Knuf 2020 b, S. 97 ff.).*

Zusammenfassend lässt sich also sagen, dass Emotionen – insbesondere bei einer handlungsorientierten Intervention – nicht außer Acht gelassen werden dürfen. Es geht dabei nicht darum, dass sich eine Handlung immer »richtig anfühlen« sollte, denn die der Emotion zugrunde liegenden Gedanken sind nur mentale Ereignisse und nicht die Realität. Wir schieben die Emotion deshalb aber nicht weg und machen einfach weiter. Wir gehen in hilfreicher Weise mit ihr um. Je

---

* **Zur Vertiefung**

Bücher

KNUF, A. (2013): Ruhe, ihr Quälgeister. München: Arkana Verlag. [Ratgeber]

KNUF, A. (2020 B): Umgang mit Gefühlen in der psychiatrischen Arbeit. Köln: Psychiatrie Verlag. [Fachbuch]

KNUF, A. & TILLY, C. (2008): Borderline: Das Selbsthilfebuch. 2. Aufl. Köln: BALANCE buch + medien verlag. [Ratgeber]

Online-Kurse

KNUF, A. ÜBER MINDEMY – ONLINE-KURSE FÜR PSYCHOSOZIALE BERUFE:

HILFREICHER UMGANG MIT INTENSIVEN UND BELASTENDEN EMOTIONEN. *https://www.mindemy.de/courses/praxiskurs-intensive-emotionen*

UMGANG MIT GEFÜHLEN BEI TRAUMATA. *https://www.mindemy.de/courses/praxiskurs-knuf-traumagefuehle*

WIE KANN MAN SELBSTVERLETZUNGEN BESSER VERSTEHEN UND HILFREICH DAMIT UMGEHEN? *https://www.mindemy.de/courses/praxiskurs-selbstverletzungen*

WIE KÖNNEN SCHAM UND SELBSTSTIGMATISIERUNG ÜBERWUNDEN WERDEN? *https://www.mindemy.de/courses/praxiskurs-scham-selbststigmatisierung*

nach Ausprägung der emotionalen Problematik kann hier eine professionelle therapeutische Unterstützung notwendig sein, beispielsweise um hilfreiche Strategien zur kognitiven Flexibilität zu erlernen.
Ein Moment von Achtsamkeit bzw. bewusster Offenheit kann uns darin unterstützen, nicht jedem von einer Emotion vermittelten Handlungsimpuls zu folgen. In dem Raum zwischen diesem Impuls und der Handlung selbst liegt unsere Handlungs*freiheit*. Dort entscheiden wir, welche Handlung wir ausführen und wie. Dort haben wir die Möglichkeit zu überprüfen, aus welchem emotionalem System unsere Motivation zu einer bestimmten Handlung stammt:

- Alarmsystem: Besteht wirklich (Lebens-)Gefahr oder war es ein Fehlalarm?
- Antriebssystem: Besteht wirklich Gefahr, dass meine grundlegenden Bedürfnisse unerfüllt bleiben, oder suche ich nach einer Abkürzung zu kurzfristig angenehmen Gefühlen?
- Beruhigungs- und Fürsorgesystem: Geht es um mitfühlendes Verhalten mir selbst oder anderen gegenüber? Handle ich in Übereinstimmung mit meinen Werten? Habe ich meine Ressourcen im Blick? Stärke ich durch meine Handlung mein soziales Netzwerk?

Jasmin hat wieder mit dem Laufen angefangen. Sie erlebt das Joggen als wichtigen Faktor für ihr Wohlbefinden. Ihre Vorgesetzte bemerkt die positive Wirkung des Sports ebenfalls. Nach Ende der Teamsitzung fragt sie Jasmin regelmäßig voller Bewunderung nach ihren Läufen. Das erlebt Jasmin als ermutigend.
Nach einer Teamsitzung verlässt Jasmin mit einer neuen Kollegin den Teamraum. Diese fragt: »Wie viele Kilometer läufst du denn so?« Jasmin: »Es müssten so etwa vier Kilometer sein, wenn man den Wegweisern glauben kann.« Die Kollegin: »Und wie lange brauchst du dafür?« – »So rund dreißig Minuten«, antwortet Jasmin. »Aha, also für vier Kilometer würde ich nicht mal meine Laufsachen anziehen. Ich laufe jeden Tag zehn Kilometer und brauche dafür meistens unter einer Stunde. Solche Kurzstrecken bringen doch nichts. Tschüss, mach's gut!« Die Wege der beiden trennen sich.
Das angenehme Gefühl der ermutigenden Worte ihrer Vorgesetzten ist weg. Jasmin denkt Dinge wie »Na ja, früher bin ich wirklich mehr gelaufen und war auch schneller. Ich müsste die Strecke jetzt echt mal steigern. Sonst bringt es doch wirklich nichts. Mein Wert ›Bewegung‹ verfolge ich bestimmt nicht, wenn ich auf der Stelle trete.« Sie kauft sich einen Fitnesstracker, um ihre Fortschritte messen zu können. Sie will mehr Kilometer in kürzerer Zeit laufen. Das Erleben beim Joggen verändert sich dadurch. Immer wieder denkt sie an die Strecke, die sie noch vor sich hat. »Oh, ich bin erst hier. Und bekomme jetzt schon kaum noch Luft. So wird das nichts …« Völlig

erschöpft und aus der Puste kommt sie zu Hause an. Die Laufzeit ist schlechter als am Vortag und die schlechte Laune groß. Sie wird auf der Arbeit immer einsilbiger mit ihren Lauferfahrungen und sagt eher Sachen wie »Gestern war ich nicht so gut drauf. Es waren nur viereinhalb Kilometer in vierzig Minuten.« Freude oder Zufriedenheit erlebt sie durch das Laufen nicht mehr. Ihr Training ist von einer Ressource für ihr Wohlbefinden zu einem weiteren, leistungsfokussierten To-do in ihrem ohnehin schon vollen Wochenplan geworden. Sie muss sich überwinden, überhaupt rauszugehen. Sie weiß ja, was sie erwartet: eine Runde »Qualen an der frischen Luft«.

Ihre Vorgesetzte bemerkt den Knick in Jasmins Stimmung und spricht sie darauf an. Es folgt ein Gespräch über die Orientierung des Handelns an eigenen Werten und nicht an Erfolgen oder den Überzeugungen anderer Menschen. Jasmin hat nach dem Gespräch die Erkenntnis, dass es ihr beim Laufen gar nicht darum geht, schneller zu werden oder mehr Strecke zu schaffen. Sie will keine Leistungssportlerin werden, sondern etwas für ihr Wohlbefinden tun. Von diesem Weg ist sie abgekommen, weil sie nur noch Ziele und Erfolge im Blick hatte. Die Motivation kam aus ihrem Antriebssystem und nicht aus dem Fürsorgesystem.

Den Fitnesstracker nimmt sie jetzt nicht mehr mit zum Laufen. Sie läuft ihre gewohnte Strecke. Wenn da Gedanken sind wie »Jetzt bist du erst hier. Das ist ja nicht mal die Hälfte der Gesamtstrecke« (Ziel = Zukunft), lenkt sie ihre Aufmerksamkeit wieder auf das Laufen. Auf diesen Schritt und diesen und diesen … (Gegenwart). Sie weiß, dass sie mit jedem einzelnen Schritt ihren Wert »Bewegung für Wohlbefinden« verfolgt. Es kommt ihr überhaupt nicht darauf an, wie viele Schritte es letztlich werden oder wie schnell sie am Ziel ist. So wird das Laufen wieder zu einer Ressource für ihr Wohlbefinden. Sie erlebt viel öfter Vorfreude auf die Runde. Und wenn sie sich vorher zu erschöpft erlebt, weiß sie, dass sie jederzeit umkehren kann, wenn ihr Körper wirklich genug hat. Sie sagt sich: »Ich laufe, um zu laufen, und nicht, um möglichst schnell wieder zu Hause zu sein.«

Jasmin erlebt sich nun als lebendiger, hat weniger Muskelschmerzen und Atemprobleme beim Laufen. Sie läuft in ihrem Tempo. Der Fokus weg vom Fitnesstracker und hin auf den eigenen Körper hilft ihr, die Geschwindigkeit an ihre Ressourcen und ihr momentanes Energielevel anzupassen. Irgendwann steigert sie tatsächlich die Laufstrecke. Nicht weil das ihr Ziel ist, sondern weil sie Lust hat, mehr zu laufen, und auch fit genug dafür ist.

Selbstmitgefühl

Auch wenn unser Beruhigungs- und Fürsorgesystem auf soziale Gemeinschaft ausgerichtet ist, bedeutet das nicht, dass wir Mitgefühl nur dann geben und erleben können, wenn wir auf ein großes und stabiles soziales Netz (Familie, Freundeskreis etc.) zurückgreifen können. Selbstmitgefühl hat sehr viele positive Effekte auf unser Wohlbefinden. In einer Übersichtsarbeit zur Rolle von Selbstmitgefühl in der Behandlung von psychisch erkrankten Menschen berichten Kristin Neff und Christopher Germer (2022) Forschungsergebnisse der letzten Jahrzehnte zu diesem Thema (siehe »Aus der Forschung«).

Aus der Forschung

Das Potenzial von Selbstmitgefühl zur Reduzierung von Leid bei einer Reihe von psychischen Erkrankungen inklusive Depressionen, sozialer Angststörung, Essstörungen, Demenzen und Persönlichkeitsstörungen wird von einer wachsenden Anzahl von Forschungsergebnissen gestützt.
Mitgefühlsfokussierte Therapiemethoden wie die Compassion Focused Therapy erwiesen sich in einer Metaanalyse diagnoseübergreifend als wirksam in der Reduzierung von psychischem Disstress.
Eine Metaanalyse zu Selbstmitgefühl bei einer nicht klinischen Klientel fand starke Effektstärken in der Reduzierung von schädlichem Essverhalten und Grübeln sowie moderate Effekte für die Reduzierung von Stress, Angst, Depression und Selbstkritik.

Kristin Neff (2012) definiert drei Kernkomponenten von Selbstmitgefühl:
Selbstfreundlichkeit: Damit ist gemeint, sich selbst so zu behandeln wie eine befreundete Person. Es geht vor allen Dingen darum, aus selbstkritischen Denk- und Verhaltensmustern auszusteigen und einen mitfühlenden Umgang mit sich selbst zu entwickeln.
Verbundenheit: Unsere Fähigkeit, zu empfinden, sorgt dafür, dass wir uns in jedem Moment unseres Lebens emotional irgendwo zwischen Leid und Zufriedenheit befinden. Unser kompliziertes Gehirn sorgt zusätzlich dafür, dass wir Leid durch unsere Gedanken selbst erzeugen können – wenn auch nicht immer bewusst oder gewollt. »Verbundenheit« bedeutet in diesem Zusammenhang, dass wir das Prinzip verinnerlichen, dass jeder Mensch, jedes empfindende Wesen leiden kann. Die Gründe sind sicherlich unterschiedlich, von der individuellen Lebenssituation sowie eigenen Denk- und Verhaltensmustern abhängig u. v. m. Aber das Erleben von Leid ist eine universelle Erfahrung aller lebenden Wesen. Mit anderen Worten: Nicht nur wir haben so ein kompliziertes Gehirn. Wir sind nicht isoliert – also die einzige Person auf der Welt, die Leid empfindet. Es ist Teil der menschlichen Erfahrung und nicht etwa unsere individuelle Schuld oder unser persönliches Schicksal.

Achtsamkeit: Damit ist die offene und akzeptierende Haltung gemeint, die wichtig ist, unser eigenes Leid möglichst frühzeitig zu erkennen. Eine (selbst-)mitfühlende Handlung fällt uns wesentlich leichter, wenn wir emotional noch Spielraum haben.

Akzeptanz – also den Moment und das aktuelle Erlebnis so zu lassen, wie es ist – ist sicher schon ein Teil der Lösung, wenn es um die Linderung von Leid geht. Es wird aber immer wieder Situationen geben, in denen uns Akzeptanz sehr schwerfällt. Auch deshalb sind die beiden anderen Komponenten von Selbstmitgefühl sehr wichtig.

Selbstmitgefühl bedeutet …

… sich selbst so unterstützend wie eine befreundete Person zu behandeln;

… zu erkennen, dass Leid kein individuelles, sondern ein universelles Phänomen ist;

… Achtsamkeit sich selbst und den eigenen Ressourcen und Bedürfnissen gegenüber.

»Der Hauptgrund, den Leute dafür nennen, dass sie nicht mitfühlender mit sich selbst umgehen, ist die Furcht vor Faulheit und Zügellosigkeit«, so schreibt Kristin Neff (2012, S. 207). Wir wählen zur Selbstmotivation eher die »demoralisierende Peitsche« und denken, dass Angst (vor Versagen, Abwertung etc.) eine nachhaltigere Motivationsquelle bietet als Mitgefühl. Angst ist jedoch eine Emotion, die uns eher aus einer Situation herausbewegen möchte (Flucht). »Ängste lenken uns von dem ab, was wir zu tun haben, sie stören unsere Konzentration und unsere Fähigkeit, unser Bestes zu geben.« Und: »Statt unsere Motivation zu fördern, kann Selbstkritik uns also dazu verleiten, uns selbst Steine in den Weg zu legen« (ebd., S. 211).

Selbstmitgefühl (Fürsorgesystem) unterstützt Selbstakzeptanz unabhängig von Leistungen (Antriebssystem). Dabei verringert Selbstmitgefühl »keineswegs die Ansprüche, die man an sich selbst stellt. Aber es lässt einen bedächtiger reagieren, wenn man hinter den eigenen Ansprüchen zurückbleibt, und das hilft, Ziele langfristig zu erreichen« (ebd., S. 218). Wir handeln nicht mehr aus der Motivation, Kritik zu vermeiden, sondern weil wir etwas tun wollen, was uns wichtig ist. Im ersten Fall »motivieren« wir uns extrinsisch, weil unsere älteren (emotionalen) Hirnanteile nicht unterscheiden können, ob die Kritik von außen kommt oder von den neueren (denkenden) Anteilen. Intrinsische Motivation erreichen wir eher durch *Lern*ziele als durch Leistungsziele. Leistungsziele zeichnen sich dadurch aus, dass wir ein Ergebnis, einen Erfolg im Außen sehen, den wir durch Leistung erreichen wollen. Sie sind rein ergebnisorientiert. Wie wir dieses Ergebnis erreichen, ist völlig egal. Es kommt nur darauf, dass am Ende das Ergebnis »sehr gut« auf dem Blatt steht.

Wir können …

… uns so verausgaben, dass wir nach der Klausur keine Ressourcen mehr haben, um für die in der nächsten Woche anstehende Klausur zu lernen,

… das Glück haben, dass nur Themen behandelt werden, die uns liegen,

… abschreiben bzw. uns die Lösungen von irgendwoher »organisieren« etc.

»Leute mit Lernzielen sind intrinsisch motiviert durch Neugier und den Wunsch, neue Fähigkeiten zu entwickeln […]. Fehler gehören für sie zum Lernprozess.

Leute mit Leistungszielen sind dagegen extrinsisch motiviert und wollen ihr Selbstwertgefühl verbessern oder verteidigen« (ebd.).

Selbstmitgefühl schafft die Grundlage für intrinsische Motivation.

Mit Lernzielen können wir die Verbindung zu unseren Werten eher herstellen. Wir tun etwas, weil diese Handlung etwas verkörpert, was uns wichtig ist. Wir wollen unsere Kompetenzen und unsere Handlungsfähigkeit erweitern. Dann sind wir intrinsisch motiviert.

Kim schreibt ihre erste Klausur im Fach »Psychosoziale Behandlungsverfahren«. Das Fach und die Themen sind ihr besonders wichtig, weil sie ihre berufliche Zukunft als Ergotherapeutin in diesem Bereich sieht. Als die Klausur angekündigt wird, fasst sie zunächst die für sie relevanten Themen zusammen und skizziert eigene Beispiele. Sie möchte den Inhalt verstehen, um ihn in der Arbeit anwenden zu können. Aus der Zusammenfassung erarbeitet sie Lernkarten, die sie täglich wiederholt.

In der Klausur kann sie nicht alle Fragen beantworten, da auch Themen dabei sind, die sie als nicht relevant eingestuft hat. Viele Fragen hätte sie mit rein auswendig gelerntem Wissen beantworten können. Mit ihrem nachhaltigen und praxisorientierten Lernansatz hat sie also mehr getan als notwendig war. Außerdem konnte sie die Themen nicht wortwörtlich aus dem Skript wiedergeben, weil bei ihr eher das Verstehen im Fokus stand. Sie erhält die Note »ausreichend«. Zunächst ist sie enttäuscht, weil sie in anderen Fächern eher gute bis sehr gute Zensuren erreicht hat.

Ihrer Enttäuschung kann sie aber mit Selbstmitgefühl begegnen. Sie erkennt ihr Leid an und kann sich dafür trösten, dass sie dieses Leid jetzt (aus welchem Grund auch immer) erlebt. Sie kritisiert sich nicht destruktiv für die »schlechte« Note, sondern kann konstruktiv mit der Situation umgehen. Sie macht sich bewusst, was sie durch diese Erfahrung alles gelernt hat. Sie hat Kompetenzen erworben, die sie in dem für sie bedeutungsvollen Arbeitsbereich nutzen kann. Sie hat nachhaltig gelernt, was die Wahrscheinlichkeit erhöht, dass sie ihr Wissen im Langzeitgedächtnis verankern konnte. Außerdem hat sie gelernt, wie Klausuren in diesem Fach aufgebaut sind und was verlangt wird. Kim gibt deshalb ihren praxisorientierten Lernansatz nicht auf, berücksichtigt ihre Erfahrungen aber bei der Erstellung ihrer Zusammenfassungen und Lernkarten. Ihr hilft ein Zitat, das Gustave Flaubert zugeschrieben wird: »Der Erfolg ist eine Folgeerscheinung, niemals darf er zum Ziel werden.«

Selbstfreundlichkeit erlaubt und ermöglicht uns Handlungen, die bisher in unserem Leben oder in bestimmten Situationen keine Option waren. Wir können und dürfen freundlich und fürsorglich mit uns umgehen. Das ist sicher die schwierigste Lektion für uns und die von uns unterstützten Personen. Insbesondere wenn wir in unsem bisherigen Leben davon ausgegangen sind, dass wir nur durch Selbstkritik

und Strenge Leistung erbringen können und dass Leistung die Voraussetzung dafür ist, dass wir überhaupt Mitgefühl oder Freundlichkeit »verdienen«.
Auch hier wird das Element »Handlung« sehr deutlich. Mitgefühl unterscheidet sich von (passivem) Mitleid durch engagiertes Handeln. Durch selbstmitfühlendes Handeln übernehmen wir Verantwortung für unser Wohlbefinden. Wir überlassen diese Aufgabe nicht länger unserem Umfeld oder den Umständen. Wir nehmen das, was für uns hilfreich ist, selbst in die Hand. Wenn Empowerment die Übernahme der Macht über das eigene Leben bedeutet, liefert Selbstmitgefühl eine wichtige Haltung und gleichzeitig ein wirksames Instrument, um diese Macht in einer für uns förderlichen Art und Weise auszuüben.

Mit Selbstmitgefühl übernehmen wir aktiv Verantwortung für unser Wohlbefinden.

Nach einem langen Arbeitstag kommt Jasmin erschöpft nach Hause. Eigentlich ist heute Lauftag. Sie entscheidet sich gegen das Laufen und legt sich auf die Couch. Zunächst entspannt sie und ruht sich ein wenig aus. Dann entstehen Gedanken wie: »Du hattest dir eigentlich vorgenommen, laufen zu gehen. Wenn du deine Lauftage nicht einhältst, ist es kein Wunder, dass es dir immer schlecht geht. Du hättest dich doch nur umziehen und loslaufen müssen. Du bist ein fauler Mensch und selbst schuld an deiner Krise.«
Dann erinnert sie sich an Selbstmitgefühl, weil sie eine Erinnerungskarte auf ihrem Couchtisch platziert hat. Jetzt denkt sie: »Jasmin, ich sehe, dass du gerade sehr erschöpft bist und das Bedürfnis nach Ruhe hast. Diese automatischen Gedanken eben haben dein Leid noch vergrößert. Ich sehe, dass du gerade leidest. Ich wünsche dir, dass dieses Leid endet, dass du Zufriedenheit erlebst. Egal, was du gesagt, getan, gedacht oder gefühlt hast, ich wünsche dir Zufriedenheit und dass dein Leid endet.«
Jasmin kann nicht von heute auf morgen so mit sich sprechen. Aber mit Übung schafft sie es, mitfühlende Worte für sich selbst zu finden. Zunächst »fühlt es sich falsch an«, überhaupt mit sich zu reden: »Wer macht denn so was? Aber stopp: Ich rede doch auch selbstkritisch und abwertend mit mir. Wieso kann ich dann nicht auch mitfühlend mit mir sprechen? Selbstmitgefühl ist erlaubt.«
Auch die passenden mitfühlenden Worte findet sie nicht gleich. Zunächst ist sie eher auf der kognitiven Ebene unterwegs: »Wenn du müde bist, darfst du dich ausruhen. Es ist nicht so schlimm, wenn du das Laufen einmal ausfallen lässt.« Auch wenn diese Gedanken hilfreicher sind als selbstabwertende, erkennt Jasmin, dass sie so eigentlich nur ihr Verhalten zu rechtfertigen versucht. Sie steigt in eine Diskussion mit ihrem »tricky brain« ein, was richtig und was falsch ist. In manchen Fällen wird ihr kompliziertes Gehirn diese Gründe gelten lassen, in anderen werden ihm Tausende Gegenargumente einfallen, warum Jasmin doch »einfach nur zu faul« und »selbst schuld« ist.

Mitgefühl fragt nicht nach Gründen. Es geht einzig und allein darum, dass in diesem Moment Leid da ist. Jasmin wendet sich ihrem Leid zu und nicht den Gründen, die es verursacht haben. Sie kann sich wünschen, dass dieses Leid endet und Zufriedenheit an dessen Stelle tritt. Jasmin weiß, dass sie auch weiter selbstkritisch abwertende Gedanken erleben wird. Ihr kompliziertes Gehirn hat gelernt, so automatisch auf bestimmte schwierige Situationen zu reagieren. Sie hat aber die begründete Hoffnung, dass ihr Gehirn mit Übung auch irgendwann automatisch mit Mitgefühl reagieren kann.

Die Selbstwertidee

Vielleicht kommen wir in manchen Situationen auf die Idee, dass wir selbstmitfühlendes Verhalten nicht verdient haben. Anderen Menschen könnten wir in der gleichen Situation Mitgefühl entgegenbringen. Uns selbst nicht. Denken wir dann vielleicht, dass wir weniger wert sind als andere?

Aber, was genau ist dieser »Selbstwert« eigentlich? Können wir den Wert eines Menschen tatsächlich messen? So gefragt, werden die meisten Menschen wahrscheinlich mit Nein antworten. Dennoch erleben sich viele Menschen (mich eingeschlossen) immer wieder als weniger wertvoll als andere Menschen. Unser kompliziertes Gehirn schickt uns immer wieder Ideen und Gedanken, die uns an unserer Gleichwertigkeit zweifeln lassen.

Es gibt viele Studien dazu, was unser Selbstwertempfinden beeinflusst (siehe etwa Potreck-Rose & Jacob 2016). Auch mit Literatur zu den Methoden, mit denen sich der Selbstwert erhöhen ließe, lassen sich ganze Bücherregale füllen. Wenn jedoch der Selbstwert lediglich eine Idee ist, die unser kompliziertes Gehirn erzeugt hat, warum sollten wir weiter daran arbeiten? Verfestigt das nicht noch die Idee, dass Menschen unterschiedlich viel wert sein können? Wäre es nicht viel sinnvoller, das Konzept des Selbstwertes aufzugeben und diesen Gedanken, dass wir weniger wert sind als andere, einfach als das zu betrachten, was er ist: ein Gedanke, nicht die Realität?

Kim wird von ihrer Ausbildungseinrichtung intensiv auf das dreimonatige Praktikum in der Klinik für forensische Psychiatrie vorbereitet. Sie weiß, dass sie dort Menschen begegnen wird, die getötet, sexuell missbraucht oder vergewaltigt haben. Zu den Opfern gehören höchstwahrscheinlich auch Kinder. Ein Thema in der Vorbereitung ist Menschenwürde. Die Teilnehmenden diskutieren, ob die Würde oder der Wert eines Menschen gemessen werden kann und ggf. welche Kriterien dafür herangezogen werden können. Vielleicht Leistung? Erfolg? Status? Intelligenz? Die Teilnehmenden sind sich einig, dass diese Kategorien nicht den Wert eines Menschen bestimmen können. Sie reflektieren aber, dass sie sich selbst öfter mit erfolgreicheren, »fleißigeren« oder »höhergestellten« Menschen vergleichen und sich diesen gegenüber als unterlegen erleben.

Die Leiterin des Workshops betont, dass diese Vergleiche schon deshalb sehr subjektiv sind, weil wir uns immer nur mit bestimmten »Eigenschaften« und nie mit einer ganzen Person vergleichen. Wir suchen uns eher jene Punkte an einer Person, bei denen wir schlechter abschneiden. Andere Punkte übersehen wir einfach. Oder wir kennen sie nicht einmal. Zudem können wir von anderen Menschen nur wissen, was sie von sich preisgeben. Von uns selbst dagegen kennen wir auch die »peinlichsten« Geheimnisse.

Irgendwann bespricht die Gruppe auch, ob der Wert eines Menschen durch Gewalttaten »sinken« kann, ob also Personen, die andere Menschen getötet oder körperlich misshandelt haben, weniger wert sind als Menschen, die sich an Recht und Gesetz halten. Auch hier kommt die Gruppe letztlich zu dem Ergebnis, dass der Wert eines Menschen dadurch nicht verändert wird. Menschen im Maßregelvollzug sind zwar in ihren Freiheitsrechten eingeschränkt, nicht aber, weil sie weniger wert sind als andere, sondern weil die Allgemeinheit momentan vor ihnen geschützt werden muss.

Die Seminarleiterin betont, dass es hier um eine Einstellung dem Menschen gegenüber geht und nicht darum, die Taten dieses Menschen gutzuheißen oder zu entschuldigen. Sie schließen mit dem Fazit, dass der Wert eines Menschen nicht davon abhängt, was oder wie er denkt, empfindet oder handelt. Allein die Tatsache, dass es sich um einen Menschen handelt, verleiht einen Wert, der weder messbar noch variabel ist. »Die Würde des Menschen ist unantastbar. Sie zu achten und zu schützen ist Verpflichtung aller staatlichen Gewalt« (Art. 1 Abs. 1 Grundgesetz) ist die Aufschrift der letzten Folie des Seminars.

Entscheiden wir uns, an dem Konzept des Selbstwerts festzuhalten, stoßen wir auf ein weiteres Problem: Wir müssen ihn immer auf dem richtigen Level halten. Er darf weder zu niedrig noch zu hoch sein. Ein zu hoher Selbstwert – wenn wir uns also wertvoller als andere Menschen erleben – kann ebenfalls problematisch sein. Ein solcher überhöhter Selbstwert kann beispielsweise mit Narzissmus in Verbindung gebracht werden. Zwischen Narzissmus und Selbst*mitgefühl* gibt es jedoch laut der Forschung von Kristin Neff »nicht den geringsten Zusammenhang« (Neff 2012, S. 204). »Die Grundaussage der Wissenschaft lautet, dass Selbstmitgefühl offenbar dieselben Vorteile bietet wie ein hohes Selbstwertgefühl, aber ohne erkennbare Nachteile« (ebd., S. 201). Vielleicht liegt es daran, dass Selbstmitgefühl über das Element der Verbundenheit immer auch unsere »Leidensgenossen« (alle empfindenden Wesen) einbezieht.

Die Selbstwertidee ist dagegen ein sehr selbstbezogenes Konzept, weil wir nur dann Verbundenheit erleben können, wenn unser Selbstwertempfinden gerade auf dem richtigen Level ist – wenn unser Selbstwert also gerade nicht zu hoch und nicht zu niedrig ist. Außerdem ist der Selbstwert ein rein gedankliches Konstrukt. Bewerten, Messen, Vergleichen sind kognitive Leistungen unseres »new brain«. Mitgefühl verfolgt einen ganzheitlicheren Ansatz.

Das Empfinden von Leid wird zwar von unserer Kognition beeinflusst (kompliziertes Gehirn), kann aber nicht darauf reduziert werden. Es ist vielmehr die Interaktion zwischen »new brain« und »old brain«, die unser Empfinden beeinflusst. Schaffen wir es jetzt noch, unser Selbst als jene Instanz zu sehen, die all diese Phänomene erzeugt (Gedanken, Gefühle, Empfindungen = transzendentes Selbst), und die Vorstellung loszulassen, dass unsere Gedanken, Ideen, Einstellungen und Vorstellungen dieses Selbst darstellen (= konditioniertes Selbst), gibt es gar keinen Raum mehr für das Konzept des Selbstwertes. Dieses transzendente Selbst, das denkt, lernt, erlebt und empfindet, haben wir alle gemein. Dort ist Verbundenheit möglich, unabhängig von den Inhalten, die unser Selbst erzeugt.

Selbstwert ist die Idee, dass Menschen in Abhängigkeit von bestimmten Kriterien unterschiedlich wertvoll sein könnten.

Selbstmitgefühl bietet dieselben Vorteile wie ein hohes Selbstwertempfinden, aber ohne erkennbare Nachteile.

Um die theoretischen Inhalte der CFT zu festigen und erlebbar zu machen, werden dort verschiedene Übungen eingesetzt, die häufig imaginative Techniken beinhalten. Sie machen den starken Einfluss unserer Gedanken und Vorstellungen (Imaginationen) auf Emotionen und darüber hinaus auch auf den Körper deutlich (Stierle 2022, S. 32 ff.). Mithilfe der Imaginationen werden mitfühlende Motive und Hilfsbilder geschaffen, zum Beispiel »mitfühlende Farbe, sicherer innerer Ort, mitfühlender Begleiter« (ebd., S. 72 ff.).

Ein an diese und andere Ansätze angelehntes mitfühlendes Begleitwesen für die betätigungsorientierte Arbeit (Compassio) kann mithilfe des **Übungsblattes »Übung Cp«** erarbeitet werden.

Auch der Einfluss unseres Körpers auf Emotionen wird in der CFT berücksichtigt. Durch Veränderung unserer Gestik und Mimik können wir Einfluss auf unsere Stimmungen und Emotionen nehmen, indem wir eine bestimmte Haltung (Stärke, Offenheit, Mitgefühl etc.) »verkörpern« (Embodiment, siehe Storch 2017). In der CFT werden Übungen daher in einer Haltung ausgeführt, die für die Person »Offenheit für die kommenden Erfahrungen« verkörpert. Mit der Mimik wird durch ein leichtes Lächeln bzw. ein nach innen gerichtetes Lächeln Freundlichkeit und Mitgefühl verkörpert. Enthalten die Übungen sprachliche Anteile (etwa Selbstverbalisation), wird auf eine mitfühlend-freundliche Stimmfarbe geachtet. Dadurch wird ein ganzheitliches Übungserlebnis gefördert. Mitfühlende Worte können noch so gut gewählt sein, sie werden ihre Wirkung nicht erzielen, wenn wir uns (oder andere) damit in einer angespannt-geschlossenen Körperhaltung oder mit wütendem Gesichtsausdruck »anschreien«.

Mitgefühl für uns selbst zu verkörpern kann uns sehr schwerfallen, wenn wir es nicht gewohnt sind oder noch Überzeugungen in uns schlummern wie »Das habe ich nicht verdient«. Mitgefühl kann sich ungewohnt vielleicht sogar »falsch« anfühlen, insbesondere in leidvollen Situationen, wenn wir also Mitgefühl am dringendsten brauchen. Vielleicht hilft uns in dieser Situation eine Methode des Schauspiels, das »method acting«, weiter. Wenn sich Mitgefühl in einer Situation falsch anfühlt, tun wir einfach so, als ob. Fake it till you make it! Wir spielen bzw. verkörpern die mitfühlende Person.

Aus der Forschung

Die Stimulation der Gesichtsmuskulatur, die für das Lächeln genutzt wird, kann entsprechende Emotionen auslösen. Eine Gruppe nahm dazu einen Stift zwischen die Zähne (Lächelmuskulatur), die Kontrollgruppe nahm den Stift zwischen die Lippen (verhindert Lächeln). Den anschließend präsentierten Cartoon bewertete die erste Gruppe als lustiger. Ähnliche Ergebnisse ließen sich bei Studien zur bewussten Veränderung der Körperhaltung, Gesten mit dem Kopf oder der Hand beobachten (Storch 2017, S. 40 ff.).

Hinnerk liegt wieder einmal seit einer halben Stunde wach. Mit jeder Minute spannt er sich mehr an. Morgen wird ein anstrengender Tag und er schläft wieder einfach nicht ein. Auch die letzten Nächte hatte er zu wenig Schlaf. Er rechnet die Stunden zusammen. Sein Körper funktioniert einfach nicht, wie er sollte. Dieser Gedanke löst Ärger bei ihm aus.

Er entscheidet sich, eine Übung zur Muskelentspannung zu machen. Die Instruktion kennt er: Er spannt kurz die Muskulatur in einem Körperteil an, lässt dann los und spürt die Entspannung. Zuerst ballt er die rechte Hand zur Faust. Schon nach wenigen Sekunden schmerzen seine Muskeln, weil er zu fest zugedrückt hat. Andere Körperteile (Gesicht, Arm, Oberkörper) spannt er mit an, obwohl er eigentlich nur mit der Unterarmmuskulatur arbeiten wollte. Sein Ärger drückt also mit.

Für die Übung reicht es, wenn er das entsprechende Körperteil nur so fest anspannt, dass er die Anspannung gerade bemerkt. Als ihm das einfällt, stellt er fest, wie er sich mit den Übungsinstruktionen gedanklich angeschrien hat. Der Ärger auf seinen nicht zur Ruhe kommenden Körper ist noch sehr präsent.

Dann entscheidet er sich, einfach so zu tun, als ob. »Fake it till you make it«, hat seine Trainerin dazu gesagt. Er ist aber nicht wirklich davon überzeugt, dass es funktioniert. Trotzdem spielt er die mitfühlende Person, die ihm jetzt diese

Übung anleitet. Er stellt sich vor, wie diese Person sprechen würde, was sie sagen und welche zusätzlichen mitfühlenden Hinweise sie geben würde. Er spürt recht schnell eine Veränderung in seinem Erleben. Es gelingt ihm jetzt viel besser, die Anspannung loszulassen.

Hinnerk war bezüglich dieser Methode zunächst skeptisch. Wenn sich etwas falsch anfühlt, wird das schon seinen Grund haben. Dieses Beispiel seiner Trainerin hilft ihm, das »Anfühlen« besser einzuordnen: Meine ersten Fahrversuche mit dem Auto waren eine echte Herausforderung. Ich musste viele neue Bewegungen koordinieren, genau hinschauen, wohin ich muss, und überlegen, wie ich das Auto dorthin bekomme. Irgendwann automatisierten sich diese Vorgänge in meinem Gehirn und ich musste nicht mehr darüber nachdenken. Ich wusste es einfach, habe es gespürt. Als ich zum ersten Mal einen Mietwagen in Irland (Linksverkehr) gesteuert habe, waren all diese Automatisierungen, die ich in Deutschland (Rechtsverkehr) als sehr wertvoll erlebt habe, sogar hinderlich. Es fühlte sich falsch an, linksherum in einen Kreisel zu fahren, beim Rechtsabbiegen die Straße zu überqueren, überhaupt links zu fahren. Dennoch wusste ich, dass ich das besser tun sollte, wenn ich keine Gefahr für mich und andere sein wollte.

Was ich auf deutschen Straßen gelernt hatte, war in Irland nicht hilfreich. Mein Gehirn schickte mir immer wieder automatische Gedanken wie »Du fährst auf der falschen Straßenseite«, was Lebensgefahr bedeuten kann und deshalb die Emotion Angst auslöste. Aber mein Gehirn hatte sich geirrt. In Irland war es die richtige Straßenseite.

In der betätigungsorientierten Arbeit ...

... können wir Gestik, Mimik, Stimmfarbe etc. einsetzen, um bei der Durchführung von Alltagsaktivitäten Mitgefühl zu verkörpern. Das erhöht die Chancen, einen mitfühlenden Umgang mit sich zu pflegen, und zwar insbesondere in Situationen, in denen die Ausführung nicht den Erwartungen entspricht.

Anfangs ist dafür oft eine sehr bewusste Änderung der (inneren und äußeren) Haltung notwendig, insbesondere wenn der Autopilot noch auf Selbstkritik programmiert ist. Achtsamkeit ist die Haltung, um den Autopiloten zu enttarnen und Gelassenheit zu erleben, statt mit Selbstkritik zu reagieren. Selbstfreundlichkeit kann dann durch Körperhaltung, Gesichtsausdruck, Stimmfarbe etc. verkörpert werden. Auch wenn sich das nicht richtig anfühlt, können wir unser Handeln mitfühlend gestalten. Gedanken und Emotionen können zwar unser Handeln beeinflussen, auf der Handlungsebene können wir jedoch wieder die Kontrolle übernehmen und selbstfürsorglich mit uns umgehen.

Intention vs. Ziel

Die Übungen in der CFT beginnen jeweils mit einem kurzen Innehalten. Die übende Person wird angeleitet, sich die Intention dieser Übung bewusst zu machen: oft ein Entschleunigen – also das bewusste »Herunterfahren« des Alarm- bzw. Antriebssystems, eine freundliche Begegnung mit sich selbst sowie das Hochfahren des Beruhigungs- und Fürsorgesystems. Es ist sehr wichtig, die Intention nicht mit einem Ziel zu verwechseln.
Die Intention einer Handlung ist der Grund, warum wir sie durchführen. Es geht um die Absicht, die dahintersteht, um das, was wir vorhaben. Wir könnten es auch so ausdrücken: Die Intention verleiht der Handlung ihre Bedeutung bzw. ihren Sinn für uns. Eine Intention ist nicht auf ein konkretes Ergebnis ausgerichtet – ein Ziel dagegen schon. Das ist der konkrete Punkt, an den wir gelangen möchten, den wir erreichen wollen. Die Intention ist weniger rigide als ein Ziel. Sie erkennt an, dass wir letztlich nur über die Handlung selbst Kontrolle haben. Was diese Handlung dann bewirkt, ist nicht allein von uns abhängig, sondern auch von dem Kontext, in dem sie stattfindet.

Hinnerk kann nicht einschlafen. Er entschließt sich, eine Entspannungsübung zu machen. Sein Ziel ist es, die Anspannung loszuwerden. Er will endlich einschlafen. In der Übung schafft er es nicht, seine Anspannung loszuwerden. Er ist genauso wach wie vorher. Er hat sein Ziel nicht erreicht. Er denkt: »Ich will doch einfach nur schlafen. Das kann doch nicht so schwer sein. Diese blöden Übungen funktionieren einfach nicht.« Ärger ist die Resonanz auf diese Gedanken auf der emotionalen Ebene.
Und nun:
Hinnerk kann nicht einschlafen. Er entschließt sich, eine Entspannungsübung zu machen. Seine Intention ist, die Anspannung loszuwerden. Diese Intention »Entspannung« macht er sich vor der Übung deutlich. In der Übung schafft er es nicht, seine Anspannung loszuwerden. Hinnerk steht auf und macht sich eine Tasse Tee mit der Intention, zur Ruhe zu kommen. Das ist seine zweite Strategie bei Einschlafschwierigkeiten. Er weiß, dass er seinen Schlaf nicht kontrollieren, wohl aber mit der Intention handeln kann, günstige Bedingungen dafür zu schaffen.

In der betätigungsorientierten Arbeit …

… berücksichtigen wir die Intention für das Handeln, insbesondere wenn uns oder der unterstützten Person die Bedeutung einer Aktivität verloren gegangen ist und wir nur auf das Ergebnis fokussieren. Indem wir uns die Intention verdeutlichen, verbinden wir die Aktivität wieder mit unseren Werten. Wir geben ihr damit wieder Bedeutung für uns und unser Leben – wir machen die Aktivität zur Betätigung. Die Betätigung erhält dadurch ihre gegenwärtige Qualität zurück. Sie ist in dem Moment bedeutsam, in dem wir sie ausführen, nicht erst, wenn das Ergebnis mit dem übereinstimmt, was wir uns vorgestellt haben.

Eine unterstützende Selbstinstruktion kann sein:

ABBILDUNG 10: **Karteikarte »Ich führe die Betätigung aus, weil …«** (siehe auch Begleitmaterial zum Buch)

Ich … ______________________ Betätigung beschreiben

weil mir … ______________________ Wert

wichtig ist.

Jasmin kommt total erschöpft von einer Fortbildung nach Hause. Es ist für sie ungewohnt, den ganzen Tag zu sitzen. »Die Joggingrunde lasse ich heute wohl besser aus, wenn ich so müde bin. Ich schaffe dann die Strecke sowieso nicht ganz, und dann kann ich es auch sein lassen.« Gleichzeitig weiß sie, wie gut Bewegung für ihr Wohlbefinden ist. Sie erinnert sich an den Unterschied zwischen Intention und Ziel und sagt sich: »Ich gehe jetzt laufen, weil mir mein Wohlbefinden wichtig ist.« So kann sie die Aktivität wieder mit ihrem Wert verbinden. Es geht nicht um ein Ziel, wie die komplette Runde zu schaffen. Ihren Wert kann sie mit jedem Schritt verfolgen.
Jasmin hat diese Erkenntnis nicht zum ersten Mal. Die Selbstinstruktion nutzt sie immer wieder als Hilfestellung, sobald sie daran denkt, denn manchmal reagiert sie in solchen Situationen automatisch mit Selbstkritik: »Das hatten wir doch schon x-mal! Warum denn immer wieder diese Diskussionen? Geh einfach laufen. Müdigkeit ist keine Ausrede. Sport tut dir doch gut. Das weißt du doch!« Wenn sie bemerkt, wie unfreundlich sie mit sich selbst redet, geht sie mit ihrer Selbstkritik auf eine höhere Stufe: »Geh doch einfach nicht so kritisch mit dir um, du blöde Kuh! Du hast doch schon tausendmal gemerkt, dass das alles nur noch schlimmer macht. Wann checkst du das denn endlich?« In letzter Zeit gelingt es ihr immer öfter, diese Sätze ihres selbstkritischen Autopiloten als nicht hilfreich zu erkennen. Sie verurteilt sich nicht dafür. Sie kann ja nichts für ihr »tricky brain«.

Mitfühlend handeln

Mitgefühl soll Leid lindern und *verhindern*, nicht etwa schaffen oder vergrößern. Es bedeutet also nicht, immer das zu tun, was sich in einer Situation richtig oder reizvoll »anfühlt«, von dem wir aber wissen, dass es unser Leid nicht lindern, sondern eher vergrößern wird. »Daher sollte der Aspekt der Weisheit hier besonders betont werden. Mitgefühl ist weise« (Stierle 2022, S. 87).

Leon nutzt die mitfühlende Figur Compassio, wenn selbstkritische Gedanken auftauchen, weil er sein Laufpensum noch nicht erfüllt hat. Sein Vorgehen teilt er als eigenes Beispiel (Selbstoffenbarung) auch auf seiner Station in Gruppenangeboten oder Pflegegesprächen mit: »Es ist jetzt aber nicht so, dass ich gar nicht mehr laufen gehe und stattdessen meine Abende mit Compassio auf der Couch verbringe. Mitgefühl bedeutet ja auch, Leid zu verhindern, also das Leid, das noch nicht da ist, aber entstehen kann. Ich habe schon erzählt, dass mir das Laufen wirklich guttut. Danach spüre ich Energie und bin gleichzeitig entspannt. Also gehe ich auch weiter regelmäßig laufen. Und seit ich mit Compassio arbeite, klappt das viel besser. Compassio gibt mir Sicherheit. Wenn ich müde bin, kann ich das Laufen als Experiment sehen: ›Bin ich wirklich körperlich zu müde zum Laufen oder ist die Joggingrunde genau das, was ich jetzt brauche?‹ Ich weiß genau, dass ich jederzeit umkehren kann, wenn es mir doch zu viel wird. Und wenn dann meine kritischen und abwertenden Gedanken wiederkommen, wünscht mir Compassio, dass mein dadurch entstandenes Leid aufhört und Zufriedenheit an dessen Stelle tritt.«

Auch Mitgefühl für andere Menschen bedeutet nicht, alles zu tun, was sie von uns verlangen, denn das könnte das Leid der Personen vergrößern. Es geht darum, eine mitfühlende Antwort auf das Leid zu finden, also eine Antwort, die in der Lage ist, das Leid anzuerkennen und zu lindern bzw. zu verhindern.

Im Nachtdienst bittet eine Patientin Leon um ihre Bedarfsmedikation – ein Mittel aus der Gruppe der Benzodiazepine. Sie könne nicht schlafen und die Tablette helfe immer. Die Patientin hatte das Medikament aber schon am Mittag eingenommen und somit die ärztlich verordnete Menge ausgeschöpft. Sie bettelt und bittet Leon, dass er eine Ausnahme machen solle. Sie wisse genau, wie der Tag morgen aussehe, wenn sie jetzt nicht zur Ruhe komme. Leon kann das Leid der Patientin nachvollziehen, eine zusätzliche Tablette gibt er ihr allerdings nicht, denn diese Ausnahme wäre in keiner Weise mitfühlend. Er weiß schließlich, dass Benzodiazepine stark abhängig machen können. Eine Abhängigkeit bedeutet Leid, das er mit seiner Weigerung verhindern möchte. Außerdem wäre es auch nicht selbstmitfühlend, der Patientin die Tablette auszuhändigen. Er würde damit seinen Arbeitsplatz riskieren. Das würde wiederum Leid für ihn bedeuten. Leon bleibt bestimmt und lässt sich auf keine Diskussion mit der Patientin ein. Er zeigt echtes Verständnis für ihre Situation, wünscht ihr, dass sie auch ohne Tablette ein paar Stunden schlafen kann, und beschreibt Möglichkeiten, auch ohne das Medikament zur Ruhe zu kommen: Beruhigungstee, Übungen zur Entspannung oder um das Grübeln zu unterbrechen. Die Patientin fragt weiter nach der Tablette und geht irgendwann auf ihr Zimmer, ohne die Vorschläge von Leon anzunehmen. Leon hat für sich die Gewissheit, in dieser Situation mitfühlend gehandelt zu haben, auch wenn die Patientin das zumindest in diesem Moment wahrscheinlich anders sieht.

Oft ist es nicht leicht, die mitfühlende Handlung für eine Situation zu finden – egal, ob das Mitgefühl uns selbst oder eine andere Person betrifft. Wir können uns überlegen: Was würde mir bzw. der Person langfristig helfen?

Mitfühlend handeln wir mit der Intention, Leid nachhaltig zu lindern und zu verhindern. Es ist nicht immer mitfühlend, was kurzfristig Linderung verschafft.

Leon kann die Patientin nicht bei der Linderung ihres Leids unterstützen. Sie will keine Alternative zur Tablette gelten lassen. Wahrscheinlich ist sie jetzt auch noch wütend, dass Leon keine Ausnahme macht. Langfristig hat sein Handeln aber einen Beitrag geleistet, Leid zu verhindern. Die Entscheidung ist ihm hier nicht besonders schwergefallen, zumal es klare Regeln zur Medikamentenvergabe gibt. Aber was wäre, wenn die Patientin die Tagesdosis noch nicht genommen hätte? Hätte er sofort nachgegeben und das Medikament ausgegeben? Oder hätte er zuerst versucht, die Patientin anders zu unterstützen? Wie lange hätte sie wach liegen müssen, bis er das Medikament ausgegeben hätte?

Lindern oder Verhindern?

Lindern bezieht sich auf ein gegenwärtiges Leiden; Verhindern auf zukünftiges. Hilfreiche Methoden zur Linderung beziehen sich deshalb auch eher auf das gegenwärtige Leid als auf bevorstehendes. Oft kommen wir viel zu schnell mit Ratschlägen und Tipps daher, wie dieses Leid in Zukunft verhindert werden kann. Mit anderen Worten: Wir erzählen der leidenden Person direkt, was sie falsch gemacht hat, ohne darauf einzugehen, dass sie jetzt in diesem Moment leidet. Das wird nicht lindernd wirken, sondern eher die Selbstvorwürfe noch verstärken, es nicht schon dieses Mal »richtig« oder »besser« gemacht zu haben.
Die Person braucht vielleicht gerade etwas ganz anderes: mitfühlende Präsenz. Wir zeigen der Person genau das, was wir unter Mitgefühl oder Compassion verstehen wollen:

Sensibilität für Leid: Wir zeigen Interesse an der augenblicklichen emotionalen Situation der Person. Wir wollen herausfinden, ob bzw. warum sie leidet.
Motivation für engagiertes mitfühlendes Handeln: Wir wissen um die beruhigende Wirkung von Verbundenheit und vermitteln der Person unseren tief empfundenen Wunsch nach Zufriedenheit und dass sie diesen leidenden Zustand überwindet. Wir können diesen Wunsch aussprechen oder ihn auf eine andere Art (etwa durch eine Geste) deutlich machen. Wir kommunizieren nicht nur verbal, sondern verkörpern Mitgefühl. Wie sitzt eine mitfühlende Person? Wie schaut eine mitfühlende Person? Wie spricht eine mitfühlende Person (Tonlage, Geschwindigkeit etc.)? Linderung bezieht sich auf in diesem Moment bestehendes Leid. Verhinderung bezieht sich auf drohendes, also in der Zukunft entstehendes Leid. An der Zukunft arbeiten wir erst, wenn in der Gegenwart etwas Ruhe herrscht. Auch wenn Ratschläge, Tipps und Empfehlungen nur gut oder mitfühlend gemeint sind, ist die akute Leidsituation eventuell der falsche Zeitpunkt dafür. Es geht um Präsenz. Wir wollen die Bedingungen schaffen, dass die Person in der Lage ist, eine Strategie, ggf. mit Unterstützung, zu entwickeln und auszuführen. Das wird in einem stark emotionalen (leidenden) Zustand kaum möglich sein.

In der betätigungsorientierten Arbeit ...

... werden wir auch mit akutem Leid konfrontiert. Vielleicht fällt es uns manchmal schwer, der Person einfach nur Zufriedenheit und Leidensfreiheit zu wünschen, etwa mit Gedanken wie »selbst schuld, wenn sie ihre Wochenaufgaben nicht erledigt« oder »immer wieder dasselbe Thema«. Solche Gedanken sagen nichts über unsere Fähigkeiten als Fachkraft aus. Auch wir haben ein »tricky brain«, das Gedanken erzeugt. Wir wissen, dass solche Gedanken in der Situation nicht besonders hilfreich sind, und lassen sie weiterziehen. Wir wissen, dass die Person jetzt keine Schuldzuweisungen oder Verhaltenskritik braucht, sondern mitfühlende Präsenz. Das kann sich auch bei uns »falsch« anfühlen, wenn die von unserem »tricky brain« produzierten Gedanken in diesem Moment besonders stark sind, aber über die Handlungsebene können wir direkten Einfuss nehmen. Wir können Mitgefühl verkörpern, obwohl es sich falsch anfühlt, und zwar nicht, weil wir das tun sollten, sondern weil wir diesen emotionalen Zustand (Leid) auch kennen und deshalb eine Vorstellung davon haben, was eine leidende Person braucht: Mitgefühl.

In der akuten Leidenssituation geht es darum, eine sichere Basis zu bieten, wo nicht nach Schuld oder Gründen gefragt wird. Wo es nur darum geht, das gegenwärtige

Leid enden zu lassen (lindern). Vielleicht können wir gemeinsam mit der Person auf Entdeckungstour gehen: »Was würde dir jetzt in diesem Moment helfen?« Es geht jetzt nicht um Vergangenheit (Wie ist dieses Leid entstanden? Wie oft warst du schon in der gleichen Situation?) oder um die Zukunft (Wie verhinderst du, dass das noch einmal vorkommt?). Es geht um das Leid, das in diesem Moment da ist. Dieses Leid verdient bedingungsloses Mitgefühl.
Christian Stierle (2022, S. 99) empfiehlt beispielsweise die Nutzung einer »Mitgefühlsbox«, ähnlich des Notfallkoffers in der Dialektisch-Behavioralen Therapie (Bohus u. a. 2011; Knuf & Tilly 2008). Diese enthält verschiedene Techniken, Gegenstände oder Reize, die mit Mitgefühl assoziiert werden. Beispielsweise sind das …

… Gerüche ooder Gegenstände, die die Person mit Mitgefühl assoziiert,
… Compassio als Zeichnung, Bild, Skulptur, Figur etc.,
… ein mitfühlender Brief (der in leidensfreien Zeiten geschrieben wurde),
… hilfreiche Übungen (etwa Kontakt mit Compassio aufnehmen).

Die Box füllen wir in emotional ruhigen Zeiten und nicht in der akuten Leidenssituation. Aber die Erfahrungen, was in diesen Leidsituationen geholfen hat oder hätte, sind wichtige Informationen für die Auswahl.

Mitgefühl vs. Selbstmitgefühl?

Mitgefühl für andere kann zu einer großen Herausforderung für uns werden, wenn wir unsere eigenen Bedürfnisse und Ressourcen aus den Augen verlieren. Vielleicht fragen wir uns, ob wir nicht auf der Strecke bleiben bei all dem Mitgefühl für andere Menschen. Wie unterscheiden wir, wann Mitgefühl oder aber Selbstmitgefühl angebracht ist? Die Antwort auf diese Frage ist, dass Mitgefühl Selbstmitgefühl beinhaltet. Sobald wir uns vernachlässigen und ständig hintanstellen, verhalten wir uns nicht mitfühlend. Mitgefühl kann sich leicht in Mitleid verwandeln, wenn wir uns nicht in Verbindung mit unseren Bedürfnissen und Ressourcen befinden. Wir nehmen dann nicht wahr, dass wir gerade selbst Mitgefühl brauchen, und fokussieren nur auf die andere Person, der wir ja helfen »müssen«. Fehlen uns aber die eigenen Ressourcen für diese Hilfeleistung, ist das ein hoffnungsloses Unterfangen. Wir nehmen das Leid der Person wahr, wissen auch, wie wir sie unterstützen könnten, uns fehlt aber die Kraft. Damit fehlt der aktive Teil des Mitgefühls – wir leiden bloß mit.

Lindern betrifft gegenwärtiges Leid, Verhindern zukünftiges. Manchmal ist es sinnvoll, schrittweise vorzugehen:

Lindern durch mitfühlende Präsenz und gemeinsames Entdecken, was die Person jetzt braucht;

Verhindern durch Strategien, um mit den Ursachen des erlebten Leids zukünftig umzugehen.

Jasmins Arbeit als Pflegekraft in einer psychiatrischen Klinik ist ihr sehr wichtig. Personelle Engpässe sorgen immer wieder dafür, dass Dienste vom Team aufgefangen werden müssen. Meistens wird in den Besprechungen gefragt, wer

einen Dienst übernehmen kann. Meldet sich nicht sofort jemand anderes, sieht es Jasmin als ihre Pflicht an, den Dienst zu übernehmen. »Sonst ist die Station ja unterversorgt.« Und viele in ihrem Team haben Kinder. Die Kolleginnen und Kollegen können ja nicht jeden Dienst übernehmen. Auf ihre Bedürfnisse und Ressourcen achtet sie dabei kaum.
Als sie während ihrer Krise mehr über Mitgefühl erfährt, erkennt sie, dass auch Selbstmitgefühl eine Facette davon darstellt. Auf ihre Bedürfnisse und Ressourcen zu achten ist mitfühlendes Verhalten. Es dauert ein wenig, bis sie diese Erkenntnis konsequent umsetzt. Sie beginnt damit, sich nicht mehr sofort für Zusatzdienste zu melden. Später schafft sie es sogar, einen Zusatzdienst abzulehnen, als ihre Teamleitung sie um die Übernahme bittet. Sie übernimmt weiter Zusatzaufgaben und -dienste, hat dabei aber immer auch ihre eigenen Ressourcen und Bedürfnisse im Blick.

Stehen wir in Kontakt mit unseren Bedürfnissen und Ressourcen, können wir besser einschätzen, was wir in diesem Moment geben können und was nicht. Manchmal beschränkt sich das auf den Wunsch für die Person, dass ihr Leid endet und Zufriedenheit an dessen Stelle tritt. Und dieser Wunsch hilft nicht nur der Person, sondern auch uns.

Aus der Forschung

Die Forschung der Neurowissenschaftlerinnen Tania Singer und Olga Klimecki zeigt, dass der Wunsch nach Zufriedenheit und Leidensfreiheit den Unterschied machen kann (Singer & Klimecki 2014). Reine (passive) Empathie führt nach ihren Erkenntnissen zu »empathischem Disstress«, also unangenehm erlebten Emotionen, Rückzug, Selbstbezogenheit.
Die Forschenden beschreiben Mitgefühl so: »Im Gegensatz zu empathischem Disstress bedeutet Mitgefühl nicht, das Leid einer anderen Person zu teilen. Charakterisierend für Mitgefühl sind eher Gefühle von Wärme und Fürsorge sowie eine starke Motivation, das Wohlbefinden der anderen Person zu verbessern. Mitgefühl bedeutet nicht, dasselbe zu fühlen wie die andere Person. Es bedeutet Verständnis, Anteilnahme, Zuneigung« (Singer & Klimecki 2014, S. 1, eigene Übersetzung).
Dieses Mitgefühl »belohnt« uns mit angenehm erlebten Emotionen wie Verbundenheit, aber auch mit Freude. Die Autorinnen bezeichnen Mitgefühl deshalb als Resilienzfaktor.

Selbstmitgefühl ist bedürfnisorientiert. Der Fokus liegt auf dem, was wir brauchen (Fürsorgesystem), nicht auf dem, was wir einfach nur haben wollen (Antriebssystem). Letzteres schadet uns eher. Wir sehen andere Menschen dann als Konkurrenz an. Das verhindert das Erleben von Verbundenheit. Außerdem kennt das Antriebssystem keine Grenzen. Es arbeitet nach dem Motto »Mehr, mehr, mehr« und belohnt entsprechendes Handeln mit dem Gefühl »Freude«, die jedoch nicht lange anhält, denn es ist ja nie »gut genug«. Bedürfnisse dagegen können befriedigt sein. Das Fürsorgesystem hat eine natürliche Grenze: das Genug. Es belohnt uns mit dem Gefühl »Zufriedenheit«. Dieses Zitat von Mahatma Gandhi fasst diesen Unterschied sehr treffend zusammen: »Die Welt hat genug für jedermanns Bedürfnisse, aber nicht für jedermanns Gier.«

Selbstmitgefühl ist eine Facette von Mitgefühl.

Wer seine Bedürfnisse und Ressourcen vernachlässigt, handelt nicht mitfühlend. Mitgefühl kann dann schnell zu Mitleid werden.

Was ist Mitgefühl, was nicht?

»Bevor wir Mitgefühl geben, erforschen und bewerten wir die Gründe für das Leid.« Nein, denn die Gründe sind egal. Mitgefühl ist die natürliche und bedingungslose Antwort auf Leid und Schmerz. Auch wenn wir die Gründe nicht nachvollziehen können, leidet die Person trotzdem. Selbst wenn die Person ihr Leid selbst verursacht hat, leidet sie in diesem Moment trotzdem. Ihr Verhalten ändern oder ihr Denken hinterfragen wird die Person eher, wenn sie nicht mehr (oder jedenfalls weniger) leidet. Danach kann der nächste (mitfühlende) Schritt sein, das zu tun, was dieses Leid langfristig und nachhaltig verhindert. Dann hat die Person eher den emotionalen Abstand, um die Gründe sachlich, neutral, akzeptierend zu beleuchten, hilfreiche Strategien zu planen sowie Ratschläge und Tipps anzunehmen. Auch wenn wir selbst leiden, handeln wir in dieser Reihenfolge. Wir lindern zunächst unser »akutes« Leid, bevor wir versuchen, es in der Zukunft nicht mehr entstehen zu lassen.

»Manchmal darf man sich einfach nicht so anstellen! Wir geben oder verdienen Mitgefühl nur bei starkem und gerechtfertigtem Leid.« Nein, denn Mitgefühl fragt nicht nach Gründen. Es ist die von Wohlwollen getragene Reaktion auf Leid. Leid ist eine subjektive Empfindung, die durch unser kompliziertes Gehirn verursacht wird. Die Stärke ist nicht nach objektiven Kriterien messbar. Wir können unser Leid nicht mit dem von anderen vergleichen. Wir können unser aktuelles Leid nicht mit einer früheren Leiderfahrung vergleichen. Leid ist eine Momenterfahrung. Auch Schuldfragen spielen für die wohlwollende Grundhaltung keine Rolle. Wir sind sensibel für das Leid-Zufriedenheits-Kontinuum. Dort finden wir keine Gründe. Die Gründe spielen erst eine Rolle, wenn es darum geht, zukünftiges Leid zu verhindern. Die Person kann produktiver an einer dafür hilfreichen Strategie (mit-)arbeiten, wenn das aktuelle Leid gelindert ist.

»Mitgefühl bedeutet hinzuschauen – wir wenden uns dem Leid zu, nicht von ihm ab.« Ja, denn sich dem eigenen Leid oder dem anderer zuzuwenden erfordert Mut, Kraft, Entschlossenheit und immer wieder die Auseinandersetzung mit unserem denkenden Gehirn, das eher den bequemen Weg in die Vermeidung gehen möchte. Vermeidung ist aber langfristig der falsche Weg. Um uns selbst fürsorglich begegnen zu können, müssen wir zunächst erkennen, dass wir leiden (Neff 2012, S. 109). Schauen wir hin, entdecken wir Leid bereits frühzeitig! Das gibt uns die Chance, früher mitfühlend zu handeln – bevor das Leid weiterwächst.

»Grundlage für Mitgefühl ist der tief empfundene Wunsch, dass Leid endet.« Ja, denn dieser wohlwollende Wunsch ist die Basis. Es geht um Anerkennung, dass Leid eine universelle Erfahrung aller empfindenden Wesen ist, ganz egal, ob jemand Hunderte Millionen Euro auf der Bank hat oder in den Slums von Mumbai lebt. Auch wenn die Gründe für Leid verschieden sind, empfinden wir auf der emotionalen Ebene keine Unterschiede. Leid erleben wir als unangenehm, teilweise sogar als unerträglich, egal, ob es uns in der Form von Trauer, Angst, Wut, Scham etc. begegnet. Wir können uns wünschen, dass dieses Leid endet, bei uns und auch bei anderen. Vielleicht sind da Gedanken, die uns sagen: »Das wird immer so weitergehen.« Das sind Gedanken, nicht die Realität. Der Wunsch, dass Leid endet, kann trotzdem da sein, selbst wenn die Wahrscheinlichkeit für ein Ende des Leids sehr gering ist. Die Formulierung »Wunsch« erkennt an, dass wir unter Umständen wenig bis keine Kontrolle darüber haben, dass das Leid endet. Wir können es uns aber wünschen. Dieser Wunsch kann einen sehr lindernden Effekt auf unser akutes Leid haben – gleichgültig, ob er von uns oder einer anderen Person kommt (siehe Neff & Germer 2022).

Leid entsteht in unserem Gehirn – es kann auch dort enden. Natürlich gibt es Lebensumstände, die Leid begünstigen und Zufriedenheit verhindern. Diese zu verändern braucht Kraft, Mut und Entschlossenheit. Im leidenden Zustand wird es uns schwerfallen, diese Veränderungen vorzunehmen. Deshalb sind Akzeptanz, Offenheit und Mitgefühl so wichtig.

»Mitgefühl bedeutet, mit der Person zu leiden und nichts weiter zu tun.« Nein – Mitgefühl bedeutet im ersten Schritt einfühlsam (empathisch) und sensibel für das eigene Leid und das anderer zu sein. Der Weg endet dort aber nicht. Der nächste Schritt ist aktiv. Wir verkörpern den Wunsch, dass Leid endet und Zufriedenheit an dessen Stelle tritt. Wir unternehmen aktiv Versuche, das Leid zu lindern und für die Zukunft zu verhindern. Wir handeln – es geht nicht um Erdulden oder Passivität.

Das ist wichtig für die unterstützende Arbeit. Wenn wir unser Mitleid in Mitgefühl verwandeln können, steigen nicht nur die Chancen auf eine stabile und als sichere Basis erlebte Beziehung mit der unterstützten Person, wir tun auch etwas für unser eignes Wohlbefinden. Wir verlassen die Passivität des Mitleids. Wir werden aktiv in der Absicht, das Leid der Person zu lindern. Gedanken, dass diese Versuche immer erfolgreich sein müssen, lassen wir weiterziehen. Wir behalten dabei unsere Ressourcen und Bedürfnisse im Blick, denn Selbstmitgefühl ist eine Facette von Mitgefühl.

»Solange es mir selbst schlecht geht, ist kein Raum für Mitgefühl für andere.« Nein, denn haben wir es nicht alle schon erlebt, dass (aktives) Mitgefühl für andere auch eine positive Wirkung auf unseren emotionalen Zustand hat? In seinem Buch *Prinzip Menschlichkeit* beschreibt Joachim Bauer die neurobiologische Verschaltung jener Systeme, die beim Erleben von Verbundenheit aktiv werden, mit unserem Belohnungssystem (Bauer 2014). Paul Gilbert drückt es ein wenig poetisch etwa so aus: »Verteile ich Sonnenschein, wärme ich mich auch selbst« (nach Stierle 2022, S. 85). Es ist allerdings wichtig, die eigenen Ressourcen im Auge zu behalten. Wer nur für andere Mitgefühl aufbringen kann und sich dabei selbst ausbeutet, ist zu einseitig orientiert. Eine Facette von Mitgefühl ist Selbstmitgefühl. Vernachlässige ich mich selbst, bin ich also nicht mitfühlend.

»Mitgefühl muss ich und müssen andere verdient haben.« Nein, denn Mitgefühl ist die bedingungslose Antwort auf Leid. Wir haben Mitgefühl schon deshalb »verdient«, weil wir empfindende Wesen sind – also Leid empfinden können. Emotionales Leid wird verursacht von unserem »tricky brain«, nicht von uns oder den Umständen. Leid ist ein universelles Phänomen, das nicht einige wenige betrifft, die sich besonders schändlich, schlecht oder dumm verhalten. Dass wir uns alles »verdienen« müssen, ist eher ein Ausdruck unserer Leistungsgesellschaft, die vor allen Dingen unser Antriebssystem nutzt und anspricht. Das Fürsorgesystem kann mit Leistung, Erfolgen und Status nichts anfangen. Alle empfindenden Wesen (und damit auch wir) haben Zufriedenheit und Leidensfreiheit »verdient«. Nicht, weil wir etwas Besonderes geleistet haben, sondern weil wir *sind.* Unser »tricky brain« kann hier sehr leicht aus Gewohnheit mit den Methoden des Antriebssystems arbeiten, obwohl es nach Zufriedenheit strebt. Dafür ist aber das Fürsorgesystem zuständig.

»Mitgefühl kombiniert Einfühlungsvermögen und wohlwollendes, aktives Handeln.« Ja, denn wir können nicht oft genug betonen, dass der aktive Part Mitgefühl von bloßer Empathie unterscheidet. Im allgemeinen Sprachgebrauch sehen wir Mitgefühl häufig eher als passives Einfühlen oder Mitleiden. Der tiefe Wunsch nach Zufriedenheit und Leidensfreiheit und die aktive Handlung zur Linderung und Verhinderung von Leid gehören in unserem Verständnis zu Mitgefühl dazu.

»Mitgefühl kann ich nur Personen geben, mit denen ich einer Meinung bin.« Nein, denn Mitgefühl ist in uns als soziale Wesen biologisch angelegt. Unser denkendes Hirn, das Meinungen erzeugt, ist evolutionär gesehen ein jüngerer Teil unseres Gehirns. Die Vernetzung der jüngeren mit den älteren Teilen macht unser Gehirn zu dem besagten »tricky brain«. Denken kann Mitgefühl verhindern. Wie sollen wir mit einer Person mitfühlen, die eine andere politische Partei wählt, Fan eines anderen Vereines ist, Fleisch isst (oder kein Fleisch isst) etc.? Indem wir die meinungsschaffenden Inhalte unseres Bewusstseins als das betrachten, was sie sind: Gedanken, also Ereignisse, die unser Gehirn erzeugt hat. Aus welchem Grund auch immer. Sie sind nicht *die* Wahrheit.

Mitgefühl findet auf einer ganz anderen Ebene statt. Es geht nicht um Gründe, Einstellungen, Überzeugungen. Es geht einzig und allein darum, dass eine Person Leid empfindet, aus welchem Grund auch immer. Und selbst wenn wir *denken*, dass die Person ihr Leid selbst verursacht hat, weil sie sich zum Beispiel sozial zurückzieht, obwohl sie selbst weiß oder wissen müsste, dass dieses Verhalten depressive Stimmungen fördert, können wir Mitgefühl aufbringen.

Der tibetische Lehrer Yongey Mingyur Rinpoche schlägt dazu vor, sich klarzumachen, warum Menschen überhaupt handeln; warum sie bestimmten Gedanken folgen und anderen nicht. Er sagt, jede Person richtet seine Entscheidungen und Handlungen in jedem Moment nach diesem übergeordneten Ziel aus: Sie möchte glücklich sein und frei von Leid (Mingyur Rinpoche 2008, S. 116). Dass wir immer wieder Entscheidungen treffen und Handlungen durchführen, die uns eher von Zufriedenheit weg- und zu Leid hinführen, können wir uns leicht durch unser kompliziertes Gehirn erklären. Wir suchen beispielsweise die schnelle Vermeidung durch Ablenkung (Flucht → Alarmsystem) oder kurzfristigen Genuss (Antriebssystem), statt das zu tun, was nachhaltig gut für uns ist. Oder wir wollen einfach nicht akzeptieren, dass die Welt so ist, wie sie ist, dass wir die Gegenwart nicht verändern können.

Jeder Mensch hat seine eigene Vorstellung, wie die Welt und unsere Gegenwart sein sollten, und natürlich ist jede dieser Vorstellungen aus der Perspektive der konstruierenden Person richtig und die Wahrheit. Wenn wir dies berücksichtigen, wird klar, dass uns dieses Denken nicht zusammenbringt, sondern eher voneinander entfernt. Diese Gedanken sind nicht unser Wesen bzw. unser Selbst. Unsere Gedanken und die anderer Menschen sind Gedanken, nicht die Realität. Wir suchen unsere Gemeinsamkeiten nicht im Inhalt unserer Gedankenkonstrukte, sondern in unserem transzendenten Selbst, das in der Lage ist, zu denken und zu empfinden, und nicht durch das Ergebnis dieser Prozesse definiert wird.

Der mittelalterliche Dichter Rumi drückte es so aus: »Jenseits von richtig und falsch liegt ein Ort. Dort begegnen wir uns.« Nur dort begegnen wir uns, denn dort fokussieren wir auf das, was wir alle gemeinsam haben, und nicht auf das, was unsere jeweiligen Gehirne erzeugt haben. Wenn wir es schaffen, das als das

Wesen von uns und anderen Menschen, anderen empfindenden Wesen zu sehen, und dann berücksichtigen, dass jede Person ihr Denken und Handeln auf dasselbe Ziel ausrichtet: glücklich sein und frei von Leid, dann ist unsere Antwort immer Mitgefühl. Können wir denn irgendjemandem verdenken, glücklich sein und nicht leiden zu wollen? Können wir es der Person verdenken, dass sie – wie wir – immer wieder Dinge denkt und tut, die Leid eher verursachen als verhindern? »Verdenken« – genau darum geht es: Mitgefühl ist da, wenn wir es nicht *weg*-denken. Es soll jetzt nicht der Eindruck entstehen, dass Denken an sich schlecht oder schädlich sei. Wir können uns nicht aussuchen, ob wir denken oder nicht. Wir brauchen die Fähigkeit, zu denken, um unsere Lebensaufgaben bewältigen zu können. Es ist nur wichtig, mit dem Denken sinnvoll umzugehen, nicht alles zu glauben, was wir den ganzen Tag denken, und unser Handeln nach hilfreichen Gedanken auszurichten. Natürlich: Leichter gesagt als getan …

»Mitgefühl bedeutet immer auch verzeihen.« Nein, denn wir müssen der Person nicht verzeihen, was sie getan hat. Ihre Handlung können wir als gut oder schlecht bewerten, als hilfreich oder nicht hilfreich, wir können sie verurteilen oder gutheißen. Dieses Bewerten ist Denken. Mitgefühl verbindet uns auf der Ebene unseres empfindenden Selbst, das in der Lage ist, zu denken und zu handeln, das aber nicht aus Gedanken und Handlungen besteht. Eine Quelle besteht auch nicht aus Wasser. Sie bildet den Rahmen (Kontext), durch den Wasser an die Oberfläche gelangt. Es fällt uns leichter, diesem transzendenten Selbst zu wünschen, dass es glücklich sein möge und frei von Leid. Das hat auch positive Wirkungen für unser Wohlbefinden. Ablehnung und Wut können dann sinnvoll sein, wenn von der anderen Person eine andauernde Gefahr für uns und unser Leben ausgeht. Ablehnung ermahnt uns zur Vorsicht im Umgang mit dieser Person, Wut liefert die Energie, uns zu verteidigen. Aber mal ehrlich: Wie viele Menschen lehnen wir ab, obwohl keinerlei Gefahr von ihnen ausgeht?

Vielleicht haben wir bereits die notwendigen Entscheidungen und Maßnahmen getroffen, indem wir der Person eher aus dem Weg gehen, mit ihr keine geschäftliche, freundschaftliche oder romantische Beziehung mehr wollen. Es geht also faktisch keine Gefahr mehr von dieser Person aus und dennoch tauchen Ablehnung und Wut immer wieder auf, weil unser kompliziertes Gehirn immer wieder die vergangenen Gefahren hervorholt. Mitgefühl bedeutet nicht, Handlungen oder Einstellungen gutzuheißen oder zu verzeihen. Es zeigt aber einen Weg der friedlichen Koexistenz, weil wir auf das fokussieren, was uns verbindet: unsere Fähigkeit, zu empfinden, und nicht auf das, was uns trennt: Ansichten von »richtig« oder »falsch«.

»Mitgefühl bedeutet Selbstlosigkeit bzw. Selbstaufgabe.« Nein, denn Selbstmitgefühl ist eine Facette von Mitgefühl. Setzen wir unsere Energie nur für das

Wohl anderer ein, vernachlässigen uns und unsere Bedürfnisse, dann ist das nicht mitfühlend. Vielleicht erwarten wir sogar, dass sich andere um uns kümmern, weil wir uns so sehr um andere kümmern. Aber wer ist denn am besten in der Lage, für uns zu sorgen? Wer kennt uns und unsere Bedürfnisse denn am besten? Wer verbringt jeden Tag vierundzwanzig Stunden mit uns und hat die Möglichkeit, die Muster, Gewohnheiten und Besonderheiten unseres komplizierten Gehirns zu kennen? Das sind wir selbst.

Andere Menschen, so nah sie uns auch stehen mögen, kennen nur das von uns, was wir ihnen preisgeben. Sie kennen nur die Rolle, die wir in ihrer Gegenwart einnehmen. Auch wenn wir uns in den jeweiligen Situationen authentisch erleben, verhalten wir uns dennoch je verschieden: in der Partnerschaft, gegenüber den Eltern, im Team bei der Arbeit, unter den Teilnehmenden des Lauftreffs etc. Es ist normal, dass wir unser Verhalten der Situation anpassen. Es muss uns aber bewusst sein, dass niemand das umfassende Bild von uns erhält, nur wir selbst. Und zu dem, was auf unserer inneren Bühne im jeweiligen Moment abläuft, haben ohnehin nur wir selbst Zugang. Die Person, die am besten für uns sorgen kann, sind wir selbst. Wir haben in jedem Moment einen direkten Zugang zu unseren Bedürfnissen und können das tun, was langfristig gut für uns ist. Es wird uns wahrscheinlich nicht immer gelingen. Aber es gibt niemanden, dem mehr Möglichkeiten zur Verfügung stehen. Mitgefühl für uns selbst ist also logischerweise (auch) unsere Aufgabe.

Diese Aufgaben können mit dem Arbeitsblatt »Quiz Mitgefühl (Compassion)« erarbeitet werden.

Behavioral Activation Therapy

Die Behavioral Activation Therapy (BA) haben wir bereits am Anfang des Buches als wirksame Behandlungsmöglichkeit depressiver Erkrankungen kennengelernt. Die Informationen zu einer wertebasierten Form dieser Behandlung (Behavioral Activation Treatment for Depression [BATD]) habe ich dem Manual von Carl Lejuez und Team (2011) und den Ergänzungen zur praktischen Anwendung dazu von Joanne Cassar und Team (2016) entnommen.

Die Idee hinter dieser Therapieform ist, dass wir eine Depression nicht dadurch »heilen« können, indem wir den Grund dafür herausfinden und lösen. Auch wenn es begünstigende Ereignisse oder Umstände geben kann, ist eine anhaltende depressive Stimmung eher das Resultat ungünstiger Verhaltensmuster. Wir halten die Depression also dadurch aufrecht, dass wir immer wieder Dinge tun, die diese Stimmung begünstigen. Oft ist uns gar nicht bewusst, welche Verhaltensweisen das sind.

Wir halten depressive Stimmung aufrecht, indem wir bewusst oder unbewusst Dinge tun, die diese begünstigen.

Jasmin arbeitet gerne als Pflegekraft in der psychiatrischen Klinik. Je mehr Berufserfahrung sie sammelt, desto mehr Verantwortung übernimmt sie auch im Stationsalltag. Für Zusatzdienste und Überstunden meldet sie sich meistens als Erste. Es ist für sie nachvollziehbar, dass sie immer wieder erschöpft und ausgelaugt von der Arbeit kommt. Ihre Freizeit verbringt sie immer öfter auf der Couch. Aktivitäten wie Ausgehen, Spieleabende, Familienbesuche oder das Freitagsgebet im Gemeindezentrum lässt sie immer öfter ausfallen. Selbst für ihr Hobby Handarbeit ist sie zu müde. Sie denkt, sie muss sich ausruhen, damit sie fit für die Arbeit ist.

Ziel dieser Behandlungsform ist es daher, gesündere Verhaltensmuster zu entwickeln, in denen jeder Tag wichtige und angenehme Aktivitäten enthält, Aktivitäten, die uns helfen, ein erfülltes und in unseren Augen sinnhaftes Leben zu führen. Es ist schwierig, sich depressiv und hoffnungslos zu erleben, wenn wir regelmäßig Dinge tun, die für uns wertvoll, erstrebenswert, angenehm sind (Lejuez u. a. 2011, S. 123). Es geht dabei um Aktivitäten aus allen Lebensbereichen, auch um solche, die für uns in der Vergangenheit weniger im Fokus standen.

Wir brauchen wichtige und angenehme Aktivitäten in *allen* Lebensbereichen.

Ein Problem dabei stellt die Motivation dar. Geht es uns schlecht, denken wir vielleicht: »Sport mache ich dann, wenn ich wieder Energie und Motivation habe« oder »Eine Party besuche ich erst wieder, wenn ich positiver denke«. In der BA wird diese Denkweise umgekehrt:

Nicht: Ich werde dann aktiv, wenn ich Energie und Motivation habe, positiv denke und fühle.

Sondern: Ich werde aktiv, um Energie, Motivation, positives Denken und Erleben zu fördern.

Willentliche Kontrolle haben wir besonders über unser Handeln.

Wir können das Zusammenspiel zwischen Motivation und Handlung als Kreislauf sehen. An welcher Stelle der Kreislauf in Gang gesetzt wird, ist letztlich egal. Den größten willentlichen Einfluss haben wir jedoch auf unser Handeln. Alle anderen Punkte können wir weniger bis gar nicht beeinflussen. Deshalb bietet es sich an, *handelnd* in den Kreislauf einzusteigen. Es ist möglich, aktiv zu sein, obwohl wir depressiv sind (Lejuez u. a. 2011, S. 123).

Durch Handeln haben wir einen ganz persönlichen Einfluss auf unser Wohlbefinden.

Es ist möglich, aktiv zu sein, obwohl wir depressiv sind.

Auf dem Informationsblatt »Betätigungsorientierung« (»Info Btg«) ist das folgende Schaubild ebenfalls abgebildet und kann zur Erläuterung genutzt werden.

ABBILDUNG 11: Wechselwirkungen zwischen Denken, Fühlen und Handeln

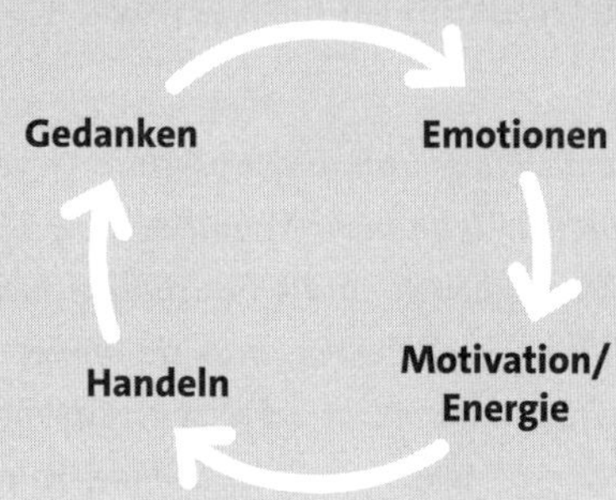

Aus der Forschung

Mehrere groß angelegte randomisierte kontrollierte Studien zeigen, dass BA eine kosteneffektive und wirksame Alternative zu kognitiver Therapie und antidepressiver Medikation sein kann. Eine signifikante Reduzierung depressiver Symptome konnte in mehreren Studien bereits nach sechs bis acht Einheiten, in einer Studie bereits nach einer Einheit nachgewiesen werden (Lejuez u. a. 2011, S. 113, 115). Dabei ist die Intervention wirksam, sowohl wenn die Depression als hauptsächliche als auch als zusätzliche Diagnose besteht (Cassar u. a. 2016, S. 2).
In der aktuellen Behandlungsleitlinie des National Institute for Health and Care Excellence (NICE 2022, S. 31, 34, 51) wird BA im Einzel- bzw. Gruppensetting bei leichten und auch bei stärkeren depressiven Episoden empfohlen.
Im Vergleich zu nicht aktiven Kontrollinterventionen kann BA Symptome von Depressionen und Angst sowie die Aktivität der Person verbessern (Metaanalyse von Stein u. a. 2021). Ein Unterschied zu anderen untersuchten aktiven Kontrollinterventionen konnte allerdings nicht nachgewiesen werden.

Vorgehensweise

Rationales erläutern – Edukation: Die Teilnehmenden sollen im edukativen Teil erfahren, was hinter den verschiedenen Aufgaben und Methoden steckt, die ihnen während der Behandlung begegnen werden. Bestenfalls beziehen die Behandelnden die Umstände und die Wortwahl der teilnehmenden Person ein, um einen möglichst individuellen Bezug herzustellen. Auch die Nutzung eigener Beispiele (also aus dem Leben der behandelnden Person) können unterstützend genutzt werden (etwa eigene Erfahrungen beim Daily Monitoring – siehe unten). Das wird als förderlich für die »therapeutische Allianz« beschrieben (Cassar u. a. 2016).

Der größte Teil der BA findet im Alltag der Person und nicht im Behandlungsraum statt. Die Einheiten dienen in erster Linie dazu, die Methoden näherzubringen, den Prozess zu strukturieren und Probleme bei der Durchführung zu thematisieren. Eigeninitiative und Motivation sind essenziell für den Erfolg dieser Behandlungsform. Es ist sehr wichtig, dass die Teilnehmenden erkennen, warum sie so viel Zeit in die Behandlung investieren.

Die unterstützte Person sollte verstehen, warum wir ihr bestimmte Aufgaben anbieten. Das fördert die Therapiemotivation, die Wirksamkeitserwartung und auch die Beziehung.

Daily Monitoring: Mit Daily Monitoring ist die tägliche Beobachtung bzw. Überwachung der eigenen Aktivitäten gemeint. In der von Carl Lejeuz und Team (2011) vorgeschlagenen Form – der BATD – wird *jede* Aktivität mit Uhrzeit und Dauer protokolliert, auch solche, die die Person als irrelevant einstuft. Außerdem wird auf einer Skala von 1 bis 10 bewertet:

- Wichtigkeit – Wie wichtig ist es, diese Aktivität in meinem Leben zu haben?
- Vergnügen – Wie viel Vergnügen und Freude hatte ich bei bzw. nach der Ausführung?
- Stimmung – Wie war meine Stimmung an diesem Tag?

Das Daily Monitoring wird den kompletten Verlauf der Behandlung durchgeführt. Jede Einheit beginnt mit einer Besprechung der Protokolle. Die Person hat durch die sehr detaillierte Beobachtung die Möglichkeit:

- förderliche und nicht förderliche Verhaltensmuster zu erkennen,
- ihr Aktivitätslevel zu erheben und mit jenem am Ende der Behandlung zu vergleichen,
- eigene Ideen zu entwickeln, welche förderlichen Aktivitäten ergänzt werden könnten.

Viele dieser Erkenntnisse erlebt die Person bereits selbst durch die Protokollierung und Reflexion ihres Aktivitätsstatus. Im Rahmen einer Nachbesprechung erhält sie Unterstützung durch die behandelnde Person. Außerdem wird die Relevanz dieser wichtigen Aufgabe verdeutlicht. Die Protokolle sind Arbeitsgrundlage für jede Einheit. Nur mit diesen Informationen kann weitergearbeitet und das Ziel der Behandlung erreicht werden: ein Aktivitätsstatus bestehend aus wichtigen und angenehmen Aktivitäten in allen Lebensbereichen, der es der Person erlaubt, ihren Alltag in Überstimmung mit ihren Werten (aktiv) zu gestalten. Es wird empfohlen, das Protokoll möglichst zeitnah, zumindest am selben Tag zu führen.

Der Aktivitätsstatus ist die Grundlage für Veränderung.

Erlebt die Person diese Aufgabe anfangs als überfordernd, kann mit kleineren Schritten begonnen werden (nur Stichworte, nur jeden zweiten Tag etc.), die dann im Laufe der Therapie gesteigert werden. Auf die Bezeichnung »Hausaufgabe« sollte verzichtet werden (Cassar u. a. 2016).

Hat die Person die Aufgabe gar nicht erledigt, sollte zunächst geklärt werden, ob die Aufgabe verstanden wurde. Anschließend werden Barrieren besprochen, die die Ausführung verhinderten. Um eine Arbeitsgrundlage für die Einheit zu haben, wird die Person gebeten, die letzten ein, zwei Tage in der Einheit ggf. mit Unterstützung nachzuarbeiten. Es sollte nicht die ganze Woche nachgearbeitet werden, denn einerseits ist das aufgrund der langen Zeit sehr schwierig, wenn nicht unmöglich, andererseits sollte die Notwendigkeit der Arbeit zu Hause immer wieder betont werden.

Thomas hat Zweifel an der Sinnhaftigkeit des Daily Monitoring. Er denkt, dass er doch genau weiß, was er den ganzen Tag tut. Er hat auch seine Theorien, warum bestimmte Dinge in seinem Alltag nicht funktionieren. Seit seiner Krise kann er sich nicht mehr so gut konzentrieren. Außerdem erlebt er sich weniger motiviert und hat wenig Energie, sodass er sich zu vielen Aktivitäten überwinden muss, die er früher einfach erledigt hat. In früheren Behandlungen wurde an diesen defizitären Funktionen (an der Verbesserung seiner Konzentrationsfähigkeit u. a.) gearbeitet in der Hoffnung, dass sich seine Alltagsprobleme damit von allein lösen. In der Therapiesituation verbesserte er sich auch in jenen Tests, die zur Verlaufskontrolle gemacht wurden, in seinem Alltag verbesserte sich allerdings wenig. Er will diesen neuen Ansatz ausprobieren und macht dabei wertvolle Erfahrungen:
Allein durch den Fokus auf die Aktivität kann er selbst Ideen entwickeln, wie er mit Schwierigkeiten besser umgehen kann. Die eingeschränkten Körperfunktionen sind sicher eine Ursache, aber nicht die einzige Stellschraube für Veränderung.
Er bekommt einen guten Überblick über seine Alltagsaktivitäten, kann sortieren und priorisieren sowie hilfreiche und nicht hilfreiche Muster erkennen.
Der in seiner Vorstellung riesige Aufwand der Protokollierung ist letztlich zu bewältigen. Manchmal reicht nur eine kleine Notiz, um seinen Aktivitätsstatus in der nächsten Einheit besprechen zu können.

In der betätigungsorientierten Arbeit …

… liefert der Aktivitätsstatus wichtige Informationen über den Alltag der Person. Welche Aktivitäten werden ausgeführt? Wie zufrieden ist die Person mit der Ausführung (Prozess und Ergebnis)? Wie anstrengend erlebt die Person diese Aktivität? Wie wichtig erlebt die Person diese Betätigung? In welchem Umfeld (räumlich, physisch, sozial etc.) findet die Betätigung statt? Zu welcher Zeit findet die Betätigung statt?
Es ist wichtig, dass die tatsächlichen Erfahrungen dokumentiert werden, nicht die Gedanken, die wir in Form von weit zurückliegenden Erinnerungen an die

Aktivität haben. Gedanken sind mal mehr und mal weniger nahe an der Realität, weil unser Denkprozess durch vielerlei Faktoren beeinflusst wird (Emotionen, Stimmung, Situation etc.).
Deshalb sind auch in die Zukunft gerichtete Gedanken, wie eine Aktivität sein wird, oft nicht besonders hilfreich. Auch dieses Vorstellen ist Denken. Wie die Aktivität tatsächlich sein wird, finden wir nur heraus, indem wir sie ausführen. Nur in dem Moment der Ausführung *erleben* wir die Aktivität. Vorstellungen und Erinnerungen sind Gedanken dazu. Sie können und werden Emotionen auslösen, die sich sehr real anfühlen, weil wir sie spüren können. Die Körperempfindung ist real, der Gedanke, den wir mit dieser Emotion verknüpfen, nicht unbedingt.

Lebensbereiche – Werte – Aktivitäten: Die BATD zielt auf einen wertebasierten Aktivitätsstatus in diesen Lebensbereichen ab:

- Beziehungen,
- Bildung und Karriere,
- Freizeit und Interessen,
- Körper, Geist und Spiritualität,
- alltägliche Notwendigkeiten und Pflichten.

Die Entwickelnden betonen die Wichtigkeit, in *allen* Lebensbereichen bedeutungsvolle Aktivitäten auszuführen bzw. aufzubauen. Fokussieren wir uns zu sehr auf einen einzigen Lebensbereich – weil dort beispielsweise gerade ein Problem besteht –, kann das dazu führen, dass wir unser Verhalten auch in den anderen Lebensbereichen danach ausrichten und einschränken. Unser Leben wird dann nicht nur sehr einseitig, wir vermindern dadurch auch die Wahrscheinlichkeit für Erfolgserlebnisse. Es wird viel leichter sein, eine Herausforderung zu bewältigen, wenn wir auch Bereiche in unserem Leben pflegen, in denen wir uns kompetent erleben und Erfolgserlebnisse haben.

Als wichtig bzw. freudvoll empfundene Aktivitäten sind auch in nicht problematischen Lebensbereichen wichtig. Das Kompetenzerleben in diesen Bereichen kann auf problematische Bereiche ausstrahlen.

Jasmin erlebt die Anforderungen ihres Jobs als Pflegekraft als schwierig – Tendenz zunehmend. Unterbesetzung, krankheitsbedingte Ausfälle, Bürokratie …, und das scheint immer mehr zu werden. Sie konzentriert ihre gesamte Energie auf den Lebensbereich »Karriere« und schränkt ihre Aktivitäten in den anderen Lebensbereichen ein. Sie besucht ihre Familie seltener (Beziehungen), gibt Hobbys wie die Handarbeit auf (Freizeit, Interessen), reduziert ihre sportliche Aktivität und die Besuche in der Gemeinde (Körper, Geist, Spiritualität). Im Fokus steht also jener Bereich, der ihr eher Kraft nimmt. Sie reduziert Aktivitäten in anderen Lebensbereichen, die ihr Energie geben.

Es ist nicht das Ziel, *irgendwelche* Aktivitäten in diesen Lebensbereichen auszuführen bzw. aufzubauen. Vielmehr entscheidet die Person im ersten Schritt, welche Werte sie in dem jeweiligen Lebensbereich verfolgen möchte. Es geht um die Frage: Was ist mir in diesem Lebensbereich wichtig? Wie will ich diesen Bereich leben?

Unsere Werte drücken aus, wie wir einen bestimmten Lebensbereich leben wollen und was uns dort wichtig ist.

Werte sind Ideale, Qualitäten oder ein starker Glaube an eine bestimmte Richtung im Leben (Lejuez u. a. 2011, S. 129). Werte sind dabei sehr persönlich und individuell und stimmen nicht unbedingt mit denen anderer Menschen oder der Gesellschaft überein. Hier entsteht eine große Schwierigkeit: Oft wählen Menschen Werte eher nach sozialer Erwünschtheit aus als nach individuellen Gesichtspunkten. Das kann dazu führen, dass wir unseren Alltag zwar wertebasiert gestalten, diese Werte aber nicht unsere eigenen sind. Für die Wertearbeit sollte auch deshalb genügend Raum vorgesehen werden.

Mit Aktivitäten bringen wir unsere Werte in den Alltag. Ohne Aktivitäten sind unsere Werte nur Worte, Ideen. Aktivitäten machen sie zur Realität (Lejuez u. a. 2011, S. 130). Aktivitäten in der BATD werden so definiert: spezifisches Verhalten, das täglich ausgeführt werden kann und das innerhalb der aktuellen Fähigkeiten und Ressourcen liegt. Es werden folgende Charakteristika beschrieben (Lejuez u. a. 2011, S. 117): beobachtbares Verhalten, das messbar ist und möglichst kleinteilig (eher Einzelschritte als komplexe Aktivitäten) beschrieben werden kann.

In seinem Praktikum im Café der Reha-Einrichtung beschreibt Thomas seine Aktivitäten jetzt sehr genau. Bei seinem ersten Versuch hatte er nur »Arbeit im Café 9–15 Uhr« geschrieben, was ihm nicht sehr aussagekräftig vorkam. Jetzt sieht sein Aktivitätsprofil so aus:
9–10 Uhr: Vorbereitung der Verkaufstheke (Kuchen einräumen, Geld zählen, Kaffeeautomat vorbereiten),
10–12 Uhr: Service (Bestellungen aufnehmen, fertig machen, zum Tisch bringen, kassieren),
11–12 Uhr: Lieferung von Mittagessen entgegennehmen, Warmhaltebehälter füllen und abdecken,
12–14 Uhr: Essensausgabe am Mittagsbuffet (Bestellung aufnehmen, Essen portionieren, Bon ausdrucken),
14–15 Uhr: Mittagsbuffet abbauen, Behälter spülen und für Abholung am nächsten Tag zurechtlegen.

Aktivitäten zeichnen sich also dadurch aus, dass sie zeitlich begrenzt sind. Sie haben einen Anfang, ein Ende und in der Regel auch ein Ergebnis. Letzteres kann schlicht darin bestehen, die Aktivität durchgeführt zu haben.

Werte dagegen haben diese Eigenschaften nicht. Werte können wir nicht erreichen, sie sind eher eine Richtung, nach der wir unser Handeln in jedem Moment ausrichten können. Selbstverständlich können sich unsere Werte verändern. Das ist dann aber eine Entscheidung, das eigene Handeln in eine andere Richtung zu lenken.

Werte sind die von uns gewählte Richtung.

Aktivitäten sind die Schritte in diese Richtung.

Werte können wir nie erreichen. Wir entscheiden ganz individuell, wie lange wir einen Wert durch entsprechendes Handeln verfolgen.

Entscheiden wir uns für den Wert »gesunde Ernährung« im Lebensbereich Körper, Geist, Spiritualität, dann werden wir nie an den Punkt kommen, an dem dieser Wert erreicht ist: »So, ich ernähre mich jetzt gesund genug.« Wenn uns gesunde Ernährung wichtig ist, können wir diesen Wert bis zum Lebensende leben. Wir können uns aber auch entscheiden, diesen Wert nicht mehr weiterzuverfolgen, und zwar nicht, weil wir ihn erreicht, sondern weil wir uns dafür entschieden haben.

Zusammenfassend lässt sich also sagen:
Lebensbereiche sind wichtige Bereiche unseres Lebens. Werte sagen aus, wie wir diese Bereiche leben wollen. Wertebasierte Aktivitäten führen wir aus, um in Übereinstimmung mit unseren Werten zu leben. Diese Aktivitäten sollten …

… direkt mit unseren Werten verbunden sein,
… kleine, erreichbare Schritte sein,
… im Alltag durchgeführt werden können,
… von der Person als angenehm und/oder wichtig bewertet werden (Lejuez u. a. 2011, S. 117).

Leyla

Lebensbereich:	*alltägliche Notwendigkeiten / Pflichten*
Wert:	*Struktur und Ordnung in der Wohnung*
Aktivitäten:	*Samstag = Putztag*
	Nach dem Essen direkt spülen
	Unterlagen direkt abheften
	Schmutzige Kleidung in Wäschekorb legen
	etc.

Leyla kann ihren Wert in jedem Moment leben, indem sie ihr Handeln danach ausrichtet. Selbst wenn die Wohnung zu einem Zeitpunkt einmal komplett zu ihrer Zufriedenheit aufgeräumt ist und sie sich mit einer Tasse Tee auf die Couch setzt, ist ihr Wert nicht »beendet«. Es gibt nur in diesem Moment keine Aktivitäten, um diesen Wert zu verkörpern. Im nächsten Moment kann sie die Tasse Tee direkt ausspülen, an einen anderen Platz räumen oder auch stehen lassen. Je nachdem, was ihrer Vorstellung von Struktur und Ordnung entspricht.

Unter der Überschrift »Aktivitäten auswählen, einstufen und planen« werden in der BATD zunächst 15 wertebasierte Aktivitäten ausgewählt und anhand der

Schwierigkeitsstufe eingestuft. Die Person bewertet also, wie schwer ihr diese Aktivitäten vermutlich fallen werden, und bildet eine Rangfolge.
Die Entwickelnden des Ansatzes empfehlen für die Aktivitätenplanung, mit den drei einfachsten Aktivitäten zu starten, wobei sie den individuellen Spielraum betonen. Es soll die Möglichkeit geschaffen werden, Erfolgserlebnisse zu erreichen. Dazu brauchen wir eine Herausforderung, die nicht als überwältigend erlebt wird.
Die Aktivitäten werden möglichst konkret, mit Datum und Uhrzeit in die auf die Einheit folgende Woche geplant. Das erhöht die Wahrscheinlichkeit der Durchführung.

Ein Plan sollte herausfordernd, aber nicht überfordernd sein.

Die Aktivität findet eher statt, wenn wir sie möglichst konkret einplanen.

Barrieren und Hindernisse, also Umstände oder Personen, die der Durchführung der Aktivität im Weg stehen könnten, werden berücksichtigt und besprochen. Wir wollen eine möglichst genaue Vorstellung davon haben, was es für die Betroffenen bedeutet, diese Aktivität auszuführen, und jeden Schritt, der vorher notwendig wird, kennen und berücksichtigen. Joanne Cassar und Team (2016) empfehlen die Nutzung des sogenannten Angles-&-Steps-Ansatzes für die Auswahl und Planung von Aktivitäten. Mit »Angles« sind verschiedene Blickwinkel, Standpunkte und Perspektiven gemeint, die wir einnehmen können, wenn es darum geht, Aktivitäten zu finden, die einen bestimmten Wert verkörpern.

Im Lebensbereich der alltäglichen Notwendigkeiten und Pflichten hat Thomas den Wert »Selbstständigkeit« gewählt. Er möchte sein Handeln danach ausrichten, möglichst selbstständig leben zu können.
Sein Mittagessen erhält er derzeit in der Reha-Einrichtung. Er kann sich entscheiden, mit welchen Aktivitäten er sein Bedürfnis nach einer warmen Mahlzeit nach der Rehabilitation erfüllen möchte, die gleichzeitig seinem Wert »Selbstständigkeit« entsprechen: selbst zu kochen, eine günstige Kantine zu finden, Fertiggerichte zu kaufen etc. Mit all diesen Möglichkeiten kann er in Abhängigkeit von der jeweiligen Perspektive (Angle) seinen Wert Selbstständigkeit in Bezug auf Selbstversorgung leben.

Mit »Steps« sind einzelne Schritte gemeint, die notwendig sind, um eine Aktivität ausführen zu können. Es gibt Aktivitäten auf der Ebene der Angles, die die Person einfach in ihren Alltag einplanen und ohne größere Barrieren ausführen kann.

Aus seiner Zeit an der Universität kennt Thomas noch eine Internetseite, auf der die öffentlichen Kantinen der Kleinstadt aufgelistet und verlinkt sind. Er traut sich zu, das Verzeichnis durchzuarbeiten und sich anhand der Lage und des Angebots für eine oder mehrere Kantinen zu entscheiden.

Andere Aktivitäten stellen größere Herausforderungen für uns dar, sodass uns noch einige Barrieren im Weg stehen, die wir bewältigen müssen. Je nach Einzelfall bietet es sich an, jeden einzelnen Step als gesonderte Aktivität einzuplanen. Damit erhöhen wir nicht nur die Wahrscheinlichkeit der Durchführung, wir schaffen auch viele Möglichkeiten für Erfolgserlebnisse auf dem Weg, diese für uns schwierige Aktivität möglich zu machen.

Die Strategien zur Bewältigung herausfordernder Barrieren planen wir als gesonderte Aktivitäten ein. Dadurch schaffen wir die Möglichkeit für Erfolgserlebnisse.

Thomas hat in seinem Leben noch nie selbst gekocht, weil ihn diese Aktivität nie besonders interessierte. Die Kantine seiner Universität war sehr gut, sodass er dort aß, seit er nach dem Abitur das Elternhaus zum Studium verlassen hatte. Die Uni-Kantine kommt aber aufgrund der Entfernung für ihn nicht mehr infrage.
Eine gesunde Ernährung ist ihm in den letzten Jahren wichtiger geworden und das teilweise verkochte Kantinenessen in der Reha-Einrichtung erfüllt seine Ansprüche nicht mehr. Entscheidet er sich nun, selbst zu kochen, um seine Werte »Selbstständigkeit« und »gesunde Ernährung« zu verfolgen, wird er hier viele Einzelschritte einplanen: Kochkurs oder Kochgruppe suchen und daran teilnehmen, Kochbücher mit einfachen Gerichten recherchieren, kaufen oder ausleihen, lesen, regelmäßig selbst kochen, um Erfahrung zu sammeln, sich Strategien überlegen, wenn sein Gekochtes einmal nicht schmeckt oder nicht essbar sein sollte. Thomas plant jeden einzelnen dieser Schritte in seine Woche ein, um irgendwann sein übergeordnetes Ziel zu erreichen: selbst zu kochen.

Die Planung der Aktivitäten wird im Laufe der Behandlung immer wieder angepasst. Es können als nicht hilfreich identifizierte Aktivitäten aufgegeben oder verändert werden. Der Plan ist nicht als starres Konzept zu sehen, das auf jeden Fall eingehalten werden muss. Er dient eher als Struktur zum Experimentieren, als Grundlage für Entscheidungen für oder gegen bestimmte Aktivitäten. Die Veränderung von Aktivitäten sollte ebenfalls als Experiment gesehen werden. Verändert sich die Bewertung, wenn wir die Aktivität …

… zu einem anderen Zeitpunkt,
… an einem anderen Ort,
… allein oder mit einer anderen Person ausführen oder
… vorher explizit mit einem unserer Werte verknüpfen?

Aus der Motivationsforschung

Gabriele Oettingen (2017) und ihr Team haben mit ihren Erkenntnissen aus der Motivationsgrundlagenforschung die sogenannte WOOP-Methode entwickelt. Die Methode erhöht nachweislich die Wahrscheinlichkeit, dass Ziele nachhaltig verfolgt werden (Wang u. a. 2021). Die wichtigsten Erkenntnisse sind:

Die bloße *Vorstellung* eines erreichten Ziels (O = Outcome), einer durchgeführten Aktivität etc., kann den Wunsch (W = Wish), an diesen Punkt zu kommen, deutlich machen und verstärken. Gleichzeitig kann dieses »Träumen«, dass wir das Ziel schon erreicht hätten, dazu führen, dass wir weniger Energie aufwenden, um es tatsächlich zu erreichen. Die emotionalen Anteile unseres Gehirns »glauben« einmal mehr den denkenden Anteilen. Sie gehen davon aus, dass diese gedanklichen Träumereien schon der Realität entsprechen, und belohnen uns mit angenehmen Emotionen. Man könnte sagen: Träumen steigert zunächst die Motivation, senkt aber gleichzeitig die Volition (»Ich werde etwas dafür tun«).
Es hat sich als wirksam erwiesen, unser Gehirn nach dem Träumen direkt mit der Realität zu konfrontieren: mit dem Weg, der noch zu gehen ist, und den Barrieren und Hindernissen (O = Obstacles), die dort auf uns warten. Gabriele Oettingen und Team nennen das »Mentales Kontrastieren«: Wir nutzen unser Vorstellungsvermögen, um unseren Wunsch und unser Ziel zu präzisieren, und setzen direkt einen Kontrast: Wir vergegenwärtigen uns, dass wir dafür noch etwas tun müssen.
Im vierten Schritt der WOOP-Methode wird dann möglichst genau geplant (Plan = P), wie wir diese Hindernisse und Barrieren überwinden bzw. angehen können. Diese Strategien werden als Durchführungsintentionen bezeichnet. Für die Planung haben sich Wenn-dann-Sätze in vielen Studien als besonders erfolgversprechend erwiesen. Nach dem »Wenn« wird die *Barriere* möglichst konkret beschrieben. »Dann« wird die *Strategie* möglichst genau beschrieben.
Die Forschung zu diesem Ansatz zeigt: Durch das Mentale Kontrastieren wird mehr Energie im Körper bereitgestellt und die Handlungsmotivation steigt, ebenso die Wahrscheinlichkeit einer konkreten Planung. Außerdem werden unbewusste Verknüpfungen zu hilfreichen Verhaltensweisen gebildet, womit die Wahrscheinlichkeit erhöht wird, dass wir diese Strategien einsetzen.
Voraussetzung dafür ist allerdings, dass ein erfolgreiches Handeln als *realistisch* eingeschätzt wird. Nur wenn wir daran glauben, dass wir das Ziel mit eigenen Kräften erreichen *können,* lassen sich die genannten Effekte nachweisen (siehe auch Potreck-Rose & Jacob 2016, S. 214). Das unterstreicht die in der BATD vorgeschlagene Aufspaltung von Aktivitäten in möglichst kleine Schritte, von denen wir denken, dass wir sie ausführen können.
Die Formulierung der Durchführungsintentionen als Wenn-dann-Sätze erhöht die Wahrscheinlichkeit für Zielstrebigkeit, die Abschirmung der Zielverfolgung von ungewollten Einflüssen sowie die Vermeidung nicht zielführender Vorgehensweisen (Gollwitzer & Sheeran 2006).

*Leyla möchte die Fotos auf ihrem Smartphone sortieren. Sie verspricht sich davon mehr Übersicht und Speicherplatz. Das verbindet sie mit Zufriedenheit. Sie hat schon öfter damit begonnen, ist aber nie weit gekommen, weil die Pushnachrichten der Messengerdienste und sozialen Netzwerke ihre Aufmerksamkeit immer wieder ablenkten. Sie formuliert folgenden Plan: Wenn ich mich von den Pushnachrichten anderer Apps ablenken lasse, dann schalte ich das Smartphone in den Flugmodus. So schafft es Leyla, ihr Smartphone aufzuräumen.**

Unsere Motive werden klarer, wenn wir uns das Ergebnis unserer Handlung vorstellen (Motivation). Unsere Volition (aktives Angehen der Aktivität) fördern wir durch ...

... das Festlegen von (Teil-)Schritten, die wir für bewältigbar halten,

... die Vergegenwärtigung von Barrieren und Hindernissen auf dem Weg,

... die Planung des Umgangs mit diesen Barrieren als Wenn-dann-Satz.

Für die Auswahl von Aktivitäten kann die Herangehensweise der sogenannten Funktionalen Verhaltensanalyse hilfreich, wenn nicht notwendig sein (Cassar u. a. 2016). Dabei sollen problematische Verhaltensweisen identifiziert (etwa Substanzmissbrauch, sozialer Rückzug, Vermeidungsverhalten) und durch hilfreichere Verhaltensweisen ersetzt werden. Jessica Madigson und ihr Team (Madigson u. a. 2014) beschreiben sehr praxisorientiert, wie wir in acht Schritten problematische Verhaltensweisen identifizieren und Alternativen erarbeiten können.
Es geht dabei im ersten Schritt um einen Überblick über Ziele und Herangehensweisen. Die Grundidee ist, dass bestimmte Situationen scheinbar Auslöser (Trigger) für problematisches Verhalten sind. Allerdings stehen zwischen Situation und Verhalten immer Gedanken und Gefühle und schließlich die Entscheidung, das Verhalten auszuführen. Das Verhalten selbst hat Konsequenzen – negative und positive. Beide sind für die Erarbeitung alternativer Verhaltensweisen relevant.

In der betätigungsorientierten Arbeit ...

... können wir Methoden aus der Funktionalen Verhaltensanalyse als strukturierte Herangehensweise nutzen, um Betätigungen für die Arbeit auszuwählen, die möglichst wenige langfristig problematische Konsequenzen haben. Wir wollen ja kein Verhalten aufrechterhalten oder fördern, das der Person eher schadet als nutzt. Die Arbeitsstruktur kann eine Unterstützung für Entscheidungen sein wie:

- Welche Aktivitäten gebe ich auf, weil sie nur kurzfristig positive Effekte haben, langfristig aber negative?
- Welche Aktivitäten nehme ich auf, weil sie bedeutungsvoll sind und mir langfristig mindestens nicht schaden (Betätigung)?

---

* **Zur Vertiefung**

Website zur Woop-Methode: *https://woopmylife.org/*

Oettingen, G.: Die Psychologie des Gelingens. München: Droemer.

- Sollte ich meinen Alltag anders gestalten, damit ich mehr Zeit mit für mich bedeutungsvollen Aktivitäten zubringe?

Hinweis: Bei der Funktionalen Verhaltensanalyse handelt es sich um eine verhaltenstherapeutische Herangehensweise. Für besonders schwerwiegendes, veränderungsresistentes problematisches Verhalten sollten speziell ausgebildete Fachkräfte einbezogen werden.

Im zweiten Schritt wird ein bestimmtes Verhalten ausgewählt, das die Person als problematisch einstuft. Das kann ein Verhalten sein, das trotz negativer Konsequenzen immer wieder ausgeführt wird oder bei dem sich die Person nicht sicher ist, ob es problematisch ist. Es bietet sich an, nicht mit einem ganz besonders schwerwiegenden oder veränderungsresistenten Verhalten zu beginnen. Die Person soll eine Idee davon bekommen, wie diese Herangehensweise funktioniert. Anschließend kann sie selbst entscheiden, ob sie damit auch »härtere Nüsse« knacken möchte.
Im dritten Schritt der Identifizierung von Triggern werden Auslöser für das Verhalten identifiziert. Das können bestimmte Ereignisse, Personen, Orte oder Situationen sein, aber auch Erlebnisse oder Erfahrungen, die weiter zurückliegen (ggf. bis in die Kindheit), die aber als Ursache für das problematische Verhalten angenommen werden.

Als Trigger arbeitet Jasmin Arbeitstage heraus, an denen auf der Station »viel los war«, zum Beispiel wegen Unterbesetzung, Kriseninterventionen, Zusatzaufgaben, Bürokratie.
Als einen weiter zurückliegenden Auslöser identifiziert sie Erfahrungen aus der Zeit, als sie noch bei ihrer Familie gelebt hat. Ihre Großmutter konnte nicht nachvollziehen, dass sie nach der Schule noch Sport machen wollte. »Du musst doch müde sein. Ruh dich lieber aus. Wenn du dich noch mehr anstrengst, wird es bestimmt nicht besser.«

Es geht in diesem Schritt lediglich um die Identifikation der das problematische Verhalten auslösenden Faktoren, nicht um deren (Nach-)Bearbeitung oder Neubewertung. Die Verhaltensanalyse hat das Ziel, alternative Verhaltensweisen für zukünftige Situationen zu erarbeiten. Kennen wir die Auslöser und erkennen wir entsprechende Situationen aus früheren Zeiten, dann werden sie für uns verstehbarer. Dann haben wir die Möglichkeit, unser Verhalten in hilfreicher Art und Weise zu gestalten und nicht mehr unseren erlernten und nicht hilfreichen Mustern zu folgen.

In der Betrachtung von Gedanken (Schritt vier) und Gefühlen (Schritt fünf) wird herausgearbeitet, welche Gedanken auf den Auslöser folgten und welche Gefühle diese ausgelöst haben. In schwierigen oder belastenden Situationen erleben wir häufig automatische Gedanken, die mal mehr und mal weniger hilfreich sind. Unser Gehirn versucht die problematische Situation im Autopilotmodus zu lösen und verlässt sich auf Muster aus der Vergangenheit. Das ist nicht immer hilfreich, weil wir unsere Muster vielleicht in Zeiten erlernt haben, in denen uns die gegenwärtigen Möglichkeiten nicht zur Verfügung standen (Kindheit, Jugendalter). Gedanklich können wir in diese Zeit zurückreisen, auch wenn das nicht mehr der Realität entspricht. Die Folge sind Emotionen wie Angst, Ärger, Scham etc., die wiederum unser Denken, unsere Aufmerksamkeit und damit letztlich auch unser Handeln beeinflussen.

Diese automatischen Gedanken durch genaues Hinschauen (Achtsamkeit, Offenheit, Akzeptanz) bewusst zu machen, ist der erste Schritt für die Verhaltensänderung. Nur wenn uns diese Gedanken bewusst sind, können wir sie infrage stellen. Wir können den Emotionen mit der gleichen Haltung begegnen und damit unserem Gehirn zeigen, dass wir seinen Hilferuf verstanden haben. Anschließend entscheiden wir bewusst und unter Berücksichtigung unserer realen Möglichkeiten in der konkreten Situation, wie wir handeln wollen. Wir verlassen uns nicht blind auf die Scheinrealität, die unser Gehirn produziert hat.

Verbringt Jasmin den Feierabend auf der Couch, statt laufen zu gehen, erlebt sie häufig Gedanken wie »Eigentlich wäre es besser, wenn du doch gegangen wärst. Du weißt doch, dass du nach den ersten Metern direkt mehr Energie hast. Dass du dich danach erfrischt und lebendig erlebst. Und auch der nächste Arbeitstag ist ganz anders, wenn du abends laufen warst. Was machst du eigentlich? Du bist echt faul. Kein Wunder, dass es dir immer schlecht geht.« Emotional reagiert Jasmin mit Scham und Selbst-Ärger. Handlungsimpulse von Scham sind eher Rückzug, Verstecken, Sich-Kleinmachen. Die Möglichkeit, auch anders handeln zu können, nachdem sie der Emotion mit Akzeptanz und Offenheit begegnet ist, kommt ihr gar nicht in den Sinn.

Jasmin verbringt den Abend mit einer Tüte Chips, einer Tafel Schokolade, selbstkritischen Gedanken und deren emotionalen Folgen auf der Couch. Sie schaut fünf Episoden ihrer Lieblingsserie nacheinander. Den Inhalt nimmt sie nur am Rande wahr, weil eher die Grübelei im Fokus steht. Sie geht irgendwann ins Bett, weil es spät ist, kann aber wegen des Gedankenkarussells in ihrem Kopf nicht einschlafen. Am nächsten Morgen erscheint sie erschöpft und mit schlechter Laune zur Arbeit.

Im sechsten Schritt »Konsequenzen« werden im Konzept der Funktionalen Verhaltensanalyse negative und positive Folgen der Handlung identifiziert und bewertet. Negative Konsequenzen problematischen Verhaltens können wir häufig sehr leicht benennen. Es ist genau das, was wir jeweils als Folgen erleben und was wir manchmal sogar vorher schon gewusst haben. Das kann leicht dazu führen, dass wir uns noch weiter verurteilen und abwerten. Wir wissen schließlich, was gut für uns wäre, und tun es doch nicht. Auch – aber nicht nur – deshalb ist die Suche nach positiven Konsequenzen sehr wichtig. Hier stellen wir uns die Fragen: Warum habe ich das problematische Verhalten gewählt? Was wollte ich damit erreichen? Welches Bedürfnis hatte ich in diesem Moment? Es geht hier einmal mehr darum, die forschende Instanz in uns bewusst zu aktivieren, die mit Offenheit und Akzeptanz (Achtsamkeit) ans Werk geht und Bewertungen möglichst zurückstellt.

Die negativen Konsequenzen kann Jasmin schnell identifizieren, denn die hat sie sehr deutlich erlebt. Für die positiven braucht sie ein wenig mehr Zeit. Sie kann aber reflektieren, dass ihr das Bedürfnis nach Ruhe und Erholung bei Erschöpfung nach einem anstrengenden Arbeitstag logisch erscheint. Diesem Bedürfnis folgend, hat sie sich für die Couch und gegen den Lauf entschieden. Ihre Frustration über das Nichtlaufen und die anschließende harsche Selbstverurteilung fühlen sich verständlicherweise unangenehm an. Chips und Schokolade waren ihre Strategie, dieser Emotion zu begegnen. Sie wollte sich damit trösten.

Solche Erkenntnisse sind aus mindestens zwei Gründen sehr wichtig: Erstens wird unser Verhalten so nachvollziehbarer. Wir haben nicht so gehandelt, weil wir willensschwach, dumm, faul oder was auch immer sind, sondern weil wir eines unserer Bedürfnisse erfüllen wollten. Vielleicht haben wir dafür die falsche Strategie gewählt. Die Intention war, etwas für unser Wohlbefinden zu tun. Zweitens bietet sich so die Möglichkeit, unsere Bedürfnisse zu entdecken, die wir mit der problematischen Handlung erfüllen wollten. Vielleicht ist uns dieses Bedürfnis auf den ersten Blick gar nicht bewusst, dennoch ist es da und wir haben unser Handeln danach ausgerichtet. Im nächsten Schritt wird es darum gehen, eine weniger problematische Handlung zu finden, mit der wir genau diesem Bedürfnis begegnen können.
Unterstützen kann hier die Bewertung der Konsequenzen nach folgenden Kategorien:

- Stärke: Wie stark beeinträchtigen diese Konsequenzen mein Wohlbefinden?
- Dauer: Wie lange halten die Konsequenzen an?
- Unmittelbarkeit: Wie schnell wirken sich diese Konsequenzen aus?
- Sicherheit: Wie wahrscheinlich ist es, dass diese Konsequenz auf mein Verhalten folgt?

Jasmin bewertet die negative Auswirkung ihres Verhaltens (Grübeln, Selbstabwertung, schlechter Schlaf und die Müdigkeit am nächsten Tag) als sehr stark (»++«). Trotz Ablenkungsversuchen (Chips, Schokolade, Lieblingsserie) gelang es ihr nicht, ihr Grübeln und die Selbstabwertung zu stoppen. Sie erlebt es in der Folge als sehr anstrengend, den Stationsalltag übermüdet zu bewältigen. Für die Dauer vergibt sie ein »+«, weil sie erfahrungsgemäß in der nächsten Nacht recht gut und erholsam schläft und auch das Grübeln weniger wird. Unmittelbar ist die negative Auswirkung nicht eingetreten – die Grübeleien gingen erst im Laufe des Abends los, und mit der Übermüdung hatte sie auch erst am nächsten Arbeitstag umzugehen. Die Sicherheit bewertet sie mit »–«, weil nicht jeder Abend auf der Couch mit Grübeleien und Schlafschwierigkeiten einhergeht.
Die positive Auswirkung bewertet sie von der Stärke her als schwach (»–«), weil der Abend auf der Couch nur wenig zu ihrer Erholung beigetragen hat. Auch die Dauer bewertet sie als gering. Sie konnte die Ruhe auf der Couch nur kurz genießen. Die Effekte setzten aber sofort ein: Sobald sie sich hinlegte und zudeckte, erlebte sie ein (relativ kurzes) wohliges Gefühl. Die Sicherheit, dass dieses Gefühl auftritt, bewertet Jasmin mit »++«. Hinlegen und Ausruhen bewirken diese (wenn auch meistens nur kurze) Reaktion bei ihr mit hoher Wahrscheinlichkeit.

ABBILDUNG 12: Übersicht Verhaltensanalyse: Konsequenzen

Verhalten	Couch statt Laufen	
Konsequenzen	Grübeleien, Selbstabwertung, Schlechter Schlaf → Müdigkeit am nächsten Tag (negativ)	Erholung, Ruhe (positiv)
Stärke	++	–
Dauer	+	–
Unmittelbarkeit	–	++
Sicherheit	–	++

Im siebten Schritt wird eine Liste mit alternativen Verhaltensweisen erstellt. Es gibt dabei erst mal keine »richtigen« oder »falschen« Ideen. Es werden einfach alle Ideen aufgeschrieben und dabei zunächst weder bewertet noch kritisiert. Es können auch Ideen sein, die wir bereits in vergleichbaren Situationen hatten.

Bei der Auswahl einer weniger problematischen Handlungsalternative sollte besonderer Fokus auf die Punkte »Unmittelbarkeit« und »Sicherheit« gelegt werden, denn häufig entscheiden wir uns für Handlungen, die kurzfristig und mit hoher Wahrscheinlichkeit positiv wirken, und blenden langfristige negative Folgen eher aus. Haben wir uns für eine Handlungsalternative entschieden, können wir sie mit der Frage reflektieren: Welche positiven und negativen Konsequenzen hätte es gehabt, wenn du dich für dieses (alternative) Verhalten entschieden hättest?

Jasmin erstellt folgende Liste mit alternativen Verhaltensweisen: sofort ins Bett gehen, laute Musik hören, Streamingdienst kündigen, keine Naschereien mehr kaufen, gar nicht erst hinlegen, sofort umziehen und loslaufen, Laufkleidung mit zur Arbeit nehmen und bereits dort anziehen, nach Hause joggen, statt den Bus zu nehmen.
Jasmin entscheidet sich dafür, an ihren Lauftagen die Sportkleidung mit in die Klinik zu nehmen. Warum soll sie nach Feierabend nicht direkt diese Kleidung anziehen? Ihre Straßenkleidung, mit der sie zur Arbeit kommt, verstaut sie bis zum nächsten Tag in ihrem Spind.

Aus Gründen der Verständlichkeit werden die einzelnen Schritte als voneinander getrennt und aufeinander aufbauend beschrieben. Das ist allerdings eine Vereinfachung, denn die Realität ist oft komplexer. So können beispielsweise Gedanken und Gefühle erneut als Trigger für problematisches Verhalten wirken, das die negativen Konsequenzen noch verstärkt. Es entsteht eine die Konsequenzen verstärkende Schleife innerhalb dieser Struktur. Diese Überlappung der einzelnen Schritte wird in Schritt acht thematisiert und klargestellt.

Die Ursache für Jasmins Erschöpfung am nächsten Arbeitstag liegt nicht allein in der ausgefallenen Joggingrunde und dem Abend auf der Couch. Es kommen noch viele weitere Gründe hinzu, die letztlich zu den Schlafschwierigkeiten geführt haben: Grübeln, Selbstkritik, Chips und Schokolade essen, erneute Selbstkritik, Aufmerksamkeit nicht auf der Fernsehserie, Gedanken wie »Ich darf nichts verpassen« etc. Das alles führt zu Ärger über sich selbst. Diese Mischung aus (automatischen) Gedanken, Emotionen und Handlungen haben in dieser Situation zu den Schlafschwierigkeiten beigetragen.

Die in diesem Kapitel skizzierte Vorgehensweise stellt eine vorgeschlagene Strukturierungshilfe für die Analyse problematischen Verhaltens dar. Die einzelnen Schritte laufen in der Realität aber nicht immer der Reihe nach ab. Unter dem Punkt Vereinbarungen (Contracts) wird in der BATD die notwendige Unterstützung geplant, die jemand eventuell für die struktrierte Durchführung einer Aktivität benötigt.

Typische Probleme in diesem Bereich sind, dass das Umfeld vielleicht unterstützen möchte, aber nicht weiß, wie, oder Dinge tut, die in seinen Augen hilfreich sind, für die betroffene Person aber nicht.

Lin hat Schwierigkeiten, in den Gemeinschaftsräumen seiner Wohneinrichtung zu lesen. Einige Mitbewohnende würden ihm gern helfen, können aber Lins Schwierigkeiten nicht nachvollziehen. Sie verbringen ihre Freizeit mit anderen Dingen als Lesen und können nicht einschätzen, wie stark Lins Aufmerksamkeit von Umgebungsgeräuschen abgelenkt wird. Ihnen fehlen also die Erfahrung und Strategien, um mit solchen Ablenkungen umzugehen. Andere bieten Lin geräuschunterdrückende Kopfhörer an, wieder andere schlagen vor, nachts zu lesen und tagsüber zu schlafen oder die Einrichtung zu wechseln. Mit all diesen sicher gut gemeinten Ratschläge kann Lin nur wenig anfangen.

In der BATD werden Aktivitäten ausgewählt, bei denen die Person Unterstützung benötigt und bis zu drei Personen benennt, die diese leisten können. Anschließend wird konkret geplant, wie die individuelle Hilfe jeder dieser Personen aussehen könnte. Die Person geht anschließend auf die Unterstützungsperson zu und berichtet ihr, was sie erreichen möchte und welchen konkreten Beitrag die Unterstützungsperson dazu leisten kann.

Den Wunsch nach Unterstützung sollte die Person so konkret wie möglich ausarbeiten, bevor er der Unterstützungsperson gegenüber geäußert wird.

Als Vorteile der Einbeziehung anderer Menschen in unsere alltäglichen Aktivitäten werden benannt, dass …

… die Aktivitäten mit höherer Wahrscheinlichkeit ausgeführt werden,
… mehr Spaß machen und
… die Beziehung im persönlichen Umfeld gestärkt werden.

Ist kein unterstützendes Umfeld verfügbar, können Aktivitäten geplant werden, die ein entsprechendes Umfeld schaffen können, beispielsweise der Besuch von Betroffenengruppen, um sich in der Nachbarschaft vorzustellen bzw. Treffen zu organisieren etc.

Auch der Aufbau eines unterstützenden Umfelds kann eine wertebasierte Aktivität sein.

Lin erarbeitet zusammen mit Helene (pädagogische Fachkraft) die Strategie, sich mit den Personen zusammenzusetzen, die immer wieder im Ruhebereich des Gemeinschaftsraums für Unruhe sorgen. Lin lädt die Mitbewohnenden zu einem Kaffee ein, trägt das Anliegen vor und bittet um deren Unterstützung, um zumindest eine ruhige Stunde am Nachmittag zum ungestörten Lesen zu haben. Die Gruppe erarbeitet die Idee einer Lesezeit von 14 bis 15 Uhr, in der absolute Ruhe im Gemeinschaftsraum herrscht. Sie bringen Schilder zur Erinnerung an.

Bei solchen Vereinbarungen geht es um Unterstützung, nicht um Abhängigkeit. Es sollte jederzeit klar sein, dass die Verantwortung für die Planung und

Unterstützung ist als Verstärker, nicht als Voraussetzung für Aktivität gedacht. Die Verantwortung liegt bei der ausführenden Person.

Durchführung der Aktivitäten immer bei der hilfebedürftigen Person selbst liegt. Unterstützung kann verstärkend wirken, um wichtige und angenehme Dinge zu tun. Sie sollte aber nicht die Voraussetzung für die Durchführung sein. Es sollte deshalb in erster Linie um Aktivitäten gehen, die die Person selbstständig ausführen kann.

Dieses Zitat fasst die BATD sehr gut zusammen: »Egal, was in der Vergangenheit passiert ist, es ist möglich, Veränderungen in unserem Leben vorzunehmen, das Beste aus den Umständen zu machen und Zeit mit Aktivitäten zu verbringen, die unser Leben mit Sinn und Bedeutung erfüllen« (Lejuez u. a. 2011, S. 146).

Ziele formulieren und skalieren

Zielorientierung bezieht sich immer auf die Zukunft. Wie sollen wir *im Moment* zufrieden sein, wenn wir immer nur irgendwelchen Zielen hinterherlaufen? Ziele gehören doch zum Tun-Modus! Ziele nicht zu erreichen demotiviert. Die Intention ist hingegen viel wichtiger als das Ziel. Wir wollen doch werteorientiert arbeiten.

In seinem Wanderurlaub hat sich Hinnerk vorgenommen, den Hausberg seines Urlaubsortes zu erwandern. Mit ausreichend Proviant und Wasser geht er los. Für den Aufstieg hat er drei Stunden einkalkuliert. Der Abstieg geht etwas schneller, sodass er vor der Dunkelheit wieder in seiner Ferienwohnung eintreffen wird. Hinnerk steigt gerne auf Berge. Er liebt die Aussicht auf dem Gipfel und während der Wanderung, die Bewegung an der frischen Luft und die Natur abseits der Städte und Straßen. Die Betätigung Wandern verkörpert seinen Wert im Bereich der Freizeit und Erholung. Er möchte Zeit aktiv in der Natur verbringen.

Hinnerk läuft an einer Straße entlang. Ein Auto hält an und die Person am Steuer fragt ihn, wohin er denn wolle. Er zeigt auf den Berg und sagt: »Da hoch.« – »Steig ein, ich nehme dich mit.« – »Danke, aber ich will lieber wandern.« – »Das verstehe ich nicht. Du hast doch gesagt, du willst auf den Berg. Wenn ich dich mitnehme, bist du doch viel schneller an deinem Ziel.« – »Nein, danke. Ich gehe lieber zu Fuß.« Für diese Antwort erntet Hinnerk nur ein Kopfschütteln. Das Auto fährt weiter.

Hinnerks Ziel ist der Gipfel. Seine Intention ist aber: Bewegung in der Natur. Die Betätigung »Wandern« verkörpert seinen Wert mit jedem Schritt, den er tut. Selbst wenn er den Gipfel heute nicht erreichen sollte, weil schlechtes Wetter aufzieht oder er seine Kräfte überschätzt hat, verfolgt er mit jedem Schritt seinen Wert.

Das Ziel (zum Gipfel wandern und zurück) ist dennoch wichtig. Beim Festlegen berücksichtigt Hinnerk seine Kondition – die Wanderung soll nicht zu lang, aber auch nicht zu kurz sein. Er wählt einen Weg, der gut ausgeschildert ist, damit er seine Aufmerksamkeit der Natur widmen kann und nicht permanent mit der Orientierung beschäftigt ist. Er kalkuliert die Zeit für die Wanderung so, dass er abends vor Sonnenuntergang wieder in seiner Ferienwohnung ist. Die geplante Dauer der Wanderung liefert ihm auch wichtige Informationen dazu, wie viel Proviant und Wasser er einpacken muss.

Wäre Hinnerk einfach losgelaufen, hätte er auch seinen Wert mit jedem Schritt verfolgen können. Das Ziel strukturiert hier die Werteverfolgung so, dass diese

nicht mit anderen Werten und Bedürfnissen in Konflikt gerät, zum Beispiel genug Proviant und Wasser, körperliche Ressourcen, Sicherheit.
Intention und Ziel sind wichtig, wenn auch mit anderen Hintergründen.

Ziele sind Werkzeuge, Mittel und Methoden für die betätigungsorientierte Arbeit; sie sind nicht der Zweck für Betätigung.

Das Setzen von Zielen ist ein Werkzeug in unserem Methodenkoffer. Wie bei jedem Werkzeug ist auch hier der richtige Gebrauch von entscheidender Bedeutung. Wir setzen Ziele ein, wo und wie es sinnvoll ist. Ziele sind Methoden, Mittel, um beispielsweise werteorientiertes Handeln zu strukturieren. Zielerreichung ist nicht der Zweck betätigungsorientierter Arbeit, sie kann diese aber – richtig eingesetzt – unterstützen.

Ziele werteorientiert formulieren

Das Akronym SMART steht für die wohl bekanntesten Kriterien zur Formulierung von Zielen. In verschiedenen Veröffentlichungen finden sich unterschiedliche Begriffe, die die Anfangsbuchstaben jeweils repräsentieren (siehe etwa Bovend'Eerdt u. a. 2009; Hayes 2019; Turner-Stokes 2009). Die Eigenschaften für Ziele sind jedoch in der Regel die gleichen, auch wenn sie durch unterschiedliche Begriffe beschrieben werden. SMART steht für spezifisch, messbar, attraktiv, realistisch terminiert.

Spezifisch

Unter diesem Punkt formulieren wir so genau wie möglich, was erreicht werden soll. Wir entscheiden an dieser Stelle, ob wir uns bei dem Ziel auf das Ergebnis oder den Prozess konzentrieren wollen. Ergebnisziele haben zum Inhalt, was wir erreichen wollen: das Ergebnis einer Betätigung.

Radek möchte mit Helenes Unterstützung seine Schuhe mit einer Doppelschleife binden können.
Hinnerk wandert über den ausgeschilderten Weg auf den Gipfel des Hausbergs und zurück zu seiner Ferienwohnung. Prozess- oder Vorgehensziele beziehen sich eher auf den Weg, auf den Arbeits- oder Übungsprozess: in der Regel das Üben oder Durchführen einer Betätigung.
Radek übt dreimal täglich das Binden einer Doppelschleife.
Hinnerk wandert insgesamt vier Stunden am Fluss entlang. Er stellt seinen Timer auf zwei Stunden, um dann umzukehren und zurückzugehen. Es ist egal, bis wohin er dann gekommen ist.

Diese Beispiele sind noch keine Zielformulierungen. Sie sollen nur die Verschiedenheit möglicher Ziele verdeutlichen.
Es ist wichtig, möglichst genau (»spezifisch«) zu arbeiten, also die Betätigung so zu beschreiben, dass alle Beteiligten genau wissen, was gemeint ist. Wir können uns eine Person vorstellen, die bei der Zielfindung nicht dabei war: Weiß sie, um was es geht? Weiß sie genau, was zu tun ist? Diese gedankliche Hilfestellung soll uns bei der Zielformulierung unterstützen. Es kann auch vorkommen, dass die Zielformulierung für andere Personen verständlich sein muss, die beim Vereinbaren und Formulieren der Ziele überhaupt nicht beteiligt waren. Arbeiten wir beispielsweise in einem multiprofessionellen Team, sollten alle Teammitglieder mit der Zielformulierung etwas anfangen können. Ein Betätigungsziel ist der Person ein wichtiges, wertebasiertes und alltagsorientiertes Anliegen, an dem auch interprofessionell gearbeitet werden kann.
Auch die Einbeziehung des sozialen Umfeldes wird erleichtert, wenn das Ziel von allen Beteiligten verstanden wird, wenn also in der betätigungsorientierten Arbeit ein Ziel entsteht, das von der Person ohne große Erläuterungen etc. weitergegeben werden kann.

Ein Ziel ist dann spezifisch formuliert, wenn es von einer nicht an der Formulierung beteiligten Person verstanden und überprüft werden kann.

Messbar

Messbar oder quantifizierbar sind Ziele, wenn wir eindeutig überprüfen können, ob das Ziel erreicht wurde. Es geht tatsächlich um Fakten und Objektivität, die möglichst wenig Raum für Diskussion lassen. Das kann geschehen durch:
Zeit stoppen: Wie lange brauchen wir für eine Betätigung? (Leyla sortiert innerhalb von einer Stunde den Dokumentenstapel in die richtigen Ordner.) Wie lange führen wir eine Betätigung aus? (Leyla sortiert eine Stunde lang Dokumente in die richtigen Ordner. Hinnerk wandert vier Stunden am Fluss entlang.)
Messen oder Zählen: Leyla sortiert zwanzig Dokumente in die richtigen Ordner. Hinnerk läuft bis auf den Hausberg und wieder zurück. Messen kann auch bedeuten, dass bestimmte Qualitätskriterien eingehalten werden. Radek bindet eine Doppelschleife so, dass kein Teil der Schnürsenkel auf den Boden reicht (damit er nicht drauftritt). Die Schleifen sind so fest, dass sie sich selbst halten (nicht sofort wieder aufgehen) und sich beim Ziehen an den Enden der Schnürsenkel wieder öffnen. So ausführlich beschreiben wir ein Ziel im Arbeitsalltag vielleicht nicht. Aber die Qualitätskriterien sollten allen Beteiligten klar sein.
Frequenz: Radek übt dreimal täglich für zehn Minuten das Schuhebinden (siehe Bovend'Eerdt u. a. 2009).

Attraktiv

Das Wort »attraktiv« bedeutet so viel wie »starken Anreiz bietend, verlockend, begehrenswert, erstrebenswert«. Im allgemeinen Sprachgebrauch verstehen wir unter »attraktiv« häufig eher so etwas wie »schön, angenehm, positiv«. Der Unterschied zwischen eigentlicher Wortbedeutung und Umgangssprache ist hier aus mehreren Gründen relevant: Erstens, ein attraktives Ziel bzw. der Weg dorthin muss nicht unbedingt »schön« sein. Es geht einzig und allein darum, dass es erstrebenswert oder anziehend ist.

Leyla putzt heute das Bad und die Toilette. Das ist wirklich nicht gerade ihre Lieblingstätigkeit. Und so schmutzig ist das Bad doch auch noch gar nicht. Dennoch ist die Putzaktion für Leyla erstrebenswert, denn sie weiß genau, wie lange die Grundreinigung beim letzten Mal gedauert hat, weshalb sie sich vorgenommen hatte, regelmäßig zu putzen und somit die ungeliebten Aufgaben zeitlich etwas besser zu verteilen. Sie verspricht sich davon, dass sie dann nicht mehr ein ganzes Wochenende oder auch einen Urlaubstag mit Putzen verbringt.

Zweitens ist ein attraktives Ziel immer sehr individuell, subjektiv, persönlich. Was uns anzieht, ist nicht von objektiven Kriterien abhängig. Wir erhalten sicherlich eine Prägung durch unser soziales Umfeld, durch die Gesellschaft, Kultur, Familie, Freundeskreis, aber allein die Vielfalt dieser prägenden Einflüsse macht Attraktivität sehr individuell. Und dann kommen noch unsere eigenen Vorlieben, Vorstellungen, Werte dazu, die Ausdruck unseres Strebens nach Selbstbestimmung sind. In der Umgangssprache wird die Bewertung »attraktiv« oft als Tatsache, als etwas Objektives verstanden: Das ist eine attraktive Person; das sind attraktive Arbeitsbedingungen. Wahrscheinlich ist es so, dass viele (vielleicht sogar die meisten) Menschen diese Person oder Arbeitsbedingungen als attraktiv bezeichnen würden, niemals jedoch alle. Attraktivität ist eben nicht objektiv.

Aus der Forschung

In einer systematischen Übersichtsarbeit der Cochrane Collaboration werteten Angela Coulter und Team (2015) Studien zur personalisierten Behandlungsplanung für Menschen mit chronischen oder langfristigen Gesundheitsproblemen aus. Sie schlossen alle Studien zu Interventionen ein, in denen die Teilnehmenden gemeinsam mit den Durchführenden die relevanten Entscheidungen trafen in Bezug auf die Ziele und die Maßnahmen zum Erreichen der Ziele. Der Ansatz, diese Entscheidungen gemeinsam zu treffen (»Shared Decision Making«), basiert auf der Annahme, dass für eine Behandlungsentscheidung zwei verschiedene Typen von Expertise notwendig sind: Die behandelnde Person bringt Wissen über die Erkrankung und Behandlungsmöglichkeit ein. Die behandelte Person weiß am besten, wie sich die Erkrankung und die Behandlung auf ihren Alltag auswirken, welche Barrieren dort eventuell bestehen und welche persönlichen Werte und Präferenzen bei der Planung berücksichtigt werden müssen.

Es wurden nur Studien eingeschlossen, die diese Vorgehensweise mit der sonst üblichen Behandlung (Treatment As Usual – TAU) oder einer anderen Behandlung (ohne gemeinsame Entscheidungsfindung) verglichen (randomisierte kontrollierte Studien). Durch das systematische Vorgehen sollten alle Studien identifiziert werden, die zu dem Thema veröffentlicht wurden. Ausgeschlossen wurden nur Studien, bei denen die Behandelten keine echte Einflussmöglichkeit auf die Behandlungsentscheidungen hatten. Die Studien wurden kritisch bewertet, um das Risiko verzerrter Ergebnisse der Einzelstudien in die Interpretation einzubeziehen. Die Forschenden wurden von einer Gruppe Betroffener (Menschen mit chronischen Erkrankungen) bei der Durchführung der Studie beraten.

Personalisierte Behandlungsplanung mit gemeinsamer Entscheidungsfindung führte im Vergleich zur üblichen Behandlung zu einer signifikanten Verbesserung depressiver Symptomatik (geringe Effektstärke). Bei dieser Analyse wurden Daten von 599 Teilnehmenden aus fünf Studien berücksichtigt. Die Studie berichtete auch positive Ergebnisse zur körperlichen Gesundheit zugunsten der gemeinsamen Entscheidungsfindung.

Schädlich wirkte sich diese Form der Behandlung in keiner der eingeschlossenen Studien aus. In einer Studie wurde berichtet, dass drei Teilnehmende verstorben seien (Kontrollgruppen: 2, Interventionsgruppen: 1). Die Todesfälle konnten aber nicht auf die Intervention zurückgeführt werden.

Die Forschenden schließen aus alldem, dass personalisierte Behandlungsplanung zu Verbesserungen in bestimmten Indikatoren für psychische und körperliche Gesundheit und in der Fähigkeit zum Selbstmanagement einer chronischen Erkrankung im Vergleich zur üblichen Behandlung führt. Die Effekte scheinen größer zu sein, wenn die Intervention umfassender, intensiver und gut in die Routineversorgung integriert ist.

In der personenzentrierten Zielfindung berücksichtigen wir das, was uns nicht selten vor große Herausforderungen stellt. Ziele, die sich die Fachkraft, das Team, die Einrichtung etc. für die unterstützte Person ausdenkt, sind nicht unbedingt attraktiv für diese Person und damit auch nicht SMART. Werden die Ziele ohne Beteiligung der Person formuliert, ist das wahrscheinlich sogar nie der Fall, weil

Ziele sind nicht der Zweck der betätigungsorientierten Arbeit, sie sind ein Mittel, um die Werteorientierung zu strukturieren.

niemand die Lebenswelt so gut kennen kann wie die Person selbst. Allerdings beeinflusst dieses Merkmal nicht nur die Zielfindung, sondern auch den Prozess: Wir achten in der betätigungsorientierten Arbeit darauf, dass wir jederzeit das Ziel der unterstützten Person verfolgen und nicht etwa unser eigenes oder eines, das gar nicht mehr relevant ist. Werteorientierung bei der Zielfindung und -verfolgung kann dafür sorgen, dass wir den Weg der unterstützten Person nicht verlassen. Die Person überprüft (ggf. mit unserer Unterstützung) bei der Formulierung und der Verfolgung des Zieles immer wieder, ob dieses noch ihre Werte verkörpert (siehe Leitfragen).

Die Orientierung von Zielen an den Werten der Person ist auch mit Blick auf die Motivation sehr wichtig. Ein Ziel wird uns nur dann zum Handeln motivieren, wenn die Zielerreichung für uns bedeutsam ist. Verkörpert ein Ziel einen unserer Werte, ist das der Fall. Wir sind uns darüber bewusst, *warum* wir das Ziel verfolgen. Ein für uns bedeutungsloses Ziel schafft keinen Anreiz, zu handeln. Werte sind deshalb so geeignet, diesen Anreiz zu schaffen, weil sie in der Regel nachhaltig sind. Auch wenn unser Wertesystem für Veränderung offen ist – es ist ja Ausdruck unserer Selbstbestimmung –, ist es in der Regel recht stabil.

Ziele können die Motivation lenken, sie aber nicht nachhaltig erzeugen.

Können wir ein Ziel oder die Handlung, die dorthin führt, mit einem oder mehreren unserer Werte verknüpfen, wissen wir, *warum* wir handeln, und zwar weil die Handlung etwas verkörpert, was uns wichtig ist. Das wird uns nachhaltiger motivieren als eine zusammenhangslose (vielleicht bloß materielle) Belohnung. Handeln wir konsistent mit unseren Werten und sind wir uns dessen bewusst, hat das emotional in der Regel ein Erleben von Zufriedenheit zur Folge. Die emotionale Quelle unserer Motivation ist das Beruhigungs- und Fürsorgesystem und nicht unser Antriebssystem, das ohnehin nie »genug« bekommt. Wir erinnern uns, dass Motivation eine »hochemotionale« Sache ist (Knuf 2020 b, S. 33 ff.). Ziele sind dagegen rein kognitive Hilfsstrategien.

Wir lassen Ziele los, die unsere Werte nicht (mehr) verkörpern und/oder unsere Bedürfnisse und Ressourcen vernachlässigen.

Es geht nicht darum, ein Ziel allein der Zielerreichung wegen zu verfolgen. Dementsprechend lassen wir Ziele los, die nicht (mehr) unseren Werten dienen, also der von uns gewählten Richtung unseres Handelns. Können wir ein Ziel als Mittel, als Strukturierungshilfe für unser Handeln sehen, wird uns das vor keine große Herausforderung stellen, denn dann dienen die Ziele unseren Werten. Geht es uns aber in erster Linie um die Zielerreichung, den Erfolg, kommt unsere Motivation eher aus dem Antriebssystem. Dann besteht die Gefahr, dass wir einerseits unsere Ressourcen für eine Zielerreichung verschwenden, die uns langfristig nicht dient, und andererseits unsere Bedürfnisse und damit unsere Selbstfürsorge vernachlässigen, wenn unser Handeln nur von außen (extrinsisch) motiviert ist.

Hinnerk ist bei seiner Bergwanderung etwa zwei Stunden gelaufen. Er bemerkt, dass der Wind auffrischt und der Himmel sich immer mehr zuzieht. Das Auto von eben hält wieder neben ihm an: »Na? Wie geht's? Im Radio haben sie gerade eine Gewitterwarnung herausgegeben. Soll ich dich wieder mit zurück ins Dorf nehmen?« Hinnerk nickt und bedankt sich, dass der Fahrer noch einmal angehalten hat. Er steigt ein und sie fahren zurück ins Dorf.
Hinnerk hat sein Ziel heute nicht erreicht. Er war weder auf dem Gipfel noch ist er zurückgewandert. Er hatte seine Bedürfnisse (Sicherheit, Gesundheit) im Auge und hat sich entschieden, sein Ziel loszulassen. Auch wenn er sein Ziel nicht erreicht hat, verfolgte er dennoch seinen Wert.

Realistisch

Unser Körper stellt mehr Energie bereit und wir arbeiten am ehesten konstruktiv an der Zielerreichung, wenn wir das Ziel für realistisch halten, wenn wir also einschätzen, dass wir es mit eigenen Kräften und Mitteln erreichen können. Das bedeutet: Was realistisch ist, entscheidet die Person selbst. Unsere Aufgabe liegt eher in der Moderation und Vermittlung der Theorie und der Hintergründe. Wir weisen darauf hin, dass die Verfolgung jener Zielen förderlich ist, die weder zu hoch noch zu niedrig angesetzt sind (Potreck-Rose & Jacob 2016, S. 24), dass ein Ziel zwar eine Herausforderung bieten, nicht aber überwältigend sein sollte. Die Entscheidung trifft aber die Person, die das Ziel verfolgt.
Wenn wir uns den Recoverygedanken zu eigen machen und Empowerment unterstützen wollen, ist Selbstbestimmung einer der höchsten Grundsätze unserer Arbeit. Wir bemühen uns, Entscheidungen zu respektieren, für die es keinen Konsens zwischen uns und der unterstützten Person gibt. Die Intervention bei Entscheidungen sollte die Ausnahme bleiben und sich auf Fälle beschränken, bei denen wir einen größeren Schaden für die Person abwenden oder wir rechtlich dazu verpflichtet sind.

Maya arbeitet in der Einzelförderung mit einer Klientin zusammen, die als Ziel für ihre berufliche Rehabilitation angibt, eine Ausbildung zur medizinisch-technischen Assistentin zu beginnen. Maya hält dieses Ziel für unrealistisch. Dennoch arbeitet sie mit der Klientin Betätigungen heraus, die für diesen Berufswunsch förderlich sind: Informationen zum Berufsbild lesen, Besuch einer Berufsberatung, begleiteter Hospitationstag etc. Die Zwischenziele zeigen der Klientin, dass dorthin noch ein weiter Weg ist.
Maya lernt in der Folge durch die Arbeit ihre Klientin ganz anders kennen und ihre Zweifel beginnen zu bröckeln. Dennoch arbeitet sie mit der Klientin parallel noch an Betätigungen aus anderen Lebensbereichen. Sie betont immer wieder, wie wichtig

es ist, sich nicht nur auf einen (problematischen) Lebensbereich zu fokussieren, sondern dafür zu sorgen, dass Betätigung in allen Lebensbereichen stattfindet.

Bewerten wir ein uns wichtiges Ziel als nicht realistisch (vielleicht weil wir es schon einmal verfehlt haben), bedeutet das nicht, dass wir es sofort aufgeben müssen. Wir können die Betätigung auch in kleinere Einzelschritte aufteilen und diese zu unseren (Zwischen-)Zielen machen. Besonders relevant kann dies sein, wenn wir in oder nach einer Krise Ziele nicht mehr erreichen, die früher kein Problem waren. Da können wir schnell resignieren und zu dem Schluss kommen: »Das kann ich nicht mehr.« Ziele legen wir nicht nach dem fest, was einmal war. Die Bewertung der Realisierbarkeit erfolgt aufgrund unserer aktuellen Ressourcen, nicht aufgrund derer, die wir früher einmal hatten oder nicht hatten.

Jasmin hat wieder mit dem Laufen angefangen. Früher lief sie die Strecke von sieben Kilometern ohne Probleme. Jetzt ist sie schnell aus der Puste, Herz und Atmung rasen, sie hat Seitenstechen und Muskelschmerzen. Immer wieder muss sie gehen, um erneut zu Atem zu kommen. Sie erlebt den Lauf als demotivierend und kräftezehrend.
Mit einer Kollegin tauscht sie sich über die Erfahrung aus. Diese rät ihr, nicht direkt an die frühere Kondition anknüpfen zu wollen. Ihre Lauftrainerin habe ihr einmal gesagt, dass wir Kondition am besten aufbauen, wenn wir nach dem Sport sagen können: »Och, ein bisschen hätte ich noch gekonnt.« Jasmin nimmt sich jetzt kleinere Strecken vor und kommt mit besagten Kraftreserven zu Hause an. Nach einiger Zeit wird aus dem »Ein bisschen wäre noch gegangen« ein »Ich will noch ein bisschen länger laufen«. So steigert Jasmin ihre Laufstrecke entsprechend ihrer Ressourcen und nicht aufgrund ihrer früheren Leistungen.

Auf die eigenen Kräfte und Mittel zu achten bedeutet weiter, dass ein Ziel immer darauf ausgelegt sein sollte, dass wir es selbst möglichst ohne Unterstützung erreichen können. Erreichen wir das Ziel nur aufgrund der Unterstützung anderer, kann das ein Erleben von Unterlegenheit fördern (Potreck-Rose & Jacob 2016, S. 30 f.). Auch hier bietet es sich an, Teilschritte zu erarbeiten, die wir allein bewältigen können. Eine andere Möglichkeit ist, die notwendige Unterstützung im Rahmen eines weiteren Zieles möglichst konkret zu erarbeiten und die entsprechende Bitte zu äußern.

Lin erkennt, dass sich die Probleme mit dem Lesen im Gemeinschaftsraum der Wohneinrichtung nicht durch Übung lösen lassen. Die Lautstärke und die Mitbewohnenden fordern seine Aufmerksamkeit zu sehr. Lin kann dieses Problem nicht allein lösen und überlegt sich einen Plan, wie der Gemeinschaftsraum zumindest zeitweise zu einem ruhigen Ort werden könnte. Die Mitbewohnenden spricht Lin ganz konkret mit der Bitte nach einer ruhigen Lesestunde pro Tag an. Die Gruppe einigt sich auf die Zeit zwischen 14 und 15 Uhr.

Auch bei der Bewertung der Realisierbarkeit berücksichtigen wir, dass Ziele rein gedankliche Konstrukte sind. Wir stellen uns vor, was wir erreichen könnten, wie das sein würde und warum uns das wohl wichtig ist. Wie alle kognitiven Konstrukte sind sie rein hypothetisch, mal mehr und mal weniger realistisch. Wir sind uns während der Formulierung und auch beim Verfolgen des Zieles bewusst, dass es sich um eine subjektive Einschätzung handelt, nicht um die (objektive) Realität. Wir sehen die Zielfestlegung als Hypothese, die wir durch unser Handeln überprüfen. Allerdings machen wir unser Wohlbefinden so vielleicht weniger vom Erreichen des Zieles abhängig. Wir sammeln Erfahrung und erleben Rückschläge als Möglichkeit, bei der Auswahl und der Formulierung unserer Ziele nachzusteuern. Eine mitfühlende Haltung unterstützt uns außerdem dabei. Denn nachhaltige Zufriedenheit erlangen wir nicht durch Zielerreichung, sondern durch mitfühlende Präsenz während des gesamten Prozesses.

Terminiert

Bei der Zielformulierung setzen wir einen Zeitpunkt fest, zu dem wir die Zielerreichung überprüfen wollen. Ziele sind temporäre Hilfskonstrukte, die wir nutzen, um werteorientiertes Handeln zu fördern. Es ist deshalb sinnvoll, sie von vornherein zeitlich zu begrenzen. Im Zeitablauf überprüfen wir die Zielerreichung, reflektieren den Weg und das Ziel. Wir entscheiden, ob bzw. welche weiteren wertebasierten Ziele wir formulieren wollen.

Um diesen Punkt nicht zu vergessen und um die Zielformulierung ein wenig zu strukturieren und zu vereinfachen, beginne ich eine Zielformulierung immer mit den Worten »Bis [zum] …«. Meiner Erfahrung nach ist es einfacher, einen Satz zu vervollständigen, als sich für jedes Ziel einen neuen Satzanfang einfallen zu lassen.

Radek: Bis zum 23. Juni 2024 übe ich täglich dreimal für zehn Minuten das Binden einer Doppelschleife.

Leyla: Bis zum 22. Juni 2024 sortiere ich täglich zwanzig Dokumente in die entsprechenden Ordner. Bis heute 14 Uhr sortiere ich Dokumente in die entsprechenden Ordner ein.

Hinnerk: Bis heute 20 Uhr wandere ich über den ausgeschilderten Weg auf den Hausberg und wieder zurück in meine Ferienwohnung.

Ziele skalieren: Goal Attainment Scaling

Das Goal Attainment Scaling (GAS) ist ein Instrument, um individuelle Therapieziele messbar zu machen (zu operationalisieren). Auf einer Skala (Goal Attainment Scale) werden verschiedene Stufen für die Zielerreichung festgelegt. Dadurch schaffen wir die Möglichkeit, Fortschritte sichtbar zu machen. Wir nutzen nicht mehr nur zwei Stufen für die Zielerreichung (erreicht vs. nicht erreicht), sondern insgesamt fünf bzw. sechs. Das GAS unterscheidet sich von vielen klassischen Messinstrumenten dadurch, dass die Zielkategorien nicht bereits vorgegeben sind, dass also nicht ein auf die Allgemeinbevölkerung bezogener Punktwert entscheidet, ob die Person »genesen« ist, sondern die Person selbst festlegen kann, was für sie wichtig ist.

Hannah hat für sich das Teilhabeziel festgelegt, mindestens einmal pro Woche ihr Lieblingscafé zu besuchen und dort ein Stück Kuchen zu essen und eine Tasse Tee zu trinken. Das Goal Attainment Scaling hilft ihr, eher auf die Betätigung zu fokussieren. Sie hat mehrfach die Erfahrung gemacht, dass ihr diese Betätigung guttut. Davor war sie eher auf ihr Befinden fokussiert und hatte den Cafébesuch davon abhängig gemacht. Da waren Gedanken wie: »Ich halte es nicht aus, dorthin zu gehen. Wenn die Angst wiederkommt … Da bleibe ich lieber zu Hause.«

Vorgestellt wurde das GAS von Thomas Kiresuk und Robert Sherman schon 1968 zur Evaluation von Interventionen für die psychische Gesundheit. Die beiden wollten ein Gegengewicht setzen zu der Tendenz, dass Interventionen eher mit allgemeinen Instrumenten bewertet werden, die die individuellen Charakteristika und Umstände der Person nicht oder nicht umfänglich berücksichtigen.

Lin hat noch nie in seinem Leben Wäsche gewaschen und hat auch nicht vor, das irgendwann zu tun. Für viele Menschen ist diese Aktivität aber relevant. Deshalb beinhalten allgemeine Messinstrumente, wie die Instrumental Activities of Daily Living Scale (IADL) von Lawton und Brody eben diese Aktivität (Graf 2009). Wird der Behandlungserfolg in Bezug auf die Handlungsfähigkeit im Alltag mit diesem Instrument gemessen, ist darin zumindest eine Domäne enthalten, die für Lin völlig irrelevant ist.

Das Goal Attainment Scaling wird nicht mehr ausschließlich für die Messung von Zielen zur psychischen Gesundheit, sondern auch in anderen Bereichen wie Bildung, soziale Arbeit, Rehabilitation, Geriatrie genutzt (McCue u. a. 2019, S. 169).

Auswahl der Ziele

Das GAS bietet sich deshalb für die betätigungsorientierte Arbeit an, weil es die Skalierung individueller, personenzentrierter und alltagsorientierter Ziele ermöglicht. Ein mittels SMART formuliertes Ziel bildet das Zentrum für die Zielerreichungsskala. Die Auswahl, Formulierung und Skalierung der Ziele benötigt Zeit. Eine Literaturrecherche von Agata Krasny-Pacini und Team (2013, S. 217) ergab, dass je nach Quelle ein Durchschnitt von 45 Minuten bzw. 10–12 Minuten für diesen Prozess berichtet wurde. Das deckt sich auch mit meinen Erfahrungen. Für das Ausarbeiten des ersten Zieles, mit dem ich die Vorgehensweise praktisch vorstelle, ist eine Dauer von 45 Minuten realistisch.
Dieser Zeitaufwand könnte auf den ersten Blick als Nachteil für die Anwendung gesehen werden. In dieser Zeit kann schließlich nicht an der Erreichung des Zieles gearbeitet werden. *Aber:* Gerade dieser Aspekt wird als großer Vorteil des GAS gesehen. Angela Coulter und Team (2015) beschreiben, dass für eine gemeinsame Entscheidungsfindung hinsichtlich der Zielsetzung und des Weges dorthin beide Perspektiven notwendig sind: die Expertise der unterstützenden Person hinsichtlich Fachwissen, Fördermöglichkeiten etc. und die der unterstützten Person hinsichtlich Alltagsrelevanz und Übereinstimmung mit eigenen Werten und Wünschen.
Der Prozess der Zielformulierung und -skalierung bietet einen Rahmen für den Informationsaustausch. Wir lernen uns in dieser Phase besser kennen und sammeln relevante Informationen für die anschließende Planung der gemeinsamen Arbeit. Agata Krasny-Pacini und Team bezeichnen das GAS deshalb als »Werkzeug des Dialogs« (2013, S. 219). Es ermöglicht die Vereinbarung realistischer und auf Werten basierter Ziele sowie die aktive Einbeziehung der Person und des sozialen Umfelds.

Hannah wundert sich, dass sie und ihre behandelnde Person für die Formulierung ihres Betätigungsziels einen kompletten Termin benötigen. Als sie dann das Ergebnis betrachtet, denkt sie sogar, dass diese Stunde komplette Zeitverschwendung war. Sie hat einfach mehr erwartet, als lediglich festzulegen, dass sie jetzt einmal pro Woche ein Café besucht. So wird sie ihre Erkrankung bestimmt nicht los. Der Cafébesuch wird sie jedenfalls nicht heilen.
Schon bei der Zielformulierung für die kommende Woche ändert Hannah ihre Meinung. Weil sie den kompletten Prozess einmal sehr intensiv durchgearbeitet hat, fällt ihr das Formulieren und Skalieren von Zielen jetzt viel leichter.

Aus der Forschung

Emily McNaughton und Team (2019) haben eine Studie zu Behandlungszielen bei Menschen mit einer Depression durchgeführt. Sie entwickelten einen Fragebogen, mit dem sie Erfahrungen mit solchen Zielen und dem Prozess zur Zielfindung erfragten. Außerdem entwickelten sie ein Beispielziel und stellten damit den Ansatz des Goal Attainment Scaling vor.
Für die Forschenden stellt unzureichende Kommunikation zwischen Behandelnden und Behandelten eine große Barriere dar. Es fehlt den Behandelten an Informationen, beispielsweise zu Dauer der Behandlung und Nebenwirkungen. Außerdem oder gerade deswegen komme es zu vorzeitigen Behandlungsabbrüchen. Für sie ist der Ansatz der gemeinsamen Entscheidungsfindung ein Weg, diese Probleme zu überwinden.
Der Fragebogen wurde auf der Selbsthilfeplattform www.patientslikeme.com veröffentlicht. Die Rückläufe von zweihundert von Depression betroffenen Menschen konnten in die Studie eingeschlossen werden. 61 Prozent bewerteten das Goal Attainment Scaling als hilfreichen Ansatz. 28 Prozent bewerteten es neutral, die übrigen 11 Prozent hielten den Ansatz für nicht hilfreich.
Insgesamt schlussfolgerten die Forschenden aus den Ergebnissen, dass bei Menschen mit Depression ein Bedürfnis nach einem strukturierten Zielfindungsprozess besteht, der die Zusammenarbeit zwischen Fachkraft und behandelter Person sowie gemeinsame Entscheidungsfindung fördert. Ihrer Meinung nach kann das Goal Attainment Scaling einen Rahmen für diesen Prozess, die Bewertung der Zielerreichung und die Kommunikation zwischen den Beteiligten fördern.

Skalierung der Ziele

In diesem Schritt erstellt die Person eine Skala für das Ziel. Dabei geht es vor allem darum, Fortschritte sichtbar zu machen. Das Goal Attainment Scaling wurde ursprünglich als Messinstrument für Forschungszwecke entwickelt (Kiresuk & Sherman 1968). Die Werte der Skala wurden entsprechend als Zahlen ausgedrückt, um die Ergebnisse anschließend mit statistischen Methoden analysieren zu können. Die klassische Goal Attainment Scale hat insgesamt fünf Zielerreichungsgrade als ganze Zahlen im Bereich von −2 bis +2. Der Wert 0 wird eingetragen, wenn das Ziel – wie festgelegt – erreicht wurde; die Werte unter 0 werden eingetragen, wenn das Ziel (noch) nicht erreicht wurde; die Werte über 0 werden gewählt, wenn das Ziel sogar übertroffen wurde.

Hinnerk hat in einem Stressbewältigungstraining die Progressive Muskelentspannung (PMR) kennengelernt. Er ist erstaunt, dass die Übungen so entspannend auf ihn wirken. Im Training hat er jede Übung mitgemacht. Nur zu Hause hat er noch nie geübt. Er nimmt sich vor, die Übungen von jetzt an regelmäßig durchzuführen. Irgendwann will er jeden Tag üben. Er möchte aber mit kleinen Schritten starten und formuliert folgendes Ziel:
Ich führe in der Woche vom 2. bis 8. Oktober insgesamt drei zehnminütige Übungen zur Progressiven Muskelentspannung an verschiedenen Wochentagen durch.
Anschließend skaliert er sein Ziel mit unserer Unterstützung so:

ABBILDUNG 13: Zielerreichungsskala mit gleichen Abständen

Zielerreichungsgrad	Beschreibung
–2	Ich habe an keinem Tag geübt.
–1	Ich habe an mindestens einem Tag geübt.
0	Ich habe an mindestens drei Tagen geübt.
+1	Ich habe an mindestens fünf Tagen geübt.
+2	Ich habe an sieben Tagen geübt.

Das Goal Attainment Scaling in Forschung und Praxis

Lynn Turner-Stokes (2009) und Agata Krasny-Pacini und Team (2013) haben sich mit der Anwendung des Goal Attainment Scaling (GAS) in Forschung und praktischer Arbeit beschäftigt. Die meiner Meinung nach wichtigsten Punkte für die betätigungsorientierte Arbeit habe ich im Folgenden zusammengestellt.
Weniger ist mehr: Eine Skala beinhaltet lediglich eine einzige Veränderungsdimension. Das bedeutet konkret, dass sich ein Ziel und dessen Skalierung nur auf eine Betätigung bzw. Aktivität beschränken.

Hannah hat als Ziel die Betätigung »Cafébesuch« ausgewählt. Sie braucht Unterstützung, um diese Betätigung jede Woche auszuführen, weil sie sich in letzter Zeit immer mehr zurückgezogen hat. Dieses Ziel konnte sie in der Zielerreichungsskala abbilden. Hätte sie dagegen definiert, dass sie mindestens einmal pro Woche spazieren geht und das Café besucht, wären mehrere Dimensionen (= Betätigungen) betroffen (Spazierengehen und Cafébesuch).

Für jede Betätigung erstellen wir eine gesonderte Skala.

Auch die Aufspaltung einer Betätigung in kleinste Einzelschritte können wir in der Zielerreichungsskala messbar machen. Es ist sehr individuell, wie groß und umfangreich die Schritte sein können.

Aufgrund ihrer Ängste ist Hannah längere Zeit nicht mehr im Café gewesen. Es geht bei ihr primär darum, dass sie überhaupt ins Café geht. Wenn sie erst mal da ist, hat sie mit dem Rest der Betätigung (unter Menschen und damit beobachtbar zu sein, während sie Kuchen isst und Kaffee trinkt) keine Schwierigkeiten. Anders wäre es, wenn bei Hannah nicht nur das Rausgehen, sondern zusätzlich auch das Essen in der Öffentlichkeit schwierig wäre. Dann hätte sie in dem formulierten Ziel auch zwei Betätigungen (und damit zwei Dimensionen) in einer Skala vereint: Cafébesuch und in der Öffentlichkeit essen. In diesem Fall würde sie zwei Ziele formulieren und skalieren.

Es geht bei der Skalierung darum, eine in sich abgeschlossene Betätigung für die gemeinsame Arbeit zu identifizieren. Sobald mehrere Dimensionen angesprochen werden, kann ein Fortschritt durch das GAS nur dargestellt werden, wenn sich die Person auf allen Dimensionen gleichzeitig verbessert. Fortschritte in einzelnen Bereichen bzw. Betätigungen werden dann nicht hinreichend sichtbar.

Für Hannah ist der Cafébesuch die zu bearbeitende und in sich geschlossene Betätigung. Für eine Person mit einer Halbseitenlähmung wäre für den Cafébesuch eine ganze Reihe einzelner schwieriger Betätigungen notwendig: aufstehen, Wohnungstür öffnen, abschließen, Treppe steigen, Haus verlassen, zum Bus gehen etc. Hier müsste also viel kleinschrittiger an den einzelnen Betätigungen gearbeitet werden. Damit Fortschritte darstellbar werden, müsste für jede Betätigung eine Skala erstellt werden.

Die Zielerreichungsskala stellt aber auch Werte dar, die über das eigentliche Ziel hinausgehen (Zielerreichungsgrade +1 und +2). Auch diese sollten von der Person (unter allerbesten Bedingungen) noch erreicht werden können (realistisch sein), selbst wenn die Person die Wahrscheinlichkeit als gering einschätzt. Auf diesen Zielerreichungsgraden sollte jedenfalls nichts definiert werden, was objektiv oder für die Person unmöglich ist. Ergänzend für die Skalierung ist zu bemerken, dass alle Zielerreichungsgrade der Skala auf die gleiche Weise messbar sein sollten.
Die Zielerreichungsskala ist ein Messinstrument. Ein Thermometer beispielsweise misst ausschließlich die Umgebungstemperatur. Es ist völlig egal, ob es in der Wüste, in Rom, am Strand oder in den Tropen liegt. Bei einer Temperatur von 30 °C wird es diesen Wert messen und anzeigen. Wir Menschen würden diese 30 °C an diesen Orten aber vermutlich völlig unterschiedlich erleben, weil

wir nicht in der Lage sind, ausschließlich die Temperatur wahrzunehmen. Für unser Temperaturempfinden spielen Luftfeuchtigkeit, Wind, Stadt- oder Landluft und anderes eine wichtige Rolle. Unser Temperaturempfinden wäre daher ein schlechtes Messinstrument für die tatsächliche Umgebungstemperatur. Wir unterstützen die Person also darin, ihr Messinstrument für ein ganz individuelles Ziel zu entwickeln.

Hinnerks Betätigungsziel ist, dass er eine bestimmte Anzahl Übungen pro Woche durchführt. Die Messung der Zielerreichung (Skalenwert 0) erfolgt durch das Zählen der gemachten Übungen pro Woche. Auf allen anderen Zielerreichungsgraden der Skala wird deshalb auch die Anzahl der Übungen gezählt.
Vielleicht möchte Hinnerk für +2 zusätzlich oder stattdessen die Übungsdauer verlängern, etwa zwanzig statt zehn Minuten. Dann würde für den Skalenwert +2 etwas anderes gemessen werden als für den Skalenwert 0. Das sollte vermieden werden, weil wir so eine weitere Dimension einführen und damit dem Betätigungsanliegen insgesamt die Einfachheit nehmen. Hinnerk könnte sich dann überlegen, dass er unbedingt +2 erreichen möchte. Es würde also nicht reichen, dass er sich darauf konzentriert, regelmäßig zu üben. Er müsste zusätzlich die Übungsdauer planen, um sich die Möglichkeit für +2 offenzuhalten. Übt er an einem Tag dann doch weniger, besteht die Gefahr, dass er das Ziel ganz aufgibt, weil er +2 ja nicht mehr erreichen kann. Wenn es sein Anliegen ist, sollte er die Übungsdauer in einem weiteren Ziel und zu einem späteren Zeitpunkt verlängern.

Die Abstände zwischen den Zielerreichungsgraden sollten möglichst gleich sein. Das ist wichtig, weil sonst die gemessenen Werte nicht mit der Einordnung auf der Skala übereinstimmen. Was wir uns auf der Skala anschauen, würde also die Wirklichkeit verzerren. Das ist vor allen Dingen dann problematisch, wenn wir uns die ausgefüllte Skala zu einem späteren Zeitpunkt anschauen oder im Team besprechen wollen. Dann werden wir uns wahrscheinlich nicht mehr die Messwerte anschauen, sondern lediglich die Einordnung auf der Skala. Ist diese Einordnung aber verzerrt, weil beispielsweise der Schritt von 0 zu +1 mit viel mehr Aufwand verbunden ist als der Schritt von +1 zu +2, dann haben wir unter Umständen ein falsches Bild, mit dem wir dann weiterarbeiten.

ABBILDUNG 14: Zielerreichungsskala mit gleichen Abständen

Zielerreichungsgrad	Beschreibung
–2	Ich habe an keinem Tag geübt.
–1	Ich habe an mindestens sieben Tagen geübt.
0	Ich habe an mindestens 15 Tagen geübt.
+1	Ich habe an mindestens 22 Tagen geübt.
+2	Ich habe an 30 Tagen geübt.

Wer sich zum ersten Mal mit dieser Methode auseinandersetzt, stellt sich vielleicht die Frage: Welche Ergebnisse entsprechen denn jetzt –2 oder +1? Wie lege ich das fest? Die folgende Vorgehensweise wird empfohlen:

- Zielerreichungsgrad 0 festlegen: Es wird der Wert festgelegt, der als Ziel formuliert wurde.
- Zielerreichungsgrad –2 festlegen: Es wird der Wert festgelegt, der dem aktuellen Zustand entspricht (Baseline). »Baseline« bedeutet so viel wie Nulllinie, also jener Punkt, von dem sich die Person auf den Weg zum Ziel macht. Hier notieren wir den Wert, den die Person jetzt schon erreicht.
- Zielerreichungsgrad –1 festlegen: Es wird ein Wert bestimmt, der relativ genau zwischen den Graden –2 und 0 liegt. Hier kommt es in der Praxis weniger auf mathematische Genauigkeit an, es sollte vielmehr darauf geachtet werden, was für die Person vom Aufwand her etwa die Mitte darstellt.
- Zielerreichungsgrad +2 festlegen: Hier wird ein Wert bestimmt, der »viel höher« ist als das erwartete Ziel. Wichtig ist, dass der Wert für die Person unter bestmöglichen, aber realistischen Umständen erreichbar ist.
- Zielerreichungsgrad +1 festlegen: Hier wird wieder ein Wert bestimmt, der relativ genau zwischen 0 und +2 liegt (siehe Erläuterung zu Punkt 3).

Dieser Algorithmus strukturiert und vereinfacht die Skalierung und beugt Fehlern vor. Allerdings wird von dieser Skala ein Fall nicht abgedeckt: Die Person verschlechtert sich. Es wird daher empfohlen, ein Feld mit dem Skalenwert –3 vorzusehen. Dieser Wert ist lediglich für die Auswertung relevant, wenn die Person weniger als den bei –2 beschriebenen Wert erreicht hat.

Auf dem **Arbeitsblatt »Ziel skalieren«** ist dieser Algorithmus abgebildet. Die mit dem Stift versehenen Zahlen (! 1–5) geben die Reihenfolge der Eintragung vor.

Das GAS wurde ursprünglich als Messinstrument für die Forschungstätigkeit entwickelt. Mit als Zahlen formulierten Skalenwerten haben wir einen direkten Überblick, wie weit entfernt dic tatsächliche Leistung von der Zielsetzung entfernt ist (–2, +1 etc.). Außerdem besteht die Möglichkeit, mit den Zahlenwerten zu rechnen.

Info: Statistische Berechnungen mit den Skalenwerten

Ob mit den Skalenwerten des GAS arithmetische Operationen (etwa ein Mittelwert) vorgenommen werden können, ist umstritten (Krasny-Pacini u. a. 2013, S. 219). Problematisch sind die Abstände zwischen den Skalenwerten, also welche Leistung wir den Werten –1, +2 etc. zuordnen. Wir geben uns zwar Mühe, diese Abstände möglichst gleich zu gestalten (äquidistant = gleicher Abstand). Das wird uns aber nicht immer gelingen.
Einerseits aus tatsächlichen Gründen, indem es nicht immer so einfach ist, Werte und Abstände zu definieren. Andererseits ist diese Schwierigkeit auch darin begründet, dass die rechnerische Mitte nicht unbedingt dem entspricht, was wir eigentlich messen wollen.
Wenn wir mit solchen nicht äquidistanten Skalenwerten rechnen, würden wir so tun, als wären die tatsächlichen Abstände absolut gleich, wie bei den Tagesabständen von 0, 7, 15, 22, 30 aus der obigen Abbildung 14.

Für die praktische Anwendung ist die Benennung der Skalenwerte als Zahlen (–2, +1) nicht unbedingt notwendig. Es kann umgekehrt sogar so sein, dass Zahlen eher abschreckend wirken. Beispielsweise kann es Menschen schwer zu vermitteln sein, dass es in der Arbeit darum geht, den Wert 0 zu erreichen, denn dort wird ja der Wert aus der Zielformulierung eingetragen. Wahrscheinlich sind wir eher bestrebt, ein »positives« Ergebnis zu erreichen, also die Werte +1 oder +2, obwohl der Wert 0 das ist, was wir uns vorgenommen haben.
Die negativen Zahlen können den Eindruck von »Versagen« vermitteln. Auch wenn schon Fortschritte erzielt wurden, befindet sich die Person immer noch im »roten Bereich«. Es wird deshalb vorgeschlagen, im direkten Kontakt eher Worte zu verwenden.
Ich schlage folgende Benennung der Zielerreichungsgrade vor:
–2 = keine Veränderung
–1 = leichte Verbesserung
0 = Ziel erreicht
+1 = Ziel übertroffen
+2 = Ziel stark übertroffen

Siehe Arbeitsblatt »Ziel skalieren«

Eine gut formulierte Skala ermöglicht es auch einer unbeteiligten Person, die Einordnung vorzunehmen. Die Zielerreichungsgrade sollten also so deutlich und spezifisch formuliert sein, dass die Person ihre Messwerte an eine unbekannte Person übergeben und diese dann die Eintragung vornehmen könnte. Das wird vielleicht gar nicht vorkommen, aber diese gedankliche Hilfestellung unterstützt bei der Formulierung. Außerdem verbessert eine verständliche Dokumentation die kollegiale Zusammenarbeit und die Einbeziehung des sozialen Umfelds.

Warum GAS?

Zur Operationalisierung individueller Ziele existieren auch andere Instrumente. In der Ergotherapie ist beispielsweise das Canadian Occupational Performance Measure (COPM) für Betätigungsanliegen weit verbreitet (Canadian Occupational Performance Measure Inc., o. J.). Das COPM bietet eine Struktur zur Identifikation und Priorisierung von Betätigungsanliegen aus allen Lebensbereichen, inklusive Selbstversorgung, Produktivität und Freizeit. Es werden Prioritäten für die ergotherapeutische Arbeit festgelegt und die Ausführung (Performanz) und die Zufriedenheit mit der Ausführung auf einer Skala von 1 bis 10 für jede Betätigung bewertet. Im Verlauf wird dann erneut auf dieser Skala bewertet, inwieweit sich Performanz und Zufriedenheit durch die Ergotherapie verändern.

Aus der Forschung

Anne Cusick und Team (2006) haben die Eigenschaften von GAS und COPM verglichen. Es handelt sich um eine Studie aus der pädiatrischen Rehabilitation. Die Forschenden schließen, dass GAS und COPM robuste Instrumente für die Messung von Behandlungsergebnissen sind.
Sensitivität: Beide Instrumente sind in der Lage, Veränderungen darzustellen, wobei das COPM durch die 10-Punkte-Skala bereits kleinere Veränderungen sichtbar macht.
Anwendung: Eine Akkreditierung bzw. ein Training sei für die Anwendung beider Instrumente nicht erforderlich, Letzteres aber empfohlen. Die Anwendung des COPM wird allerdings nur für Personen mit einer ergotherapeutischen Ausbildung bzw. Studium empfohlen. Die Fachkraft benötige für beide Instrumente ähnliche Fertigkeiten: Kommunikation, Dokumentation und Interpretation.

Kosten: Das COPM ist ein geschütztes und kostenpflichtiges Instrument. Die Erhebungsbögen müssen erworben und dürfen nicht kopiert werden. Das GAS ist kostenlos.
Zeitaufwand: Die erste Erstellung einer Zielerreichungsskala nach GAS benötige nach den zugrunde liegenden Studien etwa viermal länger als eine Operationalisierung nach COPM. Beide Instrumente sind effizient für die Verlaufstestung und schnell auszuwerten.

Für mich bietet sich die Nutzung des GAS aus folgenden Gründen an (auch wenn das nicht bedeutet, dass ich GAS per se für besser halte, es kann aber hilfreich sein, ein weiteres Instrument zur Verfügung zu haben):
Ergotherapeutisches COPM vs. multiprofessionelles GAS: Das COPM ist ein Instrument aus dem Bereich der Ergotherapie, dessen Anwendung für Fachkräfte mit ergotherapeutischer Ausbildung empfohlen wird. Das GAS bietet mehr Flexibilität, wenn interprofessionell gearbeitet wird. Einigen sich die Einrichtung oder das multiprofessionelle Team auf dieses Messinstrument und wenden es in gleicher Weise an, kann das die Kommunikation verbessern, da nicht alle Berufsgruppen mit verschiedenen Instrumenten messen.
Selbsteinschätzung (COPM) vs. Festlegung messbarer Ergebnisse (GAS): Das COPM arbeitet für die Messung mit (subjektiven) Selbsteinschätzungsskalen (Performanz, Zufriedenheit). Bei dem GAS werden die Skalenwerte anhand (objektiv) messbarer Kriterien festgelegt. Beide Herangehensweisen haben sicherlich ihre Vorzüge. Schneller anzuwenden ist die Selbsteinschätzung im Vergleich zur Identifizierung und Skalierung objektiver Messkriterien. Allerdings kann die Selbsteinschätzung der emotionalen Befindlichkeit stark beeinflusst werden. Vergleichen wir die Werte einer Selbsteinschätzung mit guter und niedergeschlagener Stimmung, ergeben sich subjektiv wahrscheinlich Unterschiede, aber objektiv hat sich gar nichts verändert.
Im Bereich der psychischen Erkrankungen sind Selbstabwertung und überhöhte Ansprüche an die eigene Person sehr relevante Faktoren (Potreck-Rose & Jacob 2016). Bewerten wir die Zufriedenheit mit der Ausführung einer Betätigung in einer Selbsteinschätzung, besteht die Gefahr, dass wir deshalb keinen Fortschritt sehen, weil wir im gleichen Maße, in dem wir uns verbessern, auch unsere interne »Messlatte« höherlegen.
Verwenden wir allerdings objektiv messbare Kriterien, sehen wir bei einer Verbesserung zunächst den Erfolg unseres Handelns. Wir haben das erreicht, was wir uns vorgenommen haben. Sind wir damit noch nicht zufrieden, legen wir erneut messbare Kriterien fest. Letztlich operationalisieren wir Zufriedenheit und legen

damit die innere Diskussion darüber offen, was ein erstrebenswertes Ergebnis ist, mit dem wir zufrieden sein können. Das gibt uns nicht nur die Möglichkeit, unser gewünschtes Ergebnis einzuschätzen, zu diskutieren und festzulegen. Es liefert auch den Rahmen, unsere Ansprüche zu hinterfragen und ggf. anzupassen, denn bei der Festlegung objektiv messbarer Werte sind wir gezwungen, uns genau damit auseinanderzusetzen. Schätzen wir vor und nach der Intervention lediglich unsere Performanz und die Zufriedenheit damit ein, unterbleibt diese Diskussion eventuell ganz oder sie findet lediglich unbewusst statt.

Aus der Forschung

Sarah Egan und Team (2021) haben in einer Metasynthese qualitative Studien zum Zusammenhang zwischen Perfektionismus und Depression bzw. Angsterkrankungen ausgewertet. Dass es einen Zusammenhang zwischen Perfektionismus und psychischen Erkrankungen wie Depressionen, Angsterkrankungen und Essstörungen gibt, ist bereits in zahlreichen Studien nachgewiesen worden. Die vorliegende Studie befasst sich damit, wie dieser Zusammenhang konkret aussieht. Aus den Erkenntnissen sollen Schlussfolgerungen für die praktische Arbeit formuliert werden.

Die Forschenden fanden Hinweise, dass Perfektionismus verbunden ist mit hohen persönlichen Standards, der Strebsamkeit, Spitzenleistungen zu erreichen, Angst vor Fehlern, empfundenem Druck bzw. Erwartungen aus dem Umfeld, Alles-oder-nichts-Denken und negativer Selbstbewertung. Diese Denkmuster sowie positive Überzeugungen zu Perfektionismus halten diesen aufrecht, beispielsweise die Annahme, dass Perfektionismus hilft, sich besser zu organisieren, härter zu arbeiten, zu lernen und Ziele zu erreichen. Perfektionismus wird außerdem von den Studienteilnehmenden mit weniger Stress, Druck und Sorgen sowie mit Bewunderung bzw. Anerkennung durch andere und Erfolg in Verbindung gebracht.

Sarah Egan und ihr Team formulieren aus diesen Erkenntnissen diese Empfehlungen:

1. Den Fokus der Arbeit auf verschiedene Bereiche des Lebens zu legen und auch solche nicht zu vernachlässigen, die nicht von Leistung abhängig sind.
2. Rigides Alles-oder-nichts-Denken zu diskutieren, um realistische Zielsetzungen und insgesamt Flexibilität zu erreichen.
3. Perfektionismus aufrechterhaltende Denk- und Verhaltensweisen zu adressieren, inklusive positiver Überzeugungen zu Perfektionismus.

Auch bei der Anwendung des GAS kann Perfektionismus dahingehend eine Rolle spielen, dass wir unser eigentliches Ziel, das wir in der Mitte der Skala (0) beschrieben haben, aus den Augen verlieren, denn wir haben ja schließlich gründlich überlegt, was wir unter den allerbesten Bedingungen erreichen können (+2). Perfektionismus könnte dazu führen, dass wir nur dann einen Erfolg sehen, wenn wir bei der Zielüberprüfung unser Kreuz bei +2 machen können. Ist Perfektionismus ein Thema, kann mit der Dart-Metapher gearbeitet werden: Um ein Spiel zu gewinnen, müssen wir beim Dart einen ganz bestimmten Punktwert erreichen. Sind beispielsweise noch 15 Punkte offen, gewinnen wir das Spiel nicht, wenn wir das Bullseye (Mitte der Zielscheibe) treffen. Dort bekommen wir zwar 50 Punkte, aber unser Ziel erreichen wir nur, wenn unser Pfeil genau in einem Feld stecken bleibt, das 15 Punkte ausweist.
Vergleiche mit anderen Menschen können die Selbstwertidee stärken: Solche Vergleiche haben einen großen Einfluss auf den Wert, den wir uns zuschreiben. Die Idee wird also gestärkt, dass Menschen unterschiedlich viel wert sein können, was letztlich sehr relevant für die psychische Gesundheit ist (Potreck-Rose & Jacob 2016). Auch diese Vergleiche können wir in der betätigungsorientierten Arbeit durch die Diskussion objektiver Zielerreichungskriterien offenlegen und infrage stellen. Bei solchen Selbsteinschätzungen besteht allerdings die Gefahr, dass wir diese Vergleiche unbewusst in unsere Zufriedenheitsmessung einbeziehen.

Jasmin hat sich mit ihrer Kollegin über Lauferfahrungen ausgetauscht. Für sie ist danach klar, dass ihr Ziel nur sein kann, genauso schnell zu werden wie die Kollegin. In der Diskussion zur Festlegung der Skalenwerte legen wir diesen selbstwertschädlichen Vergleich offen. Wir beraten Jasmin darin, dass es bei der Festlegung nicht um das geht, was andere erreichen, sondern lediglich darum, was sie für sich erreichen möchte. Da Jasmin keine Wettkämpferin werden, sondern etwas für ihr Wohlbefinden tun möchte, hilft ihr diese Diskussion, einen Skalenwert festzulegen, der sich mehr an ihren Werten orientiert als an den Leistungen anderer Menschen.

Beziehungsgestaltung

In der S3-Leitlinie »Psychosoziale Interventionen bei schweren psychischen Erkrankungen« (DGPPN b, 2019, S. 58) heißt es: »Die Beziehungsgestaltung zwischen professionell Tätigen und Patienten sowie ihren Angehörigen nimmt neben der konkret angewandten Intervention, den Kontextfaktoren und gewissen Erwartungseffekten (Hoffnung) in der Behandlung (schwer) psychisch kranker Menschen einen hohen Stellenwert ein. Der durch die Beziehungsgestaltung bedingte Anteil an einer Veränderung im professionellen Kontext wird auf circa 30 Prozent geschätzt.«
Für die betätigungsorientierte Arbeit ist die Beziehungsgestaltung deshalb ebenfalls ein sehr wichtiger Faktor, denn schließlich geht es hier auch um Veränderungen im Bereich der Aktivitäten und Teilhabe. In den vorhergehenden Kapiteln wurden die professionelle Beziehung, das Menschenbild und die im Vergleich zu einer paternalistischen Perspektive veränderte Rolle der Fachkraft bereits an verschiedenen Stellen thematisiert. Die in meinen Augen wichtigsten Punkte für die Beziehungsgestaltung in der betätigungsorientierten Arbeit sind Partizipation, Menschenbild und Haltung sowie das unterstützende Rollenverständnis.

Partizipative Entscheidungsfindung

Die partizipative Entscheidungsfindung haben wir bereits im Kapitel »Recovery« kennengelernt. Sie wird in der oben zitierten Leitlinie als zentrales Instrument zur Gestaltung einer wirksamen und recoveryorientierten Arbeitsbeziehung gesehen (DGPPN 2019 b, S. 60): »Die Beziehungsgestaltung zwischen Behandlern und Patienten sollte es ermöglichen, über Behandlungsstrategien und deren Vor- und Nachteile im Rahmen eines Prozesses partizipativer Entscheidungsfindung zu informieren und zu Entscheidungen zu gelangen.«
Die Leitlinie empfiehlt folgende Schritte, um partizipative Entscheidungen zu fördern:

- Problemdefinition: Mitteilung, dass eine Entscheidung ansteht;
- Gleichwertigkeit der Behandlungsoptionen und der Partner betonen;
- über Behandlungsmöglichkeiten einschließlich deren Vor- und Nachteile informieren;

- Erfragen von Erwartungen, Verständnis, Befürchtungen etc. (Betroffenenperspektive);
- Rollen- und Behandlungspräferenz ermitteln und Entscheidungsfindung aushandeln;
- Vereinbarungen zur Umsetzung der Entscheidung treffen.

Menschenbild und Haltung

Nehmen wir die Perspektive des beobachtenden Selbst ein, erkennen wir, dass unser Wesen, der Kern unseres Seins nicht die Geschichten sind, die wir über uns erzählen. Wir sind mehr als das, was wir über uns denken oder von uns halten. Wir sind erlebende, denkende, fühlende und handelnde Wesen, die nicht auf die Ergebnisse dieser Prozesse reduziert werden können. Genau wie für uns selbst, gilt dies natürlich auch für die von uns unterstützten Personen.
Diese Sichtweise ist die Grundlage für bedingungslose Wertschätzung, die im personenzentrierten Ansatz von Carl Rogers eine Grundhaltung darstellt (siehe dazu auch Kohlhuber u. a. 2020, S. 63 ff.). Eine Person ist allein aufgrund ihrer Existenz, ihres Seins wertvoll. Und wenn allein dieses Sein den Wert eines Menschen ausmacht, kann es keine unterschiedlich wertvollen Menschen geben. Auch unser Denken, Fühlen und Handeln haben keine Auswirkungen auf diesen Wert. Selbst wenn wir Einstellungen, Werte oder Handlungen einer Person ablehnen, ermöglicht uns diese Perspektive eine ganzheitliche Sicht: Diese Person ist da und deshalb wertvoll. Nicht weil sie besonders intelligent, gebildet, mutig, engagiert oder leistungsfähig ist, sondern weil sie existiert.
Unser Perspektivwechsel vom Konzept-Selbst (»die Person sollte so denken, fühlen und handeln«) zum beobachtenden Selbst (»die Person denkt, fühlt und handelt in jedem Moment«) ermöglicht uns eine offene, akzeptierende, achtsame Haltung. Wir zeigen dadurch nicht nur Präsenz, Offenheit und Respekt; wir erleben außerdem bei uns selbst Gelassenheit und Gleichmut, weil es keine Diskrepanz gibt zwischen der Person, wie sie ist, und der Person, wie sie unserer Meinung nach sein soll. Die Person ist, wie sie ist. Das bedeutet aber nicht, dass alles so bleibt, wie es ist. Akzeptanz bezieht sich auf den aktuellen Moment. Veränderung können wir erst in der Zukunft erreichen.
Die offene und akzeptierende Grundhaltung versetzt uns nicht nur in die Lage, der unterstützten Person mit Wertschätzung zu begegnen, sie ermöglicht auch Mitgefühl bzw. mitfühlendes Handeln. Empathie – also das Einfühlen in die Person – ist eine Komponente von Mitgefühl und gleichzeitig eine weitere personenzentrierte

Grundhaltung nach Carl Rogers. Vielleicht erleben wir Angst davor, in die Gefühlswelt der unterstützten Person einzutauchen, weil wir annehmen, nicht aushalten zu können, was uns dort begegnet. Können wir aber unsere gedanklichen und emotionalen Reaktionen aus der Perspektive des beobachtenden Selbst wahrnehmen, ihnen also in einer achtsamen Haltung begegnen, dann erkennen wir sie als Erzeugnisse *unseres* Gehirns. Wir betrachten sie mit Abstand, akzeptierender Offenheit, mit Gelassenheit und Gleichmut und bewahren uns unsere Handlungsfreiheit für mitfühlendes Handeln (uns selbst und der unterstützten Person gegenüber).

Leon arbeitet nun schon einige Jahre als Pflegekraft in der psychiatrischen Klinik. Eines Tages wird Herbert Moll aufgenommen. Vor zwei Jahren war er schon einmal in Behandlung. Auch dieses Mal hat Herbert Moll seine Medikamente gegen ärztlichen Rat abgesetzt. Auch dieses Mal erlebt Herbert Moll starkes Misstrauen gegenüber seinem sozialen Umfeld und zeigt verbal aggressives Verhalten. Leon denkt: »Und ich dachte, er hätte begriffen, wie wichtig die Medikamente für ihn sind. Das hatten wir doch alles schon einmal. Er hätte sich doch nur an die Ratschläge der Fachkräfte halten müssen. Dann ginge es ihm jetzt nicht wieder schlecht.« Leon erlebt Ärger, weil er denkt: »Herbert Moll weiß doch genau, wie er sich zu verhalten hat, um eine weitere Krise zu verhindern. Eigentlich ist er selbst schuld …«

In Rahmen einer Supervision spricht Leon seine Gedanken aus. Er möchte seinem Ärger Luft machen. Klara (die Supervisorin) lädt Leon zu einem Perspektivwechsel ein. Aus Sicht des beobachtenden Selbst sieht die Situation für ihn ganz anders aus. »Herbert Moll ist hier. Er erlebt Misstrauen gegenüber seiner sozialen Umwelt. Da sind Gedanken, dass die Menschen ihn in seiner Umgebung ablehnen und ihm schaden wollen. Da sind Gefühle von Ärger und Wut. Da ist ein verbal aggressives Verhalten.« Leon erkennt, dass seine gedankliche Verarbeitung der Situation seinen Ärger ausgelöst hat und damit Wertschätzung und Mitgefühl blockierte. Es ist nicht die Realität, dass Herbert Moll »einfach nur« seine Medikamente hätte nehmen müssen oder dass er »selbst schuld« an seiner erneuten Krise ist. Das ist in Leons Kopf entstanden. Irgendeine Konstellation aus (automatischen) Gedanken und Gefühlen hat Herbert Moll zu der Entscheidung gebracht, seine Medikamente nicht mehr zu nehmen. Vielleicht wollte er die starken Nebenwirkungen nicht mehr ertragen. Vielleicht dachte er an mögliche Langzeitfolgen der medikamentösen Behandlung. Vielleicht dachte er, er brauche die Medikamente nicht mehr. Vielleicht war die Absetzung der Medikamente gar nicht die Ursache der erneuten Krise, sondern irgendein Ereignis, das Herbert Moll aus Misstrauen noch nicht offenbart hat. Vielleicht, vielleicht, vielleicht …

Klara betont, dass Leon auch seine gedankliche Verarbeitung und den daraus entstandenen Ärger aus der Perspektive des beobachtenden Selbst betrachten kann. Diese Gedanken sind nun mal entstanden und haben Gefühle ausgelöst. Nicht hilfreich wäre es, wenn sich Leon dafür verurteilt, sich vielleicht fragt, was mit ihm nicht stimme und dass er immer wieder solche Gedanken habe, obwohl er es doch besser weiß, denn auch Leon hat eine Psyche, die Gedanken und Gefühle produziert, die er nicht kontrollieren kann. Er kann diesen Produkten seines Gehirns mit Offenheit und Akzeptanz begegnen, sodass er sie als psychische Ereignisse sehen kann, die aus irgendeinem Grund entstanden sind. Er kann ihr Erscheinen akzeptieren und entscheiden, wie er mit ihnen umgeht. Das gibt ihm die Flexibilität, mit bzw. trotz dieser nicht hilfreichen Gedanken mitfühlend zu handeln – sich selbst und Herbert Moll gegenüber.

Die unterstützende Rolle

Unsere Rolle in der betätigungsorientierten Arbeit hat einen unterstützenden Charakter. Das bedeutet, dass wir keine übergeordnete Führungsrolle einnehmen, sondern die Person auf ihrem Weg mit betätigungsorientierten Methoden begleiten. Basis der Beziehung ist kein paternalistisches Über- bzw. Unterordnungsverhältnis, sondern eher ein gleichberechtigtes Nebeneinander, indem wir schlicht unterschiedliche Aufgaben (Rollen) haben.

Dieses Nebeneinander können wir beispielsweise durch Selbstöffnung (geteilte Menschlichkeit) verkörpern. Wir arbeiten mit Beispielen aus unserem Leben und verdeutlichen damit, dass jeder Mensch mit einem »tricky brain« ausgestattet ist. Kongruenz ist nach Carl Rogers die Grundhaltung für die personenzentrierte Arbeit. Gemeint ist damit Authentizität (Echtheit) und Transparenz der behandelnden Person.

Unsere Rolle besteht darin, …

… unser Fach- und Methodenwissen zur betätigungsorientierten Arbeit einzubringen. Wir bieten verschiedene Methoden und Ansätze an, die wir als hilfreich betrachten, und begründen diese Einschätzung. Die Person entscheidet, welche dieser Methoden sie nutzen möchte. Möchte die Person die jeweilige Entscheidung nicht treffen, ist das in Ordnung. Wir bieten aber immer wieder Optionen bzw. kleinere Entscheidungsmöglichkeiten innerhalb unserer praktischen Arbeit an.

... den Weg der betätigungsorientierten Arbeit zu begleiten und zu intervenieren, wenn die Person, unserer Einschätzung nach, diesen Weg verlassen hat. Wir steigen ins Boot der Person und überlassen ihr das Steuer (Bootsmetapher).

... eine sichere Basis für die unterstützte Person zu bieten, in der sie bedingungslose Wertschätzung und Mitgefühl erlebt.

... durch geteilte Menschlichkeit eine Modellperson für durch unser »tricky brain« verursachte Schwierigkeiten, die Betrachtung innerer Vorgänge aus der Perspektive des beobachtenden Selbst und für selbstfürsorgliches Handeln zu verkörpern (siehe Stierle 2022, S. 21 ff.).*

---

* **Zur Vertiefung**

Bücher

Deutsche Gesellschaft für Psychiatrie und Psychotherapie, Psychosomatik und Neurologie (Hg.) (2019 b): S3-Leitlinie Psychosoziale Therapien bei schweren psychischen Erkrankungen. Berlin, Heidelberg: Springer. *https://register.awmf.org/de/leitlinien/detail/038-020.*

Knuf, A. (2020 a): Recovery und Empowerment. Köln: Psychiatrie Verlag.

Rosenberg, M. (2016): Gewaltfreie Kommunikation. Paderborn: Jungermann Verlag.

Online-Kurse

Knuf. A. (2022): Wie kann ich die Selbstbestimmung meiner Klient*innen fördern? *https://www.mindemy.de/courses/praxiskurs-knuf-selbstbestimmung-foerdern*

Praxis der betätigungsorientierten Arbeit

In diesem Kapitel möchte ich Methoden und Arbeitsmaterial vorstellen, die für die betätigungsorientierte Arbeit genutzt werden können. Informationsblätter dienen der Edukation – wir wollen damit der unterstützten Person die Hintergründe und Wirkweisen unserer Arbeit näherbringen. In den vorherigen Kapiteln zur CFT und BATD haben wir bereits über die Relevanz solcher erklärenden Bestandteile einer Behandlung gelesen. Sie fördern die Beziehung sowie die Tiefe und Effektivität unserer Arbeit. Teilweise sind wir rechtlich zur Information verpflichtet. Arbeitsblätter werden von der Person ggf. mit unserer Unterstützung bearbeitet. Ist das nicht möglich oder sinnvoll, können wir die Arbeitsblätter auch als Erinnerungs- und Strukturierungshilfe nutzen. Wir entscheiden individuell, welche Informations- und Arbeitsblätter für die jeweilige Person nützlich und sinnvoll sind. Es ist nicht notwendig, alle Arbeitsmaterialien nacheinander durchzuarbeiten.

Informationen vermitteln

Das Ziel betätigungsorientierter Arbeit ist es, dass Menschen trotz äußerer oder innerer Barrieren in ihrem Alltag das tun, was ihnen wichtig ist. Dieses Ziel deckt sich mit den Ansätzen der dritten verhaltenstherapeutischen Welle. Die Akzeptanz- und Commitment-Therapie formuliert dieses Ziel sogar ausdrücklich. Psychische Flexibilität vereint die Kompetenzen, die dafür notwendig sind.

Das Informationsblatt »Psychische Flexibilität« kann zur Veranschaulichung genutzt werden. Dort finden sich auch Definitionen der Begriffe wie Gedanken, Gefühle, Akzeptanz, bewusst, Gegenwart, Erleben, Werte, Mitgefühl, Engagement sowie eine Zuordnung dieser Elemente zum Sein- bzw. Tun-Modus und deren Überschneidung.

Das beobachtende Selbst: Die Basis

Das beobachtende Selbst ist die Basis, der sichere Rückzugsort, an dem wir alles einfach beobachten und erleben können, was unser Gehirn an Gedanken und

Gefühlen produziert. Es erlaubt uns, die selbst konstruierten Geschichten über uns, aber auch über andere loszulassen und in direkten Kontakt mit uns und unserer Umgebung zu treten.

Mit Übungen können wir das transzendente Selbst stärken. Im Sein-Modus können wir unser Gewahrsein nicht nur auf bestimmte Objekte (Körper, Atem etc.) ausrichten, sondern auch die Erfahrung des offenen Gewahrseins machen, das keine Grenzen kennt und alles erleben kann, was in ihm auftaucht. Aus dieser Perspektive haben wir die Möglichkeit, auf hilfreiche Gedanken und Gefühle zu reagieren und die übrigen einfach da sein zu lassen. Metaphern bieten einen zusätzlichen Ansatz auf gedanklicher Ebene.

Bevor wir diese Selbst-Arbeit mit anderen Personen angehen, wollen wir vielleicht noch mehr darüber lernen und eigene Erfahrung damit sammeln. Das ist zu empfehlen, denn der kurze Überblick in diesem Buch sollte eher als erster Schritt gesehen werden, der im besten Fall Neugier wecken konnte, um sich intensiver mit den Hintergründen und Übungsmöglichkeiten zu befassen.

In die betätigungsorientierte Arbeit können wir diese Sicht aber dennoch einfließen lassen. Wir liefern der Person kein Futter für ihr Konzept-Selbst, indem wir ihr immer wieder Eigenschaften wie ängstlich, mutig, strebsam, engagiert etc. zuschreiben. Fusionieren wir (bzw. die Person) mit solchen Eigenschaften, hat das negative Konsequenzen. Der Glaube an »negative« Eigenschaften (ängstliche Person, faule Person etc.) kann dazu führen, dass wir nicht mehr das tun, was unsere Werte verkörpern (weil eine ängstliche oder faule Person das sowieso nicht schaffen wird). »Positive« Eigenschaften versuchen wir in jeder Situation zu verteidigen und aufrechtzuerhalten (auch wenn wir gerade nicht mutig, strebsam oder engagiert sind). Dieser Kampf kostet Energie, die wir für die Bewältigung der konkreten Situation brauchen. Außerdem erhöht der Glaube an (negative wie positive) »Eigenschaften« die Gefahr, dass wir unseren Wert daran bemessen und damit die Idee stärken, dass es so etwas wie einen variierenden, von Eigenschaften abhängigen Selbstwert gibt.

So können wir hilfreiches Verhalten hervorheben und reflektieren, möglichst jedoch bezogen auf die jeweilige Situation und nicht als Ausdruck einer *Eigenschaft*. Selbst wenn im Laufe unseres Lebens auf der Produktebene Persönlichkeitsanteile entstanden sind, die wir als starr und veränderungsresistent wahrnehmen, sind diese nicht der Kern unseres *Seins*. Der ist das transzendente Selbst, der Kontext, in dem diese Inhalte entstanden sind und der sie halten kann, ohne von ihnen verändert zu werden.

Verinnerlichen wir diese Sicht, dann sehen wir uns und andere Menschen aus einer anderen und realistischeren Perspektive, denn wir alle sind nicht das, was wir über uns und andere denken. Wir sind erlebende, denkende, fühlende, handelnde Wesen, die in jedem Moment danach streben, ein zufriedenes und leidensfreies Leben zu führen, auch wenn unsere Strategien dieses Streben oft nicht unterstützen, sondern sabotieren. Das transzendente Selbst kann so die Basis für Mitgefühl sein.

Doch selbst bei Vorurteilen und bei Voreingenommenheit kann das transzendente Selbst eine hilfreiche Perspektive bieten: Wir erleben uns und unser Umfeld von Moment zu Moment. Wir bilden uns nicht ein zu wissen, was die Person vor uns denkt, fühlt, braucht oder kann, weil unsere Denkmaschine uns dazu einige Ideen liefert, sondern wir gehen gemeinsam auf Entdeckungstour – mit Offenheit und Neugier im aktuellen Moment, also in der Realität. Das ist echte Personenzentrierung. Es geht um die unterstützte Person und nicht um unsere Gedanken über sie.

Zur Veranschaulichung des beobachtenden Selbst kann das Informationsblatt »Beobachtendes Selbst« genutzt werden.

Der aktuelle Moment: Leben in der Realität

In der betätigungsorientierten Arbeit geht es darum, dass wir unseren Alltag mit Aktivitäten gestalten, die für uns bedeutungsvoll sind. Wir werden Betätigungen auswählen und planen, darüber nachdenken, was wir früher gerne gemacht haben oder was wir gerne tun würden, Ziele vereinbaren und überprüfen. Mit anderen Worten, wir gehen auf gedankliche Zeitreise in Vergangenheit und Zukunft.

Die Betätigung selbst findet aber immer in der Gegenwart statt. Das dürfen wir bei aller Ziel- und Lösungsorientierung nicht vergessen. Auch in der gegenwärtigen Handlung ist unter Umständen Unterstützung notwendig. Sind wir während der Betätigung auf gedanklicher Zeitreise, verpassen wir wichtige Informationen für den Lernprozess, wenn es darum geht, eine Betätigung zu erlernen. Wir erleben nicht, wie es sich anfühlt, wenn wir uns voll und ganz auf die Betätigung einlassen. Fokussieren wir unsere Aufmerksamkeit auf Gedanken, die die aktuelle Ausführung ständig mit früheren vergleicht, kann das schnell zu Frustration führen. Denken wir ständig darüber nach, was wir jetzt lieber tun würden, ist das auch eine große Quelle für demotivierende Emotionen.

Neugier und Offenheit sind förderliche Haltungen, um unsere Aufmerksamkeit am aktuellen Moment auszurichten bzw. immer wieder dorthin zurückzulenken. Dass unser Gehirn zuweilen auf Zeitreise geht, ist völlig normal. Wir haben darüber keine Kontrolle. Wir können unsere Aufmerksamkeit aber immer wieder zurücklenken, denn darüber haben wir Kontrolle.

Der aktuelle Moment beschränkt auch die Anforderungen an uns. Wir müssen nicht die komplette To-do-Liste in *diesem* Moment abarbeiten. Gedanklich kann dieser Eindruck schnell entstehen, und schon beeilen wir uns, um »endlich« fertig zu werden mit unseren lästigen Pflichten. Schon haben wir die Handlung von unseren Werten abgekoppelt. Es geht nicht mehr darum, warum wir diese Aktivität ausführen, sondern wir tun sie dann nur noch, um fertig zu werden. Damit nehmen wir ihr den Sinn und die gegenwärtige Qualität, denn »fertig« werden wir erst in der Zukunft sein.

Auch in der unterstützenden Rolle ist Gegenwärtigkeit eine wertvolle Ressource. Nur so erleben wir die Person, wie sie ist, denn Sein findet nur im aktuellen Moment statt. Unsere Erinnerungen an vergangene Termine können verzerrt sein, unsere Vorstellungen über die Zukunft der Person sind Hypothesen. Unsere gedanklichen Zeitreisen sind nicht die Realität. Die Wirklichkeit können wir nur erleben, wenn wir unsere gedankliche Zeitmaschine abschalten und uns dem aktuellen Moment öffnen. Leben findet immer und überall statt. Erleben können wir es aber nur, wenn wir auch *da* sind.

Gedanken: Die Ideen unserer Problemlösungsmaschine

Unser Denken ist eine wichtige Fähigkeit für die betätigungsorientierte Arbeit. Es kann aber den Prozess erschweren bis unmöglich machen, wenn wir immer wieder nicht hilfreichen Gedanken folgen und diese weiterdenken oder lösen wollen. Denken ist kein Fehler, aber fehleranfällig.

Verfahren der dritten verhaltenstherapeutischen Welle laden daher ein, nicht alles zu glauben, was wir denken. Wir haben die Möglichkeit, die Produkte unseres Denkens im Gewahrsein zu halten und nur denen zu folgen, die wirklich hilfreich sind, um die aktuelle Situation zu bewältigen. Da wir aber nur wenig Kontrolle über unsere Denk- und Aufmerksamkeitsprozesse haben und automatische Gedanken (die teilweise nicht einmal in unser Bewusstsein gelangen) eher die Regel als die Ausnahme sind, ist es auch hier nicht die einmalige Erkenntnis, die uns hilft, unsere »Denkprobleme« zu lösen. Wir brauchen diese Erkenntnis in *jedem* Moment: »Ah, da ist gerade dieser Gedanke. Er ist aus irgendeinem Grund entstanden. Es ist nur ein Gedanke, nicht die Realität. Ich entscheide, ob ich ihm folge oder nicht.«

Diese Sichtweise kann uns in der betätigungsorientierten Arbeit sehr nützlich sein. Hat die von uns unterstützte Person beispielsweise ihr Ziel nicht erreicht und entstehen dazu automatisch allerlei selbstkritisch-abwertende Gedanken wie »Wieder nicht geschafft ... Du hast dich aber auch nicht genug angestrengt ... Du bist ein Loser«, können wir uns daran erinnern, dass Gedanken nicht die Realität sind. Der (automatische) Gedanke »Ich bin ein Versager« ist nicht das

Problem, nur wie wir mit ihm umgehen, kann zum Problem werden: Ob wir ihm glauben und ihn für die Realität halten oder ob wir ihn stattdessen als bloßes mentales Ereignis behandeln, als Idee unserer Problemlösungsmaschine, die aus irgendwelchen Gründen entstanden ist.

In vielen Fällen reicht meiner Erfahrung nach schon die Aussage »Ah, Sie haben gerade den Gedanken, dass …« (etwa »Sie sich zu wenig angestrengt haben«), um ein wenig Abstand (Defusion) zwischen den Gedanken und die wahrnehmende Person zu bringen. Die Formulierung betont: Es ist ein Gedanke, nicht mehr. Bei besonders hartnäckigen Gedanken können andere Defusionstechniken (siehe Vertiefungsliteratur zur ACT) helfen.

Die Fähigkeit, zu denken, ist eine wichtige Ressource, die unser Leben bereichert. Sie versetzt uns in die Lage, Probleme »im Kopf« zu bearbeiten. Wir lernen nicht allein durch Versuch und Irrtum. Wir können gedanklich durch Erinnerungen in die Vergangenheit reisen und unsere Erfahrungen für die Bewältigung bevorstehender Herausforderungen nutzen. Die Kehrseite dieses machtvollen Instrumentes ist, dass unsere älteren Hirnanteile diese Gedanken für die Realität halten, insbesondere wenn wir diesen Ideen unserer Problemlösungsmaschine glauben, also vergessen, dass es »nur« Gedanken sind.

Emotionen: Aufmerksamkeitsbedürftige und bewegende Signale

Emotionen wollen uns in Bewegung versetzen. Sie spielen deshalb eine wesentliche Rolle für die Motivation. Vermeidung und Verdrängung von Emotionen ist aus diesem Grund nicht besonders ratsam. Emotionen wären schlechte (Warn-)Signale, wenn sie sich durch Ablenkung einfach wegdrücken ließen. Die Verknüpfung mit neueren Anteilen unseres komplizierten Gehirns kann aber emotionale Probleme verursachen, beispielsweise wenn wir durch Vermeidung die Überzeugung abspeichern, dass das bloße Erleben dieser Emotion »unerträglich« ist. Außerdem schränken wir unser Leben extrem ein, wenn wir unser Handeln davon abhängig machen, ob es sich richtig oder angenehm »anfühlt«, oder wenn wir Situationen meiden, in denen wir uns einmal unwohl »*gefühlt*« haben, oder auf die richtige Stimmung warten, um aktiv zu sein.

Der Umgang mit Emotionen ist deshalb auch für die betätigungsorientierte Arbeit wichtig. Wir werden immer wieder mit Emotionen konfrontiert sein. Gefühle rufen nach einer Antwort, wenn sie heiß sind, also wenn sie aktiviert sind. Sie warten nicht auf die nächste Psychotherapiestunde (Knuf 2020 b, S. 12). Es ist also durchaus sinnvoll, Hintergrundwissen und Strategien im Umgang mit Gefühlen zu kennen. Wir arbeiten schließlich mit Menschen, die neben dem Handeln auch denken und fühlen.

Gefühle wollen gefühlt werden. Wir können sie erleben und im Gewahrsein halten, beispielsweise indem wir wahrnehmen, wie sie sich im Körper anfühlen, und ihnen damit zeigen, dass wir sie als Signal wahrgenommen haben. Vielleicht denken wir, dass dann der Damm bricht und wir von dem Gefühl überwältigt werden. Das Gefühl ist aber sowieso da, wir geben ihm nur Raum. Es ist in unserem Kopf entstanden und wird sich dort wieder auflösen, wenn wir gewillt sind, es mit Offenheit und Bereitschaft wahrzunehmen. Offenheit bedeutet auch, dass wir nicht deshalb hinspüren, um das Gefühl loszuwerden. Das wäre der Tun-Modus, also nicht beobachtend-offen, sondern auf ein Ziel ausgerichtet. Akzeptanz bedeutet in diesem Zusammenhang, dass wir das *da* sein lassen, was in uns vorgeht, dass da Gedanken und Gefühle sind, die wir uns nicht ausgesucht haben, und dass wir durch sie Schmerz und Leid erleben.

Oft denken wir bei der Aufforderung nach Akzeptanz in erster Linie daran, dass wir lediglich die äußere Welt so akzeptieren, wie sie ist. Das ist natürlich auch wichtig, denn egal, wie viel Kraft wir aufbringen, wir werden es nicht schaffen, die Gegenwart »mal eben« zu ändern. Die »innere« Akzeptanz hilft uns im Umgang mit den Gedanken und Gefühlen, die daraus entstehen, dass die Welt nicht so ist, wie wir sie gerne hätten. Vernachlässigen wir die innere Bühne, überlassen wir unserer oft kritischen Problemlösemaschine das Feld, die uns vielleicht dafür verurteilt, dass wir die Welt nicht so lassen können, wie sie ist.

Emotionen dürfen wir nicht mit Gedanken verwechseln. Innere Monologe wie »Du schaffst das eh nicht!«, »Das wird eine Katastrophe!« oder »Du bist nichts wert!« sind nicht die Emotion. Das sind Gedanken, die die Emotion anheizen. Emotionen kennen keine Worte. Sie entstehen in älteren Anteilen unseres Gehirns. In jenem Evolutionsstadium gab es nicht einmal Worte. Begriffe entstehen in unseren neueren Hirnanteilen.

Passivität und Gleichgültigkeit sind nicht das Ziel von Akzeptanz oder Offenheit. Wir akzeptieren den Moment, wie er ist, und verschwenden unsere Energie nicht für einen Kampf mit der Realität. Unsere Kraftreserven brauchen wir, um die Zukunft zu gestalten.

Wir lassen uns von unangenehmen Emotionen unseren Alltag nicht derart einschränken, dass kein Raum mehr für wertebasiertes Handeln ist. Wir geben ihnen die Aufmerksamkeit, die sie brauchen. Wir begegnen ihnen mit Offenheit aus der Perspektive des beobachtenden Selbst. Wir behandeln sie als Produkte unseres Geistes. Sie sind nicht die Realität. Sie definieren uns nicht. Die dadurch entstehende Gelassenheit gibt Raum für wertebasiertes Handeln. Eine Klientin nannte mir einmal das Motto »Augen zu und durch« als ihre Strategie für schwierige Situationen. Akzeptanz, Erlebnisbereitschaft, Offenheit laden zu einer kleinen, aber fundamentalen Adaption dieses Mottos ein: »Augen auf und durch«.

Dazu eine kleine, sehr passende Geschichte über den Philosophen Diogenes aus dem antiken Griechenland:
Eines Tages saß Diogenes auf der Schwelle irgendeines Hauses und aß einen Teller Linsen. In ganz Athen gab es kein billigeres Essen als dieses Linsengericht. Anders gesagt, einen Teller Linsen zu essen bedeutete, dass man sich in einer äußerst prekären Situation befand.
Ein Minister des Kaisers sagte zu ihm: »Wie bedauerlich für dich, Diogenes! Wenn du lernen würdest, etwas unterwürfiger zu sein und dem Kaiser ein bisschen mehr zu schmeicheln, müsstest du nicht so viele Linsen essen.«
Diogenes hörte auf zu essen, hob den Blick, sah den wohlhabenden Gesprächspartner fest an und antwortete: »Bedauerlich für dich, Bruder. Wenn du lernen würdest, ein paar Linsen zu essen, müsstest du nicht so unterwürfig sein und dem Kaiser ständig schmeicheln« (Bucay 2013, S. 191 f.).
Akzeptanz, Erlebnisbereitschaft, Offenheit geben uns die Freiheit, unser Leben danach auszurichten, was uns wichtig ist. Wir müssen nicht den Weg des geringsten Widerstandes gehen oder das tun, was andere für richtig halten. *Wir* treffen die Entscheidungen, wie wir unser Leben aktiv gestalten wollen, und sind bereit, das zu erleben, was jeder Moment auf dieser Reise zu bieten hat.
Statt uns für unsere Emotionen abzuwerten und zu kritisieren, wäre Mitgefühl für die Tatsache hilfreicher, dass wir so ein kompliziertes Gehirn haben. So drückt es zumindest Paul Gil112rt (2015, S. 96) aus. Dieser mitfühlende Umgang mit eigenen Emotionen beinhaltet alle Komponenten des Selbstmitgefühls. Achtsam – also in bewusster Offenheit für unser aktuelles Erleben – betrachten wir zunächst die Emotion mit Neugier und Akzeptanz. Welche Emotion ist da? Wie fühlt sie sich im Körper an? Wir geben ihr damit die Aufmerksamkeit, die sie in diesem Moment benötigt. Das Gefühl bzw. die auslösenden Anteile unseres »alten Gehirns« bemerken dadurch, dass wir das Signal wahrnehmen.
Anschließend betrachten wir möglichst neutral (offen, akzeptierend) die Situation, die wir als Ursache für diese Emotion ansehen. Wir lassen gedankliche Bewertungen erst einmal außen vor. Helfen kann hier die Frage: Was würde eine Kamera von dieser Situation aufzeichnen? Eine Kamera zeichnet das auf, was da ist. Sie bewertet nicht, was sie da aufzeichnet, und filtert auch nichts heraus. Sie kopiert einfach die sichtbare Oberfläche. Dann widmen wir uns den Gedanken über diese Situation, die unsere Emotion ausgelöst haben. Welche Gedanken waren da? Vielleicht waren uns diese Gedanken gar nicht so bewusst, und wir sind davon ausgegangen, die Situation hätte die Emotion direkt ausgelöst. Es lohnt sich, hier etwas genauer hinzuschauen. So erkennen wir, dass die Interaktion zwischen der Situation (Außenwelt) und unserer gedanklichen Verarbeitung dieser Situationen (Innenwelt) diese Emotion ausgelöst hat.

Nun widmen wir uns der Kernkomponente Verbundenheit oder geteilte Menschlichkeit. Wir stellen uns die Frage, was andere Menschen erleben würden, wenn sie dieselbe Situation erleben und ihr Gehirn dieselben Gedanken erzeugen würde. Leid ist ein universelles Phänomen. Jedes empfindende Wesen leidet. Wir teilen dieses Schicksal und helfen es tragen.
Anschließend erfolgt die mitfühlende (selbstfreundliche) Handlung. Wir fragen uns: »Was brauchen wir jetzt?« Kommen wir an unsere eigenen Bedürfnisse in dieser Situation nicht heran, können wir uns auch fragen: »Was braucht eine Person, die all das erlebt?« Diese Handlung kann eine Kontaktaufnahme mit dem mitfühlenden Wesen Compassio sein. Es kann auch hilfreich sein, eine kleine Liste mitfühlender Gesten griffbereit zu haben, aus der man in einer schwierigen Situation auswählen kann. Es ist wichtig, diese Handlung dann auch auszuführen und nicht nur daran zu denken. Auch wenn sich diese Handlung völlig falsch anfühlt, können wir sie nutzen, um uns in einer schwierigen Situation mit Mitgefühl zu begegnen.

Das Arbeitsblatt »Emotion mitfühlend begegnen« kann diesen mitfühlenden Umgang mit eigenen Emotionen strukturieren.

Werteorientierung

Durch Werte drücken wir aus, was uns in verschiedenen Lebensbereichen wichtig ist. Sie sind Ausdruck unseres Strebens nach Selbstbestimmung. Wir entscheiden ganz individuell, welche Werte wir in unserem Leben verfolgen wollen, wenn auch gesellschafts- und kulturabhängig. Sie bieten eine Richtung, nach der wir unser Handeln ausrichten können. Sie helfen uns, Aktivitäten zu finden, mit denen wir unsere Werte verkörpern können (bedeutungsvolle Aktivität = Betätigung), und sie können Aktivitäten einen Sinn geben, den wir vorher nicht gesehen haben. Machen wir uns den Wert bewusst, den unsere Handlung verkörpert, erleben wir die Handlung selbst als sinnvoll. Im besten Fall wird sie dadurch von einem zu erledigenden To-do zu einer bedeutungsvollen Aktivität. Wir ziehen unsere Motivation nicht mehr ausschließlich aus dem Antriebssystem, das nur Ziele erreichen und abhaken möchte, sondern auch aus dem Beruhigungs- und Fürsorgesystem, weil wir die Handlung mit dem verbinden, was uns wichtig ist.
Führen wir eine Aktivität nur aus, um sie abzuschließen, um dann weitermachen zu können, treibt uns die To-do-Liste von einer Handlung zur nächsten. Wir sind gefangen in einer Endlosschleife des Tun-Modus, in dem wir nur auf die Diskrepanz zwischen dem, was ist, und dem, was sein soll, fokussieren. Der kurze Moment, wenn bei Zielerreichung Ist- und Soll-Zustand übereinstimmen,

wird nicht lange anhalten, weil auf der To-do-Liste schon das nächste Ziel wartet. Schon gibt es wieder einen Abstand zwischen Ist und Soll, den wir überwinden müssen. Durch Werteorientierung bringen wir die *gegenwärtige* Qualität des Sein-Modus in unsere Handlung. Wir können in jedem Moment sehen, warum wir etwas tun, eben nicht, um fertig zu werden, sondern weil die Ausführung (nicht nur der Abschluss) dieser Handlung einen unserer Werte verkörpert. Wir erweitern den Fokus der reinen Zielorientierung (Zukunft) und erleben bereits den Prozess als sinnstiftend.

Fokussieren wir nur auf das Ergebnis, nehmen wir uns vielleicht auch noch den kurzen Moment der Zufriedenheit bei Zielerreichung, wenn wir mit dem Ergebnis nicht zufrieden sind. Das kann an unserem Perfektionismus liegen, wenn wir die Latte so hoch legen, dass sie mit unseren Ressourcen eigentlich nicht zu erreichen ist. Und wenn wir das Ziel aus irgendwelchen Gründen dennoch erreichen, ist das nicht ein Grund zur Freude, sondern eine Gelegenheit, nach noch mehr zu streben. Ziele setzen wir uns kognitiv. Wir überlegen, was wir erreichen könnten. Wir haben weder die Kontrolle darüber, dass unser Umfeld immer genauso »funktioniert«, wie wir uns das vorstellen, noch arbeitet unsere gedankliche Zeitmaschine so präzise, dass sie alle Eventualitäten berücksichtigen kann. Wir nehmen uns also eine große Quelle für Zufriedenheit, wenn wir nur auf das Ergebnis fokussieren und unsere wertebasierte Intention außen vor lassen.

Sehen wir die Intention einer Handlung, erleichtert uns das auch den mitfühlenden Umgang mit uns und anderen. Wir und andere hatten die Intention, mit der Handlung das zu verkörpern, was uns wichtig ist (Wert). Der Wunsch nach Zufriedenheit war die motivierende Kraft. Scheitern wir in dieser »edlen Mission«, ist die wahrscheinlichste Reaktion Mitgefühl. In der betätigungsorientierten Arbeit achten wir darauf, dass die unterstützte Person Werte auswählt, die für sie ganz persönlich und nicht etwa für uns bedeutsam sind.

Wertebasiertes Handeln sorgt für Zufriedenheit im Prozess. Es weitet den Fokus von der reinen Ergebnisorientierung zu einer ganzheitlichen Sicht von Betätigung. Können wir aus irgendwelchen Gründen nicht mehr dasselbe leisten wie früher (aufgrund einer Krise, des Alters etc.), ist das nur dann problematisch, wenn wir unsere Zufriedenheit vom Ergebnis abhängig machen (Antriebssystem). Führen wir aber die Betätigung aus, weil wir damit einen unserer Werte verkörpern, können wir im gesamten Prozess Zufriedenheit erleben.

Zur Erläuterung von Werten in der betätigungsorientierten Arbeit kann Informationsblatt »Werte« genutzt werden.

Tun: Bedeutungsvoll und fürsorglich handeln

Handeln ist der Kern der betätigungsorientierten Arbeit. Wir unterstützen Menschen dabei, im Alltag wieder das zu tun, was für sie bedeutungsvoll ist, da wir Betätigung als bedeutungsvolle Alltagsaktivität definieren. Wir achten bei der Auswahl von Betätigungen darauf, dass Betätigungen in mehreren Lebensbereichen ausgeführt werden, und fokussieren nicht allein auf die »Problembereiche«. Es ist wichtig, auch Betätigungen auszuführen, die nicht von Leistung abhängig sind. Es kann zunächst darum gehen, diesen Betätigungen mehr Raum zu geben und sie zu den leistungsbezogenen Betätigungen als gleichwertig einzustufen. Werteorientierung unterstützt uns in diesem Ansinnen, denn jeder Wert, für den wir uns bewusst entscheiden, hat seine Berechtigung.

Leyla hat für den Lebensbereich »Bildung und Karriere« den Wert »Zielstrebigkeit in meinem Beruf« für sich festgelegt. In der Freizeit ist ihr »Gemütlichkeit« wichtig. Sie behandelt beide Werte als gleichrangig und achtet darauf, dass sie Betätigungen plant und ausführt, die entweder den einen oder den anderen Wert (oder beide) verkörpern. Wenn sie in ihrem Job in der Buchhaltung gerade wenig zu tun hat, liest sie die Newsletter zur Buchhaltungssoftware und verkörpert so ihren Wert »Zielstrebigkeit«. »Gemütlichkeit« verkörpert sie durch das abendliche Teeritual mit Tamara. Die beiden nehmen sich dafür eine halbe Stunde Zeit, in der sie nichts tun, als eine Tasse Tee zu genießen. Beide Betätigungen sind gleichrangig. Sie würde das Teeritual nicht ausfallen lassen, nur weil sie es diese Woche nicht geschafft hat, den Newsletter zu lesen. Es war ein längerer Weg, bis sie das so sehen konnte. In ihrem Elternhaus stand beruflicher Erfolg immer an erster Stelle und alles andere musste sich dem unterordnen, insbesondere Freizeitaktivitäten.

Gemütlichkeit ist für Leyla ein Wert, der sich auf mehrere Lebensbereiche erstreckt. Auch wenn ihr Zielstrebigkeit bei der Arbeit wichtig ist, verbringt sie ihre Mittagspause nicht am Bildschirm und isst nebenbei. Im Sozialraum verbringt sie eine gemütliche Mittagspause mit ihrem Team. Und auch bei hohem Arbeitsaufkommen gelingt es ihr meistens, Ruhe zu bewahren und ihre Aufgaben in einer für sie angemessenen Geschwindigkeit zu erledigen.

Werte können auch über Lebensbereiche hinausgehen. Oder anders ausgedrückt: Wir können denselben Wert in verschiedenen Lebensbereichen verfolgen. Leylas Wert »Bildung« lässt sich durchaus mit dem der Gemütlichkeit verbinden, wenn sie bei Tee und Kerzenlicht auf dem Sofa liegt und liest. Wir müssen also nicht für jeden Lebensbereich einen eigenen Wert finden. Allerdings werden wir in den verschiedenen Lebensbereichen unterschiedliche Betätigungen identifizieren, die diesen Wert verkörpern.

Wir achten darauf, schöne *und* wichtige Betätigungen auszuführen. Schöne Betätigungen bereiten uns Freude, Vergnügen, Spaß; und nach wichtigen Aktivitäten erleben wir, dass wir etwas geschafft, vollbracht, bewirkt haben.
Achtsamkeit kann uns helfen, bei der Betätigung im Prozess zu bleiben und uns nicht mit anderen Dingen abzulenken. Wir erleben die Betätigung dadurch anders, bewusster, intensiver, unter Umständen auch angenehmer, und es fällt uns leichter, auf den Prozess zu fokussieren und nicht auf das Ergebnis.
Wir sorgen für ein ausgewogenes Verhältnis von Betätigungen, die Energie zehren, und solchen, die uns mit Energie versorgen. Die Funktionale Verhaltensanalyse kann uns darin unterstützen, ungünstige Aktivitäten durch hilfreiche zu ersetzen. Wir legen besonderen Fokus auf das der ungünstigen Aktivität zugrunde liegende Bedürfnis und versuchen diesem mit einer günstigeren Handlung zu begegnen. Mitgefühlsorientierung kann hier unterstützen. Wir suchen nach einer Handlung, die in der Lage ist, Leid (für uns oder andere) zu verhindern und langfristig Wohlbefinden zu vermitteln – eine Handlung, die eher aus dem Fürsorgesystem (Zufriedenheit) als aus dem Antriebssystem (kurzfristige Erfolgserlebnisse, Freude) motiviert ist.
Um die Erkenntnisse in den Alltag zu transferieren, findet der größte Teil der Arbeit im Alltag der Person statt. Je nach Auftrag bzw. Hintergrund unserer Arbeit erstellt die Person ein Aktivitätentagebuch, in dem alle Aktivitäten in einem bestimmten Zeitraum protokolliert werden. Mit diesem Protokoll wird dann in der nächsten Einheit weitergearbeitet. Das unterstreicht die Wichtigkeit. Außerdem werden Aktivitäten geplant, deren Ausführung wird protokolliert und gemeinsam in der nächsten Einheit analysiert und reflektiert. Wir betonen regelmäßig die Wichtigkeit der Alltagsorientierung.
Mit eigenen Erfahrungen zum Aktivitätentagebuch oder zu Schwierigkeiten, Barrieren und Hindernissen (Selbstoffenbarung) heben wir die »geteilte Menschlichkeit« hervor. Schwierigkeiten, Hindernisse, Rückschläge, Enttäuschung etc. (ob intern oder extern) sind ein universelles Phänomen und kein Zeichen individueller Unfähigkeit.
(Selbst-)Mitgefühl ist höchst relevant, wenn es um den Umgang mit Rückschlägen, Selbstkritik und -abwertung geht. Es kann deshalb sehr sinnvoll sein, die Idee von Mitgefühl und Selbstfürsorge mit der Person zu erarbeiten und immer wieder im Verlauf der Arbeit zu betonen, dass Selbstmitgefühl und Selbstfürsorge »erlaubt« sind und nicht zu Nachlässigkeit oder Zügellosigkeit führen, sondern eher dabei unterstützen, günstige Verhaltensweisen aufzubauen.

Zur Erarbeitung eines Verständnisses von Mitgefühl können das Informationsblatt »Mitgefühl (Compassion)« und das Arbeitsblatt »Quiz Mitgefühl (Compassion)« genutzt werden.

ABBILDUNG 15: Erinnerungskarte »Selbstmitgefühl« (auch im Begleitmaterial enthalten)

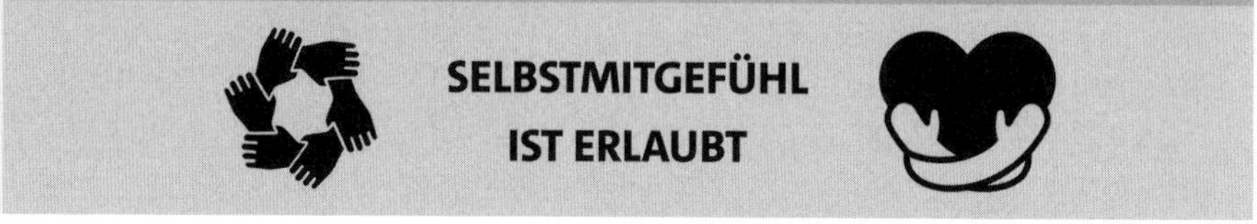

Ziele zu erreichen ist nicht der Fokus betätigungsorientierter Arbeit. Es geht darum, den eigenen Alltag mit bedeutungsvollen Aktivitäten zu gestalten. Betätigungsorientierte Arbeit unterstützt uns bei der Auswahl von Betätigungen für unseren Alltag und für die Überwindung von Barrieren und Hindernissen bei der Ausführung. Ziele können wir nutzen, um den Prozess zu strukturieren. Sie sind ein Medium, nicht der Zweck unserer Arbeit.

Beim Setzen und Skalieren von Zielen beachten wir die SMART-Kriterien. Die Eigenschaft »attraktiv« verstehen wir als Verbindung zur Werteorientierung. Ein Ziel ist dann attraktiv, wenn es der Person selbst dient. Intrinsische Motivation finden wir eher in unserem Fürsorgesystem als im Antriebs- oder Alarmsystem. Kommt unsere Motivation aus dem Fürsorgesystem, sind wir mit unseren Bedürfnissen und Werten verbunden. Wir können unser Tun in jeder Sekunde danach ausrichten. Rückschläge, Schwierigkeiten und Barrieren werden wir zwar auch dort begegnen, wir können aber unser Handeln sofort wieder nach unseren Werten ausrichten. Werte sind zu jeder Zeit gegenwärtig und begleiten den Weg in die Zukunft.

Ziele und Erfolge motivieren uns eher extrinsisch. Wir wollen irgendwohin (Soll), wo wir noch nicht sind (Ist-Stand, also Tun-Modus). Emotional ist diese Art der Motivation im Antriebssystem verortet. Auch das Alarmsystem, das mit archaischen Emotionen wie Angst und Ärger arbeitet, motiviert uns extrinsisch. Wir handeln aus Angst vor Kritik (innerer oder äußerer) und nicht, weil es für uns selbst bedeutsam ist. Das bringt uns eher von unserem Weg ab (Angst → Flucht), als uns in der wertebasierten und selbstmitfühlenden Spur zu halten.

Ziele sollten daher immer den eigenen Werten und Bedürfnissen dienen. Wir sind mit dem verbunden, was uns wichtig ist. Dann »schiebt« intrinsische Motivation unser Handeln an. Wir werden nicht von der »demoralisierenden Peitsche« angetrieben. Werte- und mitgefühlsbasierte Ziele können uns intrinsisch *und* extrinsisch motivieren. Erreichen wir unser Ziel nicht, dann ist da immer noch etwas, was uns in der Spur hält. Bei rein antriebsbasierten Zielen verlieren wir bei Nichterreichung die Orientierung. Das Ziel ist nicht mehr existent und wir müssen uns erst ein neues Ziel ausdenken, das uns wieder Orientierung gibt.

Handeln wir werte- und mitgefühlsbasiert, können wir mit Rückschlägen besser umgehen. Wir können unser Scheitern in der Zielerreichung eher als Möglichkeit zum Lernen sehen, denn wir haben unseren Weg ja nicht verlassen. Was wir uns als Ziel ausgedacht haben, hat sich in der Realität als nicht praktikabel erwiesen: Wir haben uns zu viel zugemutet, wollten etwas zu schnell erreichen, wählten ein Ziel, das nicht unsere Werte verkörpert, konnten äußere Umstände oder innere Zustände nicht richtig einschätzen etc. Werteorientiert wissen wir aber noch, wo es langgeht, und können unser Ziel auf diesem Weg anpassen. Unser »Scheitern« liefert dafür wichtige Informationen.

Um unseren Zielen den binären Charakter (erreicht vs. nicht erreicht) zu nehmen, skalieren wir die Zielerreichung mittels Goal Attainment Scaling. Das Instrument liefert eine Grundlage für die Diskussion über realistische Zielvorstellungen und macht Fortschritte sichtbar. Die Zeit, um uns und die unterstützte Person mit dieser Struktur vertraut zu machen, ist deshalb gut investiert. Bei wiederholter Anwendung verringert sich der Zeitaufwand erheblich.

Bei der Zielfindung und -skalierung achten wir darauf, dass wir in der betätigungsorientierten Arbeit nicht unsere eigenen, sondern die Ziele der unterstützten Person verfolgen. Die weiter vorn vorgestellten Systematiken zur Zielformulierung und -skalierung können dabei hilfreich sein.

Die praktische Arbeit

Wer sich mit einem Problem an eine Fachkraft wendet, hat vielleicht die Vorstellung, dass diese das Problem irgendwie »wegmachen« kann und das Leben dann so weitergehen kann, wie es vorher war. Manche Probleme sind jedoch komplexer als rein somatische Erkrankungen oder betreffen Bereiche, die weder eine Fachkraft noch die betroffene Person direkt beeinflussen kann: jahrelange Lernerfahrungen, traumatische Ereignisse, ungünstige Bewältigungsstrategien etc.

In der betätigungsorientierten Arbeit geht es nicht darum, Symptome loszuwerden oder die Ursache dafür zu suchen und zu behandeln. Wir leben in jedem Augenblick unseres Daseins und können dieses Leben auch dann in bedeutungsvoller Art und Weise gestalten, wenn da Gedanken sind, die uns vom Gegenteil überzeugen wollen. Wir müssen nicht warten, bis unsere gegenwärtigen Einschränkungen »weg« sind. Denken, Erleben und Handeln beeinflussen sich gegenseitig. Handeln ist die Fähigkeit, bei der wir den größten Einfluss haben. Wir können auch *mit* unseren Einschränkungen ein bedeutungsvolles Leben führen.

In der betätigungsorientierten Arbeit identifizieren wir persönlich bedeutungsvolle Aktivitäten. Es kann darum gehen, an Betätigungen zu arbeiten, mit deren Ausführung wir noch nicht zufrieden sind. Es kann aber auch darum gehen, Betätigungen

zu finden, die wir aktuell noch nicht ausführen, die für uns jedoch bedeutungsvoll sind, entweder weil sie ein wichtiger Bestandteil unseres Alltags sind oder weil sie uns Freude oder Vergnügen bereiten. Erst im nächsten Schritt entscheiden wir, was wir erreichen wollen, also wann wir ganz persönlich mit der Betätigung zufrieden sind. Danach folgt die Phase, in der wir die Betätigung einüben (Übungsphase). In dieser Phase sind Offenheit, Neugier, Achtsamkeit, Erlebnisbereitschaft und die Vergegenwärtigung unserer Werte, die hinter der Betätigung stehen, sehr wichtig. Wir werden in dieser Phase nicht nur Fortschritte erleben. Es werden auch Gedanken auftauchen, die uns am Sinn dieser Arbeit zweifeln lassen oder uns zum Aufgeben bewegen wollen. Entsprechende Emotionen werden folgen und sich auf unsere Motivation und den Antrieb auswirken. In solchen Situationen machen wir uns bewusst, dass Gedanken nicht die Realität sind, sondern eher Ideen unseres Gehirns. Wir entscheiden uns ganz bewusst, ob wir weiterüben wollen oder nicht. In der betätigungsorientierten Arbeit begleiten und unterstützen wir diesen Prozess. Wir zeigen Übungsmöglichkeiten auf und überlegen gemeinsam mit der unterstützten Person, welche Schritte ausgeführt werden. Die Entscheidung liegt in erster Linie bei der unterstützten Person.
Zu dem in unserer Zielorientierung festgelegten Zeitpunkt überprüfen wir, ob wir unser Ziel erreicht haben. Ist das nicht der Fall, brauchen wir unter Umständen Mitgefühl. Bei selbstkritischen Gedanken und den darauffolgenden Emotionen brauchen wir Offenheit und Erlebnisbereitschaft und den tief empfundenen Wunsch nach Zufriedenheit und Leidensfreiheit. Eine mitfühlende Handlung kann die Kontaktaufnahme mit einem mitfühlenden Wesen (wie unserem Compassio) sein. Diese Zuwendung setzt die Basis für die Entscheidung, wie wir mit der Nichterreichung des Zieles umgehen wollen: Wollen wir an diesem Ziel festhalten und eine erneute Übungsphase durchführen? Wollen wir das Ziel anpassen, indem wir zum Beispiel kleinere Schritte als Zwischenziele festlegen oder unsere Ansprüche hinterfragen? Oder wollen wir das Ziel aufgeben und eine andere Betätigung auswählen, die unsere Werte verkörpert?
Wir reflektieren anschließend den Prozess: Was hat gut funktioniert und was war eher hinderlich? Wie können wir den Prozess für uns hilfreicher gestalten, wenn wir erneut betätigungsorientiert arbeiten?
Der Prozess der betätigungsorientierten Arbeit lässt sich also vereinfacht so beschreiben(siehe dazu Kohlhuber u. a. 2020; Romein 2021):

- Betätigung identifizieren und analysieren,
- Ziele festlegen und skalieren,
- Übungsphase (Schritte festlegen und ausführen),
- Ziel überprüfen,
- Prozess reflektieren.

Die folgenden Arbeitsblätter können helfen, diesen Prozess zu strukturieren. Es ist nicht notwendig, alle Arbeitsblätter nacheinander durchzuarbeiten. Wir nutzen nur die relevanten Arbeitsblätter.
Alle Arbeitsmaterialien sind in der Ich-Form gehalten. Das soll die Personenzentrierung und die aktive Rolle der unterstützten Person in der betätigungsorientierten Arbeit verdeutlichen. Es geht nicht um die unterstützende Fachkraft, die Informationen sammeln möchte und dann relevante Entscheidungen allein trifft. Entscheidungen trifft die unterstützte Person möglichst selbstständig und selbstbestimmt. Die Fachkraft hat eine unterstützende, moderierende Rolle. Sie hat Hintergrundwissen zur Methodik und unterstützt eine reflektierte Entscheidungsfindung.

Betätigungen identifizieren und analysieren

Auf dem folgenden Arbeitsblatt bewertet die unterstützte Person zunächst verschiedene *Lebensbereiche,* in denen Betätigung stattfindet, nach persönlicher Relevanz auf einer Skala von 1 bis 10 (Wichtigkeit). Die Beschreibung der Skala findet sich jeweils in der zugehörigen Fußnote. Jeweils zwei Bereiche sind durch Schattierung abgesetzt und bilden zusammen einen der Lebensbereiche, die wir bereits aus dem Behavioral Activation Treatment for Depression (BATD) kennen.

Zur strukturierten Identifizierung von Betätigungen nach für die Person bedeutsamen Lebensbereichen und Werten kann Arbeitsblatt »Betätigungsbereiche« genutzt werden.

ABBILDUNG 16: Lebensbereiche und deren Untergliederung

Lebensbereich	Unterbereich 1	Unterbereich 2
Beziehungen	Familie und Partnerschaft	Soziales Leben
Körper, Geist, Spiritualität	Gesundheit	Spiritualität und Religion
Freizeit und Interessen	Engagement	Erholung, Freizeit, Interessen
Bildung und Arbeit	Bildung und Ausbildung	Arbeit
Alltägliche Verrichtungen	Wohnen und Haushalt	Selbstversorgung

Es ist hilfreich, in allen bzw. in möglichst vielen dieser fünf Lebensbereiche aktiv zu sein. Wir achten also darauf, dass in zumindest einem der durch Schattierung abgesetzten Unterbereiche eine bedeutungsvolle Aktivität identifiziert wird. Zuvor wird jedoch in der Spalte »Werte« beschrieben, was der Person in diesem Bereich wichtig ist bzw. wie sie diesen Bereich leben möchte. In der ACT und der BATD werden ähnliche Instrumente für die Wertearbeit genutzt (Hayes u. a. 2016, S. 123; Lejuez u. a. 2011, S. 129 ff.).

Meiner Erfahrung nach eignet sich dieses Arbeitsblatt gut für den praktischen Einstieg in die betätigungsorientierte Arbeit. Haben wir vorher diese Arbeitsweise theoretisch erläutert (Informationsblatt »Betätigungsorientierung«), können wir hier einen konkreten Alltagsbezug herstellen. Wir lernen uns kennen und erhalten einen umfassenden Überblick, was der unterstützten Person wichtig ist.

Die Bearbeitung kann einige Zeit in Anspruch nehmen, ist aber eine gute Investition für die folgende Arbeit. Entscheiden wir uns in verschiedenen Lebensbereichen, welche Werte wir in der betätigungsorientierten Arbeit verfolgen möchten, dann erleichtert dies die Identifikation von Betätigungen sehr. Es entstehen Ideen, wie diese Werte mit Leben gefüllt werden können, nämlich entweder durch die Aufnahme neuer Betätigungen oder durch frühere Aktivitäten, die aus irgendwelchen Gründen aufgegeben wurden.

Wir werden immer wieder mit Menschen arbeiten, die aus früheren Behandlungen eher einen funktionsorientierten Ansatz gewohnt sind. Die Personen benennen funktionelle Defizite (etwa Konzentration, Motivation, Antrieb) und versprechen sich durch eine Verbesserung dieser Fähigkeiten insgesamt wieder zu »funktionieren«. Der Unterschied zum betätigungsorientierten Ansatz sollte in diesen Situationen erneut besprochen werden. Durch die Arbeit an bedeutungsvollen Aktivitäten trainieren wir genau jene Fähigkeiten, die dafür notwendig sind – und das viel effektiver. Unser Ziel ist es, dass die Person in ihrem Alltag das tut bzw. tun kann, was ihr wichtig ist.

Aus der Forschung

Der ICF Research Branch ist ein multiprofessionelles Team, das mit der Mission eines besseren Verständnisses von Behinderung und Funktionsfähigkeit auf der Grundlage der ICF forscht (ICF Research Branch 2017). Das Team publiziert unter anderem die ICF Core Sets. Das sind Zusammenstellungen von ICF-Items, die für eine bestimmte Erkrankung besonders relevant sind. Diese Items wurden in einem wissenschaftlichen Prozess ausgewählt. Über die Internetseite *(https://www.icf-core-sets.org/de/)* können auch für psychische Erkrankungen wie Depression oder Schizophrenie individuelle Dokumentationsbogen erstellt werden. Diese können als Grundlage für die Identifizierung ggf. problematischer Betätigungen dienen. Wir können ganz gezielt nach den in den Items bezeichneten Aktivitäten und ggf. Kontextfaktoren fragen, insbesondere wenn die unterstützte Person selbst keine Aktivitäten benennen kann und ihre Beeinträchtigungen eher funktionsorientiert beschreibt.

Mit dem *Aktivitätentagebuch* können wir den Betätigungsstatus erheben: Wie verbringt die unterstützte Person ihre Zeit momentan? Das liefert wichtige Informationen. Individuell entscheiden wir, ob wir einen Betätigungsstatus für einen »typischen Tag« oder die ganze Woche (wie in der BATD) brauchen. Die Betätigungen werden in verschiedenen Kategorien bewertet. Wir entscheiden individuell, welche dieser Kategorien für unsere Arbeit relevant sind, und streichen ggf. andere Kategorien aus dem Arbeitsblatt.

Die bewusste Beschäftigung mit dem, was wir den ganzen Tag tun, beschert in vielen Fällen bereits Aha-Erlebnisse und Ideen, welche Betätigungen defizitär sind und welche Lebensbereiche aktuell zu kurz kommen. Gemeinsam mit der unterstützten Person besprechen wir ihr Aktivitätentagebuch. Es ist nicht notwendig, das ausgefüllte Arbeitsblatt wie eine Hausaufgabe »abzugeben«. Es kann als Notizzettel für eine mündliche Reflexion dienen. Die unterstützte Person entscheidet, welche Informationen und Erkenntnisse sie teilen möchte und welche nicht.

Arbeitsblatt »Aktivitätentagebuch«

Das Arbeitsblatt zur *Aktivitätenliste* kann als Unterstützung für das Identifizieren bedeutungsvoller Aktivitäten genutzt werden. Dort finden wir Aktivitäten, die für den Alltag vieler Menschen wichtig sind und/oder die bei vielen mit Freude verbunden werden. Mit den Symbolen kann eingeordnet werden, welche gegenwärtig ausgeführten Aktivitäten gerne ausgeführt werden (J), welche wichtig sind (ü), welche neuen Aktivitäten ausprobiert (?) oder definitiv wieder ausgeführt (!) werden möchten.

In die leeren Zeilen können Aktivitäten eingetragen werden, die nicht aufgeführt sind. Sie befinden sich jeweils nach sieben Begriffen und nicht am Ende der Liste. Nach diesen sieben Begriffen ergibt sich also jeweils eine kleine »Lesepause«, in der sich die Aufmerksamkeit einer anderen Aufgabe zuwenden kann. So kann die Inspiration der gelesenen Begriffe genutzt werden, um eigene Ideen zu kreieren. Allerdings soll es die Aufmerksamkeit bei der Beschäftigung mit dem Inhalt unterstützen und einem bloßen Überfliegen vorbeugen. Es muss nicht in jede leere Zeile etwas eingetragen werden. Fällt der Person nichts ein, wird einfach weitergelesen.

Das Arbeitsblatt kann auch gemeinsam ähnlich einem Interview bearbeitet werden. Das erlaubt Nachfragen beispielsweise hinsichtlich Interessen (»Sport machst du gerne. Was genau? Wie oft? Wie lange schon? Hast du früher auch andere Sportarten ausgeübt?«).

Arbeitsblatt »Aktivitätenliste«

Die in den vorherigen Arbeitsblättern identifizierten Betätigungen können im folgenden Arbeitsblatt für die gemeinsame Arbeit in eine *Priorisierung* gebracht werden. Im Feld »Warum?« kann der Bezug zu eigenen Werten hergestellt oder können andere Gründe für die Wichtigkeit aufgeschrieben werden. Das Feld »Wichtigkeit« kann entweder als Skala (1–10) genutzt werden oder es kann dort eine Rangfolge der einzelnen Betätigungen gebildet werden.

Arbeitsblatt »Betätigungen priorisieren«

Betätigungsanalyse: Wo begegne ich Schwierigkeiten?

Die *Betätigungsanalyse* kann mit verschiedenen Zielsetzungen durchgeführt werden. Sie kann als Entscheidungshilfe dafür dienen, herauszufinden, ob die Person eine Aktivität weiter ausführen möchte oder nicht. Sie reflektiert, ob die Aktivität für sie bedeutungsvoll ist, im Einklang mit den eigenen Ressourcen steht und welche Konsequenzen diese Aktivität (positiv und negativ) hat. Entscheidet sich die Person für die Betätigung, können mithilfe der strukturierten Analyse Probleme bei der Ausführung reflektiert werden.
Das Arbeitsblatt sollte möglichst direkt nach der Ausführung oder bereits währenddessen bearbeitet werden. Damit ist sichergestellt, dass die Informationen in zeitlichem Zusammenhang mit der Ausführung gesammelt werden. Unser Gedächtnis ist wie jede kognitive Leistung anfällig für Fehler und Verzerrungen. Kann oder möchte die Person das Arbeitsblatt nicht nutzen, dient es uns als Strukturierungshilfe für zielgerichtete Fragen zu der Ausführung.
Die zu analysierende Betätigung sollte so alltagsnah wie möglich ausgeführt werden:

- in der üblichen Umgebung,
- zu der üblichen Zeit,
- mit den üblicherweise beteiligten Personen und
- auf die übliche Art und Weise.

Unsere Anwesenheit bei der Ausführung kann die Analyse verfälschen. Vielleicht strengt sich die Person dann besonders an, weil sie vor uns bewusst oder unbewusst leistungsfähig wirken möchte. Alltägliche Schwierigkeiten können wir dabei übersehen. Eine Videoaufnahme, ein Foto oder Notizen aus der konkreten Situation im Alltag können als Grundlage für die gemeinsame Reflexion dienen. Die Aufzeichnungen werden gemeinsam reflektiert. Das Arbeitsblatt dient dabei als Strukturierungshilfe. Kritisch gesehen, ist auch diese Vorgehensweise nicht alltäglich, denn normalerweise läuft keine Videoaufzeichnung mit, während die

Person die Betätigung ausführt. Sie ist jedoch näher am Alltag als die Ausführung in unseren Räumlichkeiten (Therapieraum, Station, Büro etc.).

Arbeitsblatt »Betätigung analysieren«

Unter der Überschrift »Die Betätigung habe ich ausgeführt, weil …« (Zweck, Sinn, Bedeutung, Grund) kann der Bezug zu persönlichen Werten und Bedürfnissen hergestellt werden. Dieses Feld sollte auch bei Aktivitäten bearbeitet werden, die negative Konsequenzen haben und die die Person eigentlich aufgeben möchte. Wie in den Ausführungen zur Funktionalen Verhaltensanalyse dargestellt, kann die Identifikation des Bedürfnisses hinter einer Handlung eine wichtige Information dafür liefern, welches alternative Verhalten in entsprechenden Situationen besonders passend ist, weil es genau dieses Bedürfnis bedient.

Wertebasierte Ziele: Was will ich auf meinem Weg erreichen?

Das Arbeitsblatt zur *Zielformulierung* kann zur Strukturierung der persönlichen Ziele genutzt werden. Unter den dunkelgrau hinterlegten Überschriften finden wir die SMART-Kriterien (spezifisch, messbar, attraktiv, realistisch, terminiert) wieder. Die Einschätzung von Wichtigkeit, Spaß etc. unter dem Punkt »attraktiv« kann für einen Realitätscheck genutzt werden, indem die Einschätzung mit den Erfahrungen in der tatsächlichen Ausführung abgeglichen wird. Wir vergleichen das, was wir über die Betätigung denken, mit unseren realen Erfahrungen damit. Das bietet sich insbesondere für solche Betätigungen an, die vorher als besonders anstrengend und/oder als wenig freudvoll eingeordnet wurden.

Unter der Überschrift »realistisch« kann die Person ihre Einschätzung abgeben, ob sie das Ziel erreichen *kann*. Das ist für die Wahrscheinlichkeit der Zielerreichung besonders wichtig. Außerdem kann sie in dem nachweislich hilfreichen »Wenn-dann-Schema« den Umgang mit Barrieren und Herausforderungen planbar machen.

Dieses Arbeitsblatt kann für komplexe Ziele und Betätigungen genutzt werden. Es bietet sich aber auch an, um die Struktur für die Planung von Einzelschritten zu nutzen, wenn die Gesamtbetätigung (noch) zu komplex ist. Diesen Zwischenzielen geben wir durch diese intensive Planung mehr Raum und Gewicht. Sie sind dann nicht mehr nur einer von vielen Schritten, die noch vor uns liegen, sondern eine Zwischenetappe, deren Erreichung wichtig ist und für sich schon einen Erfolg darstellt. Zwischenziele können uns darin unterstützen, den Fokus auf den aktuellen Moment, den aktuellen Schritt und die in diesem Moment vor uns liegende Aufgabe zu richten.

Arbeitsblatt »Ziele formulieren«

Das Arbeitsblatt kann auch genutzt werden, um die notwendige Unterstützung aus dem sozialen Umfeld möglichst konkret zu planen und das Bedürfnis nach einer Unterstützung zu äußern.
Auf dem Arbeitsblatt »Ziel skalieren« können wir eine individuelle *Zielerreichungsskala* entwickeln. Zunächst wird das auf Arbeitsblatt »Ziel formulieren« erarbeitete Ziel in einem Satz zusammengefasst. Einen Einstieg bietet die Formulierung »Bis zum …«. Dort kann der Zeitpunkt (Datum bzw. Uhrzeit) der Zielüberprüfung eingefügt werden. Weiter geht es mit einem Verb, der Beschreibung der Betätigung, des Ziels und der Intention. Etwa: »Bis zum kommenden Montag führe ich täglich eine zehnminütige Übung zur Progressiven Muskelentspannung durch, weil mir meine Gesundheit wichtig ist.«
Die anschließende Skalierung schafft die Möglichkeit, Fortschritte sichtbar zu machen, auch wenn das Ziel noch nicht erreicht wurde. Wir treffen eine Entscheidung, was wir erreichen wollen, und schätzen außerdem ein, was wir erreichen könnten. Das Arbeitsblatt ist nach dem im Kapitel »Das Goal Attainment Scaling« beschriebenen Algorithmus aufgebaut.
Zu dem beschriebenen Zeitpunkt wird die Zielerreichung überprüft. Die Person vergleicht dazu ihre Leistung mit den skalierten Werten und kreuzt rechts in dem entsprechenden Feld an. Das Datum der Zielüberprüfung kann unten eingetragen werden.

Arbeitsblatt »Ziel skalieren«

Intervention: Wie erreiche ich mein Ziel?

Mit dem Arbeitsblatt zur *Betätigungsplanung* können die identifizierten Betätigungen konkret in den Alltag eingeplant werden. Die Planung von Aktivitäten bzw. einzelner Schritte erhöht die Wahrscheinlichkeit, dass diese auch tatsächlich ausgeführt werden. Wir geben dieser Phase deshalb genügend Raum. Frustration, Zweifel an unserer Selbstwirksamkeit und unseren Fähigkeiten sind eine häufige Folge von »guten Vorsätzen«, die wir nicht umsetzen (Potreck-Rose & Jacob 2016, S. 210 ff.).
Indem wir die Aktivität gemeinsam planen bzw. der unterstützten Person die Notwendigkeit und eine Methode zur Planung näherbringen, leisten wir einen Beitrag zur wirksamen und selbstbestimmten Alltagsstrukturierung. Es reicht nicht aus, die Aktivitäten oder Schritte bloß zu kennen. Dann überlassen wir deren Ausführung womöglich dem Zufall. Wir warten auf die »richtigen« Momente, um die Aktivität auszuführen. Über Motivation, Antrieb, Vergnügen etc. haben wir keine Kontrolle – wir werden nicht erst aktiv, wenn es sich »richtig« anfühlt –, wir

können trotzdem handeln und erleben, wie sich das auf unsere emotionale Ebene auswirkt. Hier haben wir also eine Einflussmöglichkeit, die umso größer wird, wenn wir die Ausführung der Aktivität konkret in unsere Woche einplanen und ihr damit einen festen Platz einräumen. Die Aktivität wird vom guten Vorsatz zum festen Bestandteil der Woche. Für andere Termine und spontane Aktivitäten ist dieser Zeitraum geblockt. Die Termine für die Ausführung kann die unterstützte Person nach der Planung auf dem Arbeitsblatt in ihren Kalender (Smartphone oder Papierkalender) eintragen.

Arbeitsblatt »Betätigungen planen«

Mit dem folgenden Arbeitsblatt kann der *Umgang mit Barrieren* für die Ausführung der Betätigung mit dem bewährten Schema »Wenn … (Hindernis/Barriere), dann … (Strategie)« geplant werden. Das Schema finden wir bereits auf dem Arbeitsblatt »Ziele formulieren«. Das Arbeitsblatt »Barrieren – Was tun?« kann für Betätigungen genutzt werden, für die wir kein konkretes Ziel formulieren, beispielsweise wenn wir die Betätigung in den Alltag einplanen, um sie analysieren zu können, oder weil uns die Zielformulierung aus anderen Gründen nicht hilfreich erscheint.

Arbeitsblatt »Barrieren – Was tun?«

In der betätigungsorientierten Arbeit werden wir einer endlosen Vielzahl an Betätigungen begegnen. Wir erinnern uns, dass die Betätigung von vielen sehr individuellen Faktoren abhängig ist (Person, Werte, Vorlieben, Möglichkeiten, Fähigkeiten, Lebenssituation, Kontext, Anforderungen, Rollen etc.). Dieser Diversität werden wir nicht mit einer Schema-F-Behandlung gerecht werden können. Vielmehr passen wir unsere Arbeit ganz individuell auf die konkrete Betätigung an, stellen aus unserer Sicht geeignete Methoden vor und entscheiden gemeinsam über deren Einsatz.

Achtsamkeit bzw. eine bewusst offene und gegenwartsorientierte Haltung können hier sehr hilfreich sein. Schirmen wir uns ständig ab, weil wir sonst eventuell Dinge erleben könnten, die unangenehm sind, verpassen wir unzählige Momente, die wir eigentlich erleben könnten. Wir verpassen aber nicht nur »schöne« Momente, sondern auch lehrreiche. Lernen erfordert Information. Nur indem wir Informationen zu der Betätigung sammeln und verarbeiten, können wir ihre Ausführung auch wirklich lernen. Blocken wir diese Informationen nur deshalb ab, weil sie unangenehm oder vielleicht schmerzhaft sein *könnten*, verhindern wir Lernen.

Wir können große Lernfortschritte machen, indem wir jedem einzelnen Schritt einer Betätigung mit bewusster Offenheit begegnen und nicht bereits auf das fokussieren, was später das Ergebnis sein soll. So nehmen wir die notwendigen Informationen bewusst wahr und versetzen unser Gehirn in die Lage, diese zu verarbeiten. Außerdem brechen wir die Komplexität einer Betätigung auf und machen die Erfahrung, dass wir auch Schritt für Schritt zum Ziel kommen können und unser Körper nur so viel Energie bereitstellen muss, wie wir für den nächsten Schritt benötigen.

Wir können diese Haltung beispielsweise fördern, indem wir die Handlungsschritte ganz bewusst möglichst langsam und leise tun. Indem wir unser gewohntes (automatisiertes) Handlungsmuster verlassen, brauchen wir mehr Aufmerksamkeit, um die Handlung ausführen zu können. Wir sammeln die notwendigen Informationen. Auch Neugier, Anfängergeist und Forschergeist können uns helfen, die offen achtsame Haltung einzunehmen. Wir können während der Übung entsprechende Instruktionen (ähnlich wie bei einer Achtsamkeitsübung) nutzen bzw. geben.

Als Helene mit Radek das Schuhebinden übt, fällt ihr immer wieder auf, dass er die Arbeitsschritte zu schnell und dadurch nicht korrekt ausführt. Er hat eher das Ziel (die gebundenen Schuhe) im Fokus als die korrekte Ausführung der Einzelschritte. Vielleicht möchte er auch einfach nur schnell fertig werden. Sie entscheidet sich, neben ihm zu sitzen und ihm an einer zweiten Übungshilfe jeden Arbeitsschritt einzeln vorzumachen. Mit Instruktionen wie »Schau noch mal, wie ich das gerade mache«, »Sieht das bei dir so aus wie bei mir?«, »Mach immer nur so weit wie ich« kann sie seinen Fokus vom Ergebnis auf die einzelnen Arbeitsschritte – den Moment – lenken.

Genau wie die Betätigungsanalyse gestalten wir die Intervention selbst möglichst alltagsnah. Bestenfalls trainiert die Person an dem üblichen Ort zu der üblichen Zeit mit den üblicherweise beteiligten Personen, denn in diesem Kontext (Alltag) soll die Betätigung ja auch ausgeführt werden. Funktioniert die Betätigung in unseren Räumlichkeiten, bedeutet das noch nicht, dass die Person sie auch in ihrer räumlichen, physischen, sozialen etc. Umgebung ausführen kann.

Ist Unterstützung notwendig, achten wir darauf, dass die ausführende Person selbstbestimmt entscheidet, welche Art Unterstützung sie von wem erbittet, und dies adäquat formuliert. Unterstützende Hilfsmittel können gemeinsam mit der unterstützten Person eruiert, ausprobiert und trainiert werden. Insgesamt achten wir auch bei der Intervention darauf, dass wir die Ressourcen nicht außer Acht lassen, denn diese benötigen wir, um Schwierigkeiten zu überwinden.

Reflexion: Bin ich noch auf meinem Weg?

Wir reflektieren unsere Arbeit, um herauszufinden, ob wir uns noch auf dem Weg der unterstützten Person befinden. Wir arbeiten personenzentriert, deshalb ist es von entscheidender Bedeutung, dass wir an Zielen und Betätigungen arbeiten, die für die unterstützte Person bedeutungsvoll und sinnhaft sind und nicht für uns als unterstützende Person.

Wir reflektieren deshalb auch die professionelle Beziehung während unserer Zusammenarbeit. Beim ressourcenorientierten Kennenlernen konnte die Person Wünsche und Vorstellungen zur Zusammenarbeit formulieren. Erlebt sie diese als erfüllt? Möchte sie hier etwas anpassen? Wie einbezogen erlebt sich die Person in die Entscheidungsfindung?

Arbeitsblatt »Erstkontakt«

Auch dem Umgang mit Rückschlägen sollte hier Raum gegeben werden. Es ist normal, dass wir eine Betätigung nicht allein deshalb ausführen oder ausführen können, weil wir sie uns vorgenommen haben. Übung, Arbeit und ggf. Überwindung sind notwendig. Und wir wissen alle, dass das auch unangenehm sein kann. Wir geben eine Betätigung nicht deshalb auf, weil ein Rückschlag uns »zeigt«, dass wir »es nicht können«, denn es ist nicht der Rückschlag, der uns das suggeriert, sondern unsere gedankliche Verarbeitung der Situation.

Wir entscheiden uns ganz bewusst für die Fortführung oder das Aufgeben einer Betätigung: nicht weil der Weg unangenehm ist, sondern weil die Betätigung nicht (mehr) eigenen Werten entspricht oder eigene Werte mit einer anderen Betätigung wirksamer verfolgt werden können. Mitgefühl kann hier eine hilfreiche Unterstützung sein, wenn es darum geht, mit schwierigen Gedanken oder Gefühlen umzugehen. Es ist unsere Aufgabe, die unterstützte Person immer wieder an diesen alternativen Umgang mit Gedanken und Gefühlen zu erinnern, denn nicht unsere Gedanken oder Emotionen sollen unser Handeln bestimmen. Es ist eher umgekehrt: Mit unserem Handeln können wir Einfluss auf die nächstfolgenden Gedanken und Emotionen nehmen.

Literaturverzeichnis

ACHTZIGER, A. & GOLLWITZER, P. (2021): »Volition«. Dorsch. Lexikon der Psychologie. Abgerufen 7. März 2023 *(https://dorsch.hogrefe.com/stichwort/volition).*

ACHTZIGER, A.; GOLLWITZER, P.; BERGIUS, R. J. W. & SCHMALT, H.-D. (2022): »Motivation«. Dorsch. Lexikon der Psychologie. Abgerufen 8. März 2023 (*https://dorsch.hogrefe.com/stichwort/motivation*).

AMERING, M. & SCHMOLKE, M. (2012): Recovery: Das Ende der Unheilbarkeit. Bonn: Psychiatrie-Verlag.

ÄRZTLICHES ZENTRUM FÜR QUALITÄT IN DER MEDIZIN (2018): Patienteninformation Insomnie. *https://www.patienten-information.de/medien/kurzinfomationen/insomnie-kip.pdf.*

AVEYARD, H. & SHARP, P. (2017): A Beginner's Guide to Evidence-Based Practice in Health and Social Care. (3. Aufl.). London: Open University Press.

BATTHYÁNY, A. (HG.) (2017): Vorwort zur Neuausgabe. In: Frank, V. E. (Hg.): Wer ein Warum zu leben hat: Lebenssinn und Resilienz. Weinheim, Basel: Beltz.

BAUER, J. (2014): Prinzip Menschlichkeit: Warum wir von Natur aus kooperieren. (7. Aufl.). München: Heyne.

BEAUFTRAGTER DER BUNDESREGIERUNG FÜR DIE BELANGE DER PATIENTINNEN UND PATIENTEN, BUNDESMINISTERIUM FÜR GESUNDHEIT & BUNDESMINISTERIUM DER JUSTIZ (HG.) (2022): Ratgeber für Patientenrechte – informiert und selbstbestimmt. Berlin.

BJØRKEDAL, S. T. B.; EPLOV, L. E. & MØLLER, T. (2021): The Missing Link-Participants' Perspectives on Transfer from Psychosocial Interventional Contexts to Everyday Community Life: A Qualitative Synthesis of Interventional Studies. In: *BMC Psychology*, 9, 1, S. 62. *https://doi.org/10.1186/s40359-021-00567-w.*

BOHUS, M.; WOLF, M.; GUNIA, H. & ALF, R. (2011): Interaktives Skillstraining für Borderline-Patienten: Manual zur CD-ROM für die therapeutische Arbeit. Mit 25 Abb. sowie 144 Info- u. Arbeitsblättern. (1., korr. Nachdruck der 1. Aufl. 2009). Stuttgart: Schattauer.

BORN, K. (2019): Kognitive Therapie. Tübingen: Psychotherapie-Verlag.

BOVEND'EERDT, T. J. H.; BOTELL, R. E. & WADE, D. T. (2009): »Writing SMART Rehabilitation Goals and Achieving Goal Attainment Scaling: A Practical Guide«. In: *Clinical Rehabilitation*, 23, 4, S. 352–361. *https://doi.org/10.1177/0269215508101741.*

Bowers, L. (2014): Safewards: A New Model of Conflict and Containment on Psychiatric Wards: Safewards: Description of the Model. In: *Journal of Psychiatric and Mental Health Nursing,* 21, 6, S. 499–508. *https://doi.org/10.1111/jpm.12129.*

Bowers, L.; Alexander, J.; Bilgin, H.; Botha, M.; Dack, C.; James, K.; Jarrett, M.; Jeffery, D.; Nijman, H.; Owiti, J. A.; Papadopoulos, C.; Ross, J.; Wright, S. & Stewart, D. (2014): Safewards: The Empirical Basis of the Model and a Critical Appraisal: Safewards: Evidence and Appraisal. In: *Journal of Psychiatric and Mental Health Nursing,* 21, 4, S. 354–364. *https://doi.org/10.1111/jpm.12085.*

Bowie, C. R.; Bell, M. D.; Fiszdon, J. M.; Johannesen, J. K.; Lindenmayer, J.-P.; McGurk, S. R.; Medalia, A. A.; Penadés, R.; Saperstein, A. M.; Twamley, E. W.; Ueland, T. & Wykes, T. (2020): Cognitive Remediation for Schizophrenia: An Expert Working Group White Paper on Core Techniques. In: *Schizophrenia Research,* 215, S. 49–53. *https://doi.org/10.1016/j.schres.2019.10.047.*

Brown, C. (2018): Menschen mit schweren psychischen Erkrankungen (Ergotherapiepraxisleitlinie der American Occuptional Therapy Association). Bern: Hogrefe.

Bruland, D. & Schulz, M. (2010): Das Konzept der Salutogenese. In: *Psychiatrische Pflege Heute,* 16, 6, S. 289–292. *https://doi.org/10.1055/s-0030-1268786.*

Bucay, J. (2013): Komm, ich erzähl dir eine Geschichte. (14. Aufl.). Frankfurt a. M.: S. Fischer.

Bundesarbeitsgemeinschaft für Rehabilitation (2020): Rehabilitation und Teilhabe psychisch erkrankter und beeinträchtigter Menschen. *https://www.bar-frankfurt.de/service/publikationen/reha-grundlagen.html.*

Bundesarbeitsgemeinschaft für Rehabilitation (Hg.) (2022): Rehabilitation und Teilhabe – Ein Wegweiser. *https://www.bar-frankfurt.de/service/publikationen/reha-grundlagen.html.*

Bundesärztekammer, Kassenärztliche Bundesvereinigung & Arbeitsgemeinschaft der Wissenschaftlichen Medizinischen Fachgesellschaften (Hg.) (2022): Nationale Versorgungsleitlinie Unipolare Depression – Langfassung [computer program]. Version 3.0 *(https://www.leitlinien.de/depression).*

Cambridge University Press (o. J.): »Peer« Begriff aus Cambridge Dictionary. Abgerufen 26. Oktober 2022 *(https://dictionary.cambridge.org/dictionary/english/peer).*

Canadian Occupational Performance Measure Inc. (o. J.): About the COPM. Abgerufen 27. März 2023 *(https://www.thecopm.ca/about/).*

Cassar, J.; Ross, J.; Dahne, J.; Ewer, P.; Teesson, M.; Hopko, D. & Lejuez, C. W. (2016): Therapist Tips for the Brief Behavioural Activation Therapy for Depression – Revised (BATD-R) Treatment Manual Practical Wisdom and Clinical Nuance. In: *Clinical Psychologist,* 20, 1, S. 46–53. *https://doi.org/10.1111/cp.12085.*

CHEUNG, M. (2022): Teaching Note – Miracle Questioning as a Teaching Tool in Social Work. In: *Journal of Social Work Education,* 58, 4, S. 787–793. *https://doi.org/10.1080/10437797.2021.1963894.*

CHIEN, W. T.; CLIFTON, A. V.; ZHAO, S. & LUI, S. (2019): Peer Support for People with Schizophrenia or Other Serious Mental Illness. Cochrane Database of Systematic Reviews. *https://doi.org/10.1002/14651858.CD010880.pub2.*

COULTER, A.; ENTWISTLE, V. A.; ECCLES, A.; RYAN, S.; SHEPPERD, S. & PERERA, R. (2015): Personalised Care Planning for Adults with Chronic or Long-Term Health Conditions. Cochrane Database of Systematic Reviews (3):CD010523. *https://doi.org/10.1002/14651858.CD010523.pub2.*

CRAIG, C.; HISKEY, S. & SPECTOR, A. (2020): Compassion Focused Therapy: A Systematic Review of Its Effectiveness and Acceptability in Clinical Populations. In: *Expert Review of Neurotherapeutics,* 20, 4, S. 385–400. *https://doi.org/10.1080/14737175.2020.1746184.*

CUSICK, A.; MCINTYRE, S.; NOVAK, I.; LANNIN, N. & LOWE, K. (2006): A Comparison of Goal Attainment Scaling and the Canadian Occupational Performance Measure for Pediatric Rehabilitation Research. In: Pediatric Rehabilitation, 9, 2, S. 149–157. *https://doi.org/10.1080/13638490500235581.*

DEEGAN, P. (1987): Recovery, Rehabilitation and the Conspiracy of Hope. *https://www.commongroundprogram.com.*

DEEGAN, P. & ASSOCIATES (o. J.): About Pat Deegan. Abgerufen 27. Oktober 2022 *(https://www.commongroundprogram.com/about-pat-deegan).*

DEUTSCHE GESELLSCHAFT FÜR PSYCHIATRIE UND PSYCHOTHERAPIE, PSYCHOSOMATIK UND NERVENHEILKUNDE (HG.) (2019 a): S3-Leitlinie Schizophrenie – Langfassung (1.0). Arbeitsgemeinschaft der wissenschaftlichen medizinischen Fachgesellschaften. *https://register.awmf.org/de/leitlinien/detail/038-009*

DEUTSCHE GESELLSCHAFT FÜR PSYCHIATRIE UND PSYCHOTHERAPIE, PSYCHOSOMATIK UND NERVENHEILKUNDE (HG.) (2019 b): S3-Leitlinie Psychosoziale Therapien bei schweren psychischen Erkrankungen. Berlin, Heidelberg: Springer.

DEUTSCHE GESELLSCHAFT FÜR SCHLAFFORSCHUNG UND SCHLAFMEDIZIN E. V. (HG.) (2017): S3-Leitlinie Nicht erholsamer Schlaf/Schlafstörungen – Insomnie bei Erwachsenen. *https://register.awmf.org/de/leitlinien/detail/063-003.*

DEUTSCHES INSTITUT FÜR MEDIZINISCHE DOKUMENTATION UND INFORMATION (2005): Internationale Klassifikation der Funktionsfähigkeit, Behinderung und Gesundheit. *https://www.dimdi.de/static/de/klassifikationen/icf/icfhtml2005/.*

DUDEN (2022): »Eigenschaft«. Abgerufen 5. Dezember 2022 *(https://www.duden.de/rechtschreibung/Eigenschaft).*

DUDEN (2023): »Mitgefühl«. Abgerufen 10. Januar 2023 *(https://www.duden.de/rechtschreibung/Mitgefuehl).*

EGAN, S. J.; WADE, T. D.; FITZALLEN, G.; O'BRIEN, A. & SHAFRAN, R. (2021): A Meta-Synthesis of Qualitative Studies of the Link between Anxiety, Depression and Perfectionism: Implications for Treatment. In: *Behavioural and Cognitive Psychotherapy*, S. 1–17. *https://doi.org/10.1017/S1352465821000357*.

ENDE, M. (1973) Momo. Stuttgart: K. Thienemanns Verlag.

FALTERMAIER, T. (2020): »Salutogenese«. In: Bundeszentrale für gesundheitliche Aufklärung (BZgA) (Hg.): *Leitbegriffe der Gesundheitsförderung und Prävention. Glossar zu Konzepten, Strategien und Methoden.* Abgerufen 20. September 2022 *(https://leitbegriffe.bzga.de/alphabetisches-verzeichnis/salutogenese/).*

FRIDAYS FOR FUTURE. (o. J.): Fridays for Future. Abgerufen 20. September 2022 *(https://fridaysforfuture.de/).*

GERMER, C. (2012): Der achtsame Weg zur Selbstliebe. (3. Aufl.). Freiburg i. Br.: Arbor Verlag.

GERMER, C. (2016): Mindfulness. What Is It? What Does It Matter? In: Germer, C.; Siegel, R. & Fulton, P. (Hg.): Mindfulness and Psychotherapy. New York, London: Guilford Press, S. 3–35.

GERMER, C. & NEFF, K. (2019): Teaching the Mindful Self-Compassion Program: A Guide for Professionals. New York, London: The Guilford Press.

GILAN, D. A.; KUNZLER, A. & LIEB, K. (2018): Gesundheitsförderung und Resilienz. In: *PSYCH up2date*, 12, 2, S. 155–169. *https://doi.org/10.1055/s-0043-121606*.

GILBERT, P. (2013): Compassion Focused Therapy. Paderborn: Jungfermann.

GILBERT, P. & CHODEN (2015): Mindful Compassion. London: Robinson.

GODDEMEIER, C. (2019): Aaron Antonovsky – Vater der Salutogenese. In: *Deutsches Ärzteblatt,* 8, S. 366–367.

GOLLWITZER, P. M. & SHEERAN, P. (2006): Implementation Intentions and Goal Achievement: A Meta-analysis of Effects and Processes. In: Advances in Experimental Social Psychology, Bd. 38. München: Elsevier, S. 69–119.

GRAF, C. (2009): The Lawton Instrumental Activities of Daily Living (IADL) Scale. In: *Medsurg Nursing: Official Journal of the Academy of Medical-Surgical Nurses,* 18, 5, S. 315–316.

GROTKAMP, S.; CIBIS, W.; BRÜGGEMANN, S.; COENEN, M.; GMÜNDER, H.-P.; KELLER, K.; NÜCHTERN, E.; SCHWEGLER, U.; SEGER, W.; STAUBLI, S.; RAISON, B. B. VON; WEISSMANN, R.; BAHEMANN, A.; FUCHS, H.; RINK, M.; SCHIAN, M. & SCHMITT, K. (2020): Personbezogene Faktoren im bio-psycho-sozialen Modell der WHO: Systematik der Deutschen Gesellschaft für Sozialmedizin und Prävention (DGSMP). In: *Das Gesundheitswesen,* 82, 1, S. 107–116. *https://doi.org/10.1055/a-1011-3161.*

HAMMER, M. & PLÖSSL, I. (2023): Irre verständlich: Menschen mit psychischer Erkrankung wirksam unterstützen. (4. Aufl.). Köln: Psychiatrie Verlag.

HANH, T. N. (2016): Das Wunder der Achtsamkeit. Einführung in die Meditation. Berlin: Theseus.

HAYES, S. C. (2019): A Liberated Mind: The Essential Guide to ACT. London: Vermilion.

HAYES, S. C. (2020): Kurswechsel im Kopf. Weinheim: Beltz.

HAYES, S. C.; STROSAHL, K. D. & WILSON, K. G. (2016): Acceptance and Commitment Therapy – The Process and Practice of Mindful Change. (2. Aufl.). New York, London: The Guilford Press.

HIGGINS, J. P. T.; THOMAS, J.; CHANDLER, J.; CHUMPSTON, M.; LI, T.; PAGE, M. J. & WELCH, V. A. (HG.) (2022): In: Cochrane Handbook for Systematic Reviews of Interventions (6.3.). *www.training.cochrane.org/handbook.*

HOLST, J. (2022): »Biomedizinische Perspektive«. In: Bundeszentrale für gesundheitliche Aufklärung (BZgA) (Hg.): *Leitbegriffe der Gesundheitsförderung und Prävention. Glossar zu Konzepten, Strategien und Methoden. https://doi.org/10.17623/BZGA:Q4-I006-2.0.*

HOWICK, J.; CHALMERS, I.; GLASZIOU, P.; GREENHALGH, T.; HENEGHAN, C.; LIBERATI, A.; MOSCHETTI, I.; PHILLIPS, B.; THORNTON, H.; GODDARD, O. & HODGKINSON, M. (2011): Oxford Centre for Evidence-Based Medicine 2011 Levels of Evidence.

HURRELMANN, K. & FRANZKOWIAK, P. (2022): »Gesundheit«. In: Bundeszentrale für gesundheitliche Aufklärung (BZgA) (Hg.): Leitbegriffe der Gesundheitsförderung und Prävention: Glossar zu Konzepten, Strategien und Methoden. *https://doi.org/10.17623/BZGA:224-I023-1.0.*

ICF RESEARCH BRANCH (2017): ICF RESEARCH BRANCH – Our Mission. Abgerufen 10. Mai 2023 *(https://www.icf-research-branch.org/about-us/our-mission).*

JÜTTE, R. (2018): Aufklärung und »informed consent«. In: *Deutsches Ärzteblatt,* 115, 27/28, S. 1324–1328.

KIRESUK, T. J. & SHERMAN, R. E. (1968): Goal Attainment Scaling: A General Method for Evaluating Comprehensive Community Mental Health Programs. In: *Community Mental Health Journal,* 4, 6, S. 443–453. *https://doi.org/10.1007/BF01530764.*

KNUF, A. (2013): Ruhe, ihr Quälgeister. München: Arkana Verlag.

KNUF, A. (2020 A): Recovery und Empowerment. Köln: Psychiatrie Verlag.

KNUF, A. (2020 B): Umgang mit Gefühlen in der psychiatrischen Arbeit. Köln: Psychiatrie Verlag.

KNUF, A. & TILLY, C. (2008): Borderline: Das Selbsthilfebuch. (2. Aufl.). Köln: BALANCE buch + medien verlag.

KNUF, A. & HAMMER, M. (HG.) (2013): Die Entdeckung der Achtsamkeit in der Arbeit mit psychisch erkrankten Menschen. Köln: Psychiatrie Verlag.

KOHLHUBER, M.; AICHHORN, C. & DEHNHARDT, B. (HG.) (2020): Ergotherapie – betätigungszentriert in Ausbildung und Praxis. Stuttgart, New York: Thieme Verlag.

KRANZ, F. (2017): Occupational Science – Betätigung verstehen. In: *ergopraxis,* 10, 10, S. 12–13. *https://doi.org/10.1055/s-0043-113919.*

KRASNY-PACINI, A.; HIEBEL, J.; PAULY, F.; GODON, S. & CHEVIGNARD, M. (2013): Goal Attainment Scaling in Rehabilitation: A Literature-Based Update. In: *Annals of Physical and Rehabilitation Medicine,* 56, 3, S. 212–230. *https://doi.org/10.1016/j.rehab.2013.02.002.*

LEJUEZ, C. W.; HOPKO, D. R.; ACIERNO, R.; DAUGHTERS, S. B. & PAGOTO, S. L. (2011): Ten Year Revision of the Brief Behavioral Activation Treatment for Depression: Revised Treatment Manual. In: *Behavior Modification,* 35, 2, S. 111–161. *https://doi.org/10.1177/0145445510390929.*

LINZ, S.; HELMREICH, I.; KUNZLER, A.; CHMITORZ, A.; LIEB, K. & KUBIAK, T. (2020): Interventionen zur Resilienzförderung bei Erwachsenen: Eine narrative Übersichtsarbeit. In: *PPmP – Psychotherapie Psychosomatik Medizinische Psychologie,* 70, 1, S. 11–21. *https://doi.org/10.1055/a-0830-4745.*

LÖHR, M.; SCHULZ, M. & NIENABER, A. (2023): Safewards: Sicherheit durch Beziehung und Milieu. Köln: Psychiatrie Verlag.

MADIGSON, J.; YOUNG, K. & CLEJUEZ, C. W. (2014): A How-to Guide for Conducting a Functional Analysis: Behavioral Principles and Clinical Application. In: *The Behavior Therapist,* 37, 1, S. 4–12.

MCCUE, M.; PARIKH, S. V.; MUCHA, L.; SARKEY, S.; CAO, C.; ERAMO, A.; OPLER, M.; WEBBER-LIND, B. & FRANÇOIS, C. (2019): Adapting the Goal Attainment Approach for Major Depressive Disorder. In: Neurology and Therapy, 8, 2, S. 167–176. *https://doi.org/10.1007/s40120-019-00151-w.*

MCNAUGHTON, E.; CURRAN, C.; GRANSKIE, J.; OPLER, M.; SARKEY, S.; MUCHA, L.; ERAMO, A.; FRANÇOIS, C.; WEBBER-LIND, B. & MCCUE, M. (2019): Patient Attitudes toward and Goals for MDD Treatment: A Survey Study. In: *Patient Preference and Adherence Volume,* 13, S. 959–967. *https://doi.org/10.2147/PPA.S204198.*

MEDIZINISCHER DIENST DES SPITZENVERBANDES BUND DER KRANKENKASSEN (HG.) (2021): Arbeitshilfe zur Anwendung der Internationalen Klassifikation der Funktionsfähigkeit, Behinderung und Gesundheit in der sozialmedizinischen Beratung und Begutachtung (Arbeitshilfe »ICF«). *https://md-bund.de/richtlinien-publikationen/vorsorge-/-rehabilitation.html.*

MINGYUR RINPOCHE, Y. (2008): The Joy of Living: Unlocking the Secret and Science of Happiness. New York: Three Rivers Press.

NATIONAL INSTITUTE FOR HEALTH AND CARE EXCELLENCE (2022): NICE Guideline Depression in Adults: Treatment and Management. *https://www.nice.org.uk/guidance/ng222.*

NEFF, K. (2012): Selbstmitgefühl. München: Kailash.

NEFF, K. & GERMER, C. (2022): The Role of Self-Compassion in Psychotherapy. In: *World Psychiatry,* 21, 1, S. 58–59. *https://doi.org/10.1002/wps.20925.*

OETTINGEN, G. (2017): Die Psychologie des Gelingens. München: Droemer.

POTRECK-ROSE, F. & JACOB, G. (2016): Selbstzuwendung, Selbstakzeptanz, Selbstvertrauen: Psychotherapeutische Interventionen zum Aufbau von Selbstwertgefühl. (10. Aufl.). Stuttgart: Klett-Cotta.

ROEMER, E. & ORSILLO, S. (2016): Anxiety: Accepting What Comes and Doing What Matters. In: Germer, C.; Siegel, R. & Fulton, P. (Hg.): Mindfulness and Psychotherapy. New York, London: Guilford Press, S. 167–183.

ROMEIN, E. (HG.) (2021): Ergotherapie – durch Betätigung und Klientenzentrierung Teilhabe verbessern: 35 Fallgeschichten aus der Praxis. Stuttgart, New York: Thieme Verlag.

ROMEIN, E., AICHHORN, C. & KOHLHUBER, M. (2020): Betätigung. In: Kohlhuber, M.; Aichhorn, C. & Dehnhardt, B. (Hg.): Ergotherapie – betätigungszentriert in Ausbildung und Praxis. Stuttgart, New York: Thieme Verlag, S. 38–56.

ROSENBERG, M. (2016): Gewaltfreie Kommunikation. (12. Aufl.). Paderborn: Jungfermann.

ROTHERMUND, K. & EDER, A. (2011): Allgemeine Psychologie: Motivation und Emotion. Wiesbaden: VS Verlag für Sozialwissenschaften.

SEGAL, Z.; TEASDALE, J. & WILLIAMS, M. (2015): Die Achtsamkeitsbasierte Kognitive Therapie der Depression. Tübingen: dgvt-Verlag.

SEGAL, Z.; WILLIAMS, M. & TEASDALE, J. (2018): Mindfulness-Based Cognitive Therapy for Depression. 2. Aufl. New York, London: The Guilford Press.

SINGER, T. & KLIMECKI, O. M. (2014): Empathy and Compassion. In: *Current Biology,* 24, 18, S. R875–R878. *https://doi.org/10.1016/j.cub.2014.06.054.*

STEIN, A. T.; CARL, E.; CUIJPERS, P.; KARYOTAKI, E. & SMITS, J. A. J. (2021): Looking beyond Depression: A Meta-Analysis of the Effect of Behavioral Activation on Depression, Anxiety, and Activation. In: Psychological Medicine, 51, 9, S. 1491–1504. *https://doi.org/10.1017/S0033291720000239.*

STIERLE, C. (2022): Compassion Focused Therapy in der Praxis. Weinheim, Basel: Beltz.

STORCH, M. (2017): Wie Embodiment in der Psychologie erforscht wurde. In: Storch, M.; Cantieni, B.; Hüther, G. & Tschacher, W. (Hg.): Embodiment: die Wechselwirkung von Körper und Psyche verstehen und nutzen. Bern: Hogrefe, S. 35–70.

STRAUS, S. E.; GLASZIOU, P.; RICHARDSON, W. S. & HAYNES, R. B. (2018): Evidence-Based Medicine: How to Practice and Teach EBM. (5. Aufl.). Amsterdam: Elsevier.

Trusty, W. T.; Penix, E. A.; Dimmick, A. A. & Swift, J. K. (2019): Shared Decision-Making in Mental and Behavioural Health Interventions. In: *Journal of Evaluation in Clinical Practice,* 25, 6, S. 1210–1216. *https://doi.org/10.1111/jep.13255.*

Turner-Stokes, L. (2009): Goal Attainment Scaling (GAS) in Rehabilitation: A Practical Guide. In: *Clinical Rehabilitation,* 23, 4, S. 362–370. *https://doi.org/10.1177/0269215508101742.*

Uphoff, E.; Ekers, D.; Robertson, L.; Dawson, S.; Sanger, E.; South, E.; Samaan, Z.; Richards, D.; Meader, N. & Churchill, R. (2020): Behavioural activation therapy for depression in adults. In: *Cochrane Database of Systematic Reviews,* 7. *https://doi.org/10.1002/14651858.CD013305.pub2.*

Wang, G.; Wang, Y. & Gai, X. (2021): A Meta-Analysis of the Effects of Mental Contrasting With Implementation Intentions on Goal Attainment. In: *Frontiers in Psychology,* 12, 565202. *https://doi.org/10.3389/fpsyg.2021.565202.*

Weltgesundheitsorganisation (2022): Mental health: strengthening our response. Abgerufen 21. September 2022 *(https://www.who.int/news-room/fact-sheets/detail/mental-health-strengthening-our-response).*

Williams, M.; Teasdale, J.; Segal, Z. & Kabat-Zinn, J. (2007): The Mindful Way through Depression. New York, London: The Guilford Press.

Williams, M.; Teasdale, J.; Segal, Z. & Kabat-Zinn, J. (2017): Der achtsame Weg durch die Depression. Freiburg i. Br.: Arbor Verlag. [Ratgeber]

World Federation of Occupational Therapists (o. J.): About Occupational Therapy. Abgerufen 7. August 2021 *(https://www.wfot.org/about/about-occupational-therapy).*

Zuaboni, G.; Burr, C.; Winter, A. & Schulz, M. (Hg.) (2019): Recovery und psychische Gesundheit: Grundlagen und Praxisprojekte. Köln: Psychiatrie Verlag.

Stichwortverzeichnis